U0207226

民间中医临床实战集萃丛书

中华宇泉罐诊罐疗学

中国家庭「自助」养生书

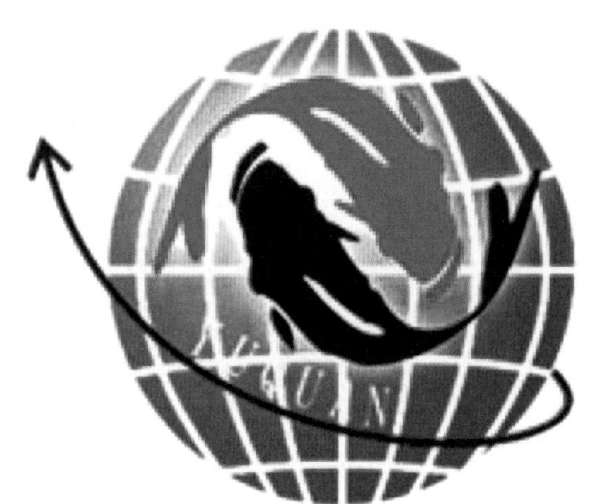

李玉泉　著

中国医药科技出版社

内容提要

拔罐不仅能治病，还能诊病！在督脉上拔罐时，罐印呈现出的颜色、形状、毛孔的舒张度等，能够“定位”疾病所在，并预示疾病发生、发展的进程。

本书是“民间中医临床实战集萃”丛书系列之一，作者曾用拔罐战胜慢性肾衰、重获健康。本书集作者临床二十多年间，为数十万例病人拔罐诊病、调病的经验精华：作者在人体督脉及两侧，发现了与五脏六腑对应的 11 个功能区，通过独特的罐具和拔罐手法，能够对小到感冒、牙痛，大到中风、肿瘤等疑难重症进行定位、预警，并能通过拔罐调理截断疾病发展进程，临床疗效显著。

本书以图文并茂的形式，手把手教您用拔罐的方式在家里给自己“体检”，并针对常见病、疑难病以及现代人普遍关注的亚健康状态，还有女性关注的减肥、祛斑、祛痘、祛皱纹、延缓衰老等问题，一一给出详细的调理穴位和罐疗方法。

图书在版编目（CIP）数据

中华宇泉罐诊罐疗学 / 李玉泉著 . -- 北京 : 中国医药科技出版社 , 2014.1
（民间中医临床实战集萃）

ISBN 978-7-5067-6380-6
Ⅰ . ①中… Ⅱ . ①李… Ⅲ . ①拔罐疗法 Ⅳ . ① R244.3

中国版本图书馆 CIP 数据核字 (2013) 第 211573 号

出版　中国医药科技出版社
地址　北京市海淀区文慧园北路甲 22 号
邮编　100082
电话　发行：010-62227427　邮购：010-62236938
网址　www.cmstp.com
规格　787 × 1092mm 1/16
印张　14 1/4
字数　196 千字
初版　2014 年 1 月第 1 版
印次　2023 年 9 月第 7 次印刷
印刷　北京盛通印刷股份有限公司
经销　全国各地新华书店
书号　ISBN 978-7-5067-6380-6
定价　128.00 元

丛书前言

说起民间中医，你会想到什么？古道仙风者，穿梭于深山老林之间，采集奇花异果，吐纳天地之气；又或者，炼药成丹，柜藏秘方绝技，可以起死回生、益寿延年、永葆青春……

秘方！绝技！或许这正是您拿起本书，翻及此页的重要原因之一。相信您也确实能从本丛书之中，找到自己感兴趣的、行之有效的养生、保健、治病方法。

民间，是中医生长的土壤，更是藏匿“珍珠”的海洋。中医经万千年的进化演变，枝繁叶茂：先有伏羲创八卦、制九针，以法天地之理，带领人类脱离了蒙昧的洪荒时代；后有黄帝观日月星辰之运行，解万物发生发展的宇宙规律，创立了华夏五千年的文明；到了东汉时期，医圣张仲景更将医易学原理与民间实践相结合，著就《伤寒杂病论》，让世人皆可按图索骥，辨证开方，救黎民与灾病之中，被奉为医中圣典……时光荏苒，无数奇珍异宝，散落于时间的长河之中，却被珍藏于民间。

源于此，《民间中医临床实战集萃》丛书，本着挖掘民间中医宝藏，整理并保留民间中医临床实战精华为宗旨，将他们毕生的诊病、治病、用药经验，几十年应用于临床实践的奇方妙法及数十万例医案中挑选出的精华，独家结集出版，在帮助人们解除疾苦，获得健康的同时，也希望有更多的人能够重新理解中医之美、之奇，唤起人们对源远流长的中华医易文化的热爱。虽然他们的体系可能还不够完备，逻辑仍欠缜密，却是临床当中实实在在发生的、经过民众检验的实践成果，这也是绝学、绝技无尽的生命源泉。

本辑作者李玉泉，民间中医师，本人曾患慢性肾衰，通过拔罐自救，重获健康，并历经二十多年对拔罐的研究和大量临床实践，创建了“中华宇泉罐诊罐疗学”：他在人体背部督脉及其两侧，发现了人体五脏六腑对应的11个功能区，通过独特的罐具和拔罐手法，拔罐5分钟，就能够从罐印所呈现出的颜色、形状、毛孔的舒张度等，“定位”疾病所在，对小到

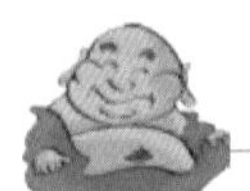

感冒、牙痛等常见病，大到中风、肿瘤等疑难重症，可以做到提前预警，其检查结果可与现代医学生化指标互相参照，是为“罐诊”；通过传统穴位与经验穴位配合，拔罐调理，能够调节亚健康状态，截断甚至逆转疾病发展进程，是为“罐疗”。

“宇泉罐诊罐疗学”某种程度上，实现了中医诊疗学的定位、定量、定性，并为现代常见病、多发病、疑难病以及普遍存在的亚健康状态，给出了一套能够自我诊断、自我调理的途径。相信会为中医及养生保健爱好者，带来更多的思考和帮助。

欢迎有志于传播、振兴中医文化的读者提出宝贵意见。

“中医民间行动”编辑部

如果您及亲友了解身怀绝技的民间隐医的线索，或拥有中医孤本、珍本、相关书稿，请与我们联系。

联系方式：中国医药科技出版社中医药文化编辑中心

地　　址：北京市海淀区文慧园北路甲22号6层

邮　　编：100082

电话传真：010-62261976　010-62260256

投稿信箱：zhzyml@126.com

宇泉創新发明的用真空罐
診罐疗的方法是一种让人人自己
都能快速学会自查自疗疾病
的简便方法，可以大大節约国
家和人民的医疗費用和时间，
這种方法将為我国医药改革
和解决广大城乡民众求医难
的最捷便又最容易推广的，比
起针灸法更能被世界採纳，李之楠

二零一二年五月一日于北京

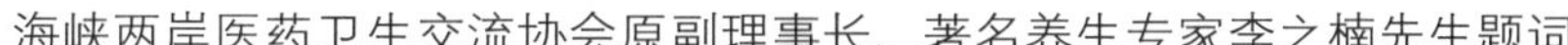
海峡两岸医药卫生交流协会原副理事长、著名养生专家李之楠先生题词

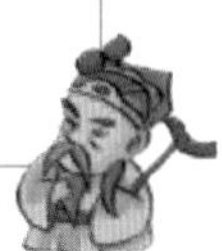

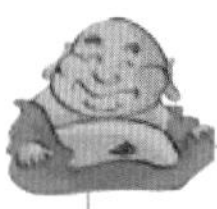

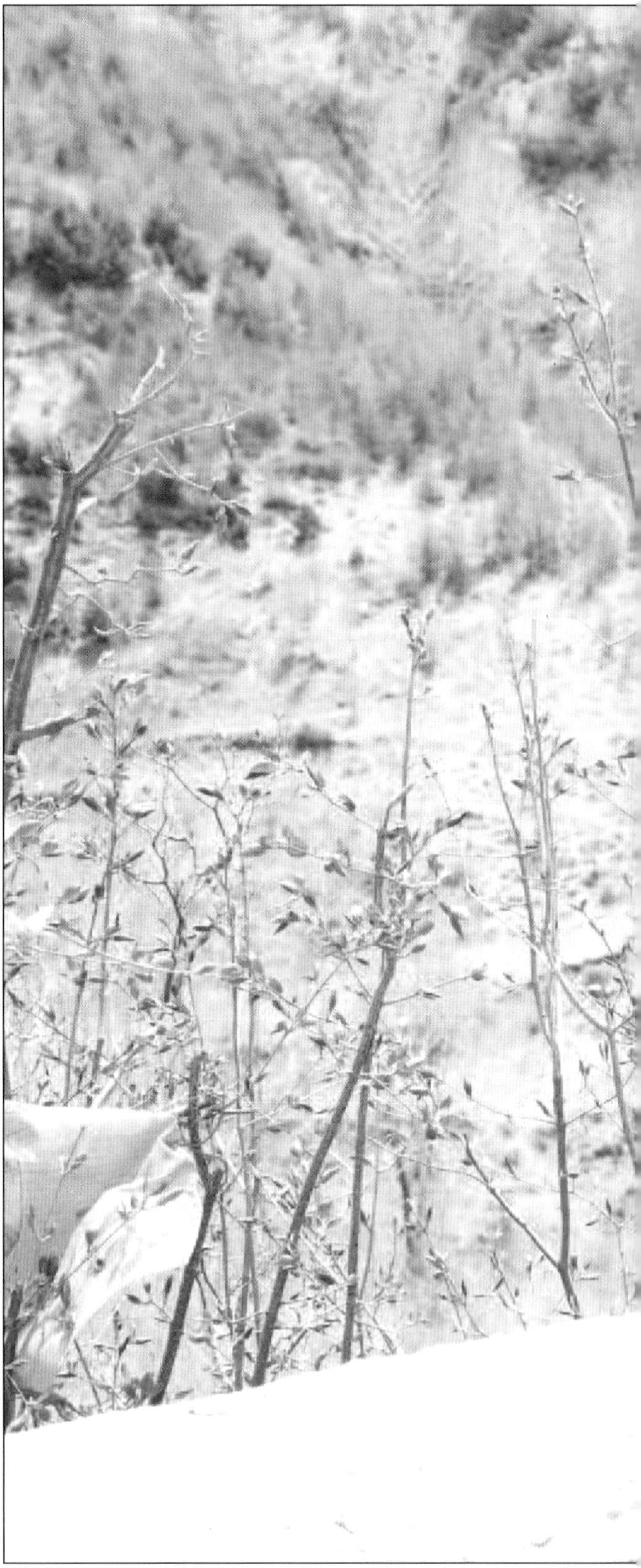

经络视觉化，疾病透视化

中华宇泉罐诊罐疗学，开创中医视觉诊疗新时代。宇泉罐诊发现了生命能量通道，反射区，可以做到经络视觉化，脏腑透视化，骨骼形象化，揭开隐秘性疾病的根源；宇泉罐疗可以疏通人体能量通道，开启生命密码开关，调动生命信息潜能，恢复生命自愈疾病的本能，焕发生命新状态。——李玉泉

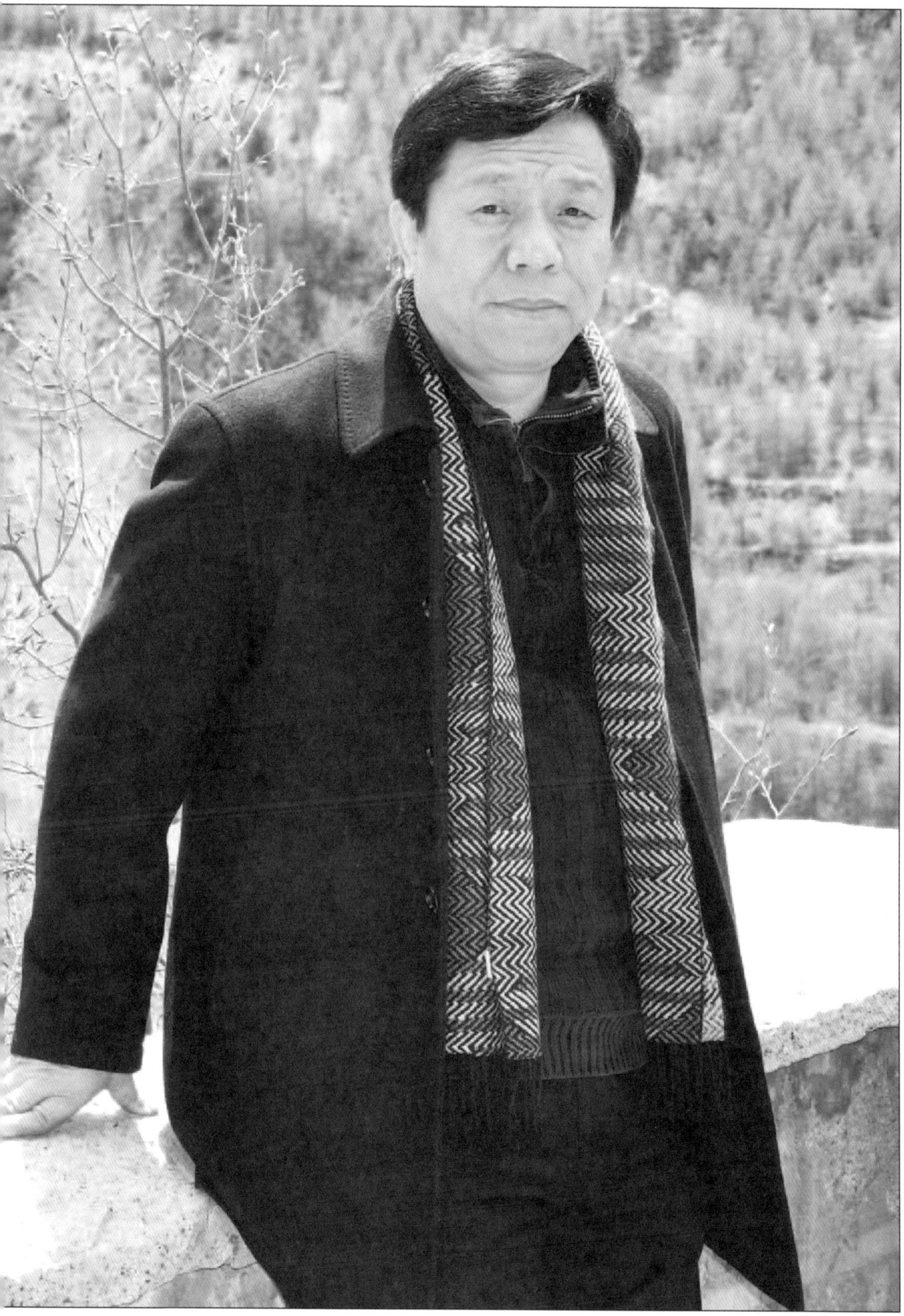

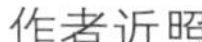

作者近照

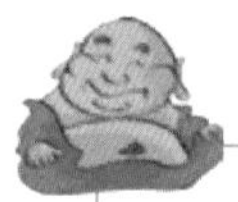

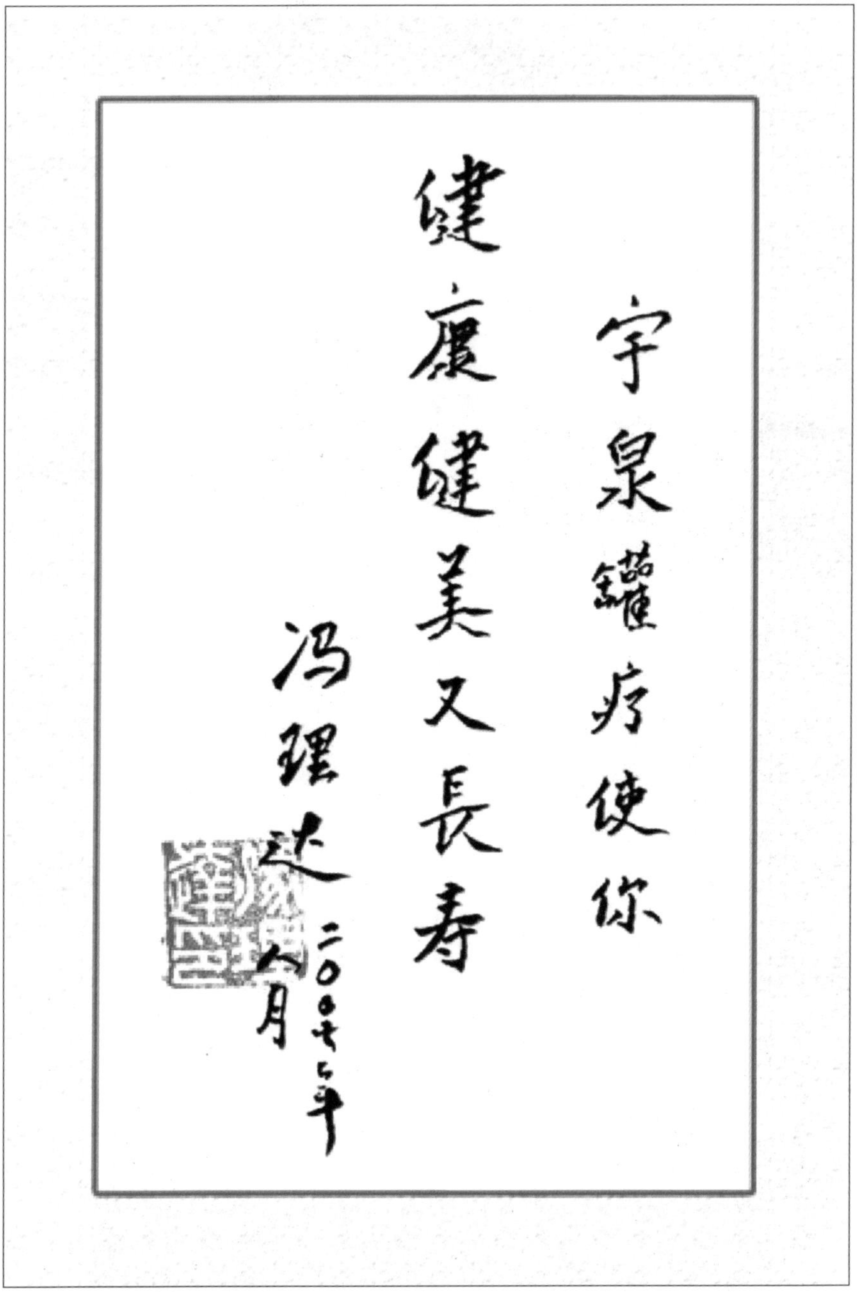

宇泉罐疗使你
健康健美又長寿

冯理达
二〇〇七年八月

海军总医院原副院长、世界著名免疫学家冯理达将军提词

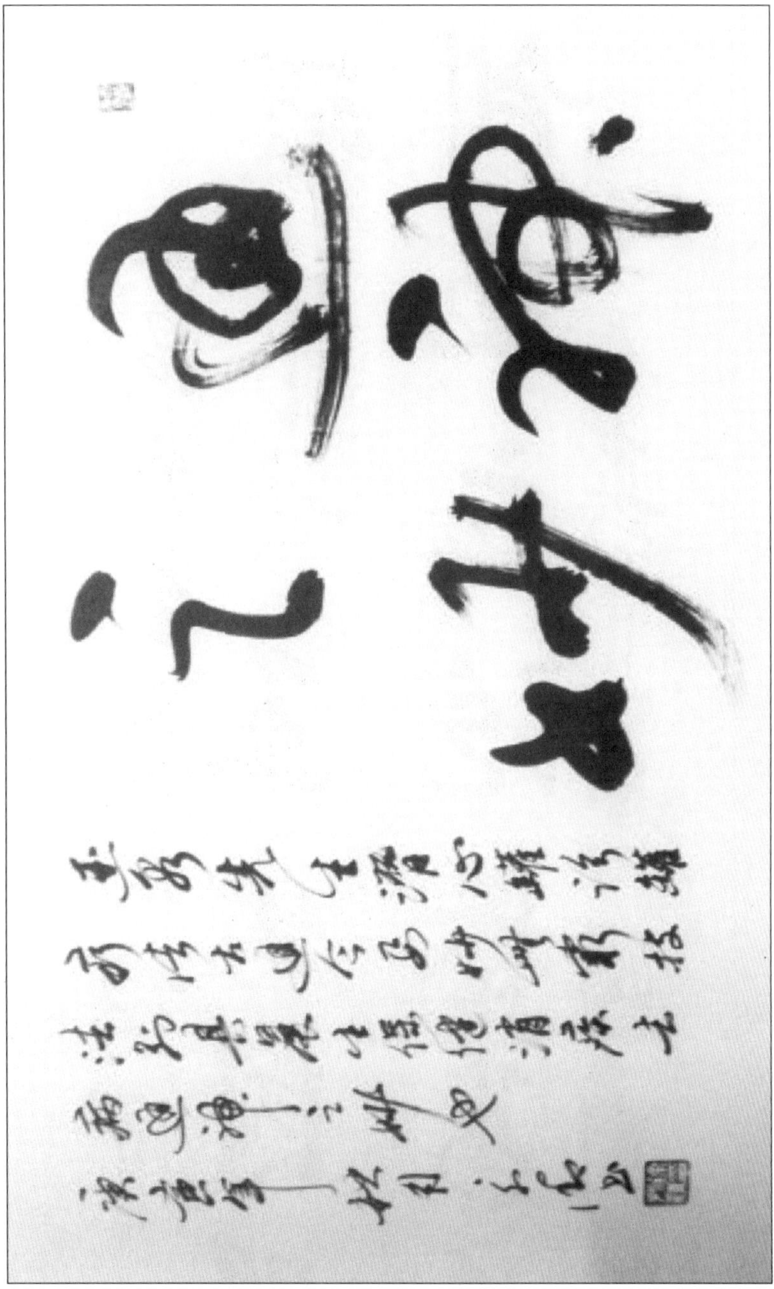

武警部队原政委徐永清上将题词

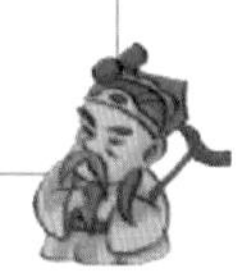

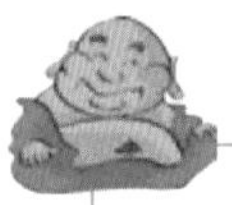

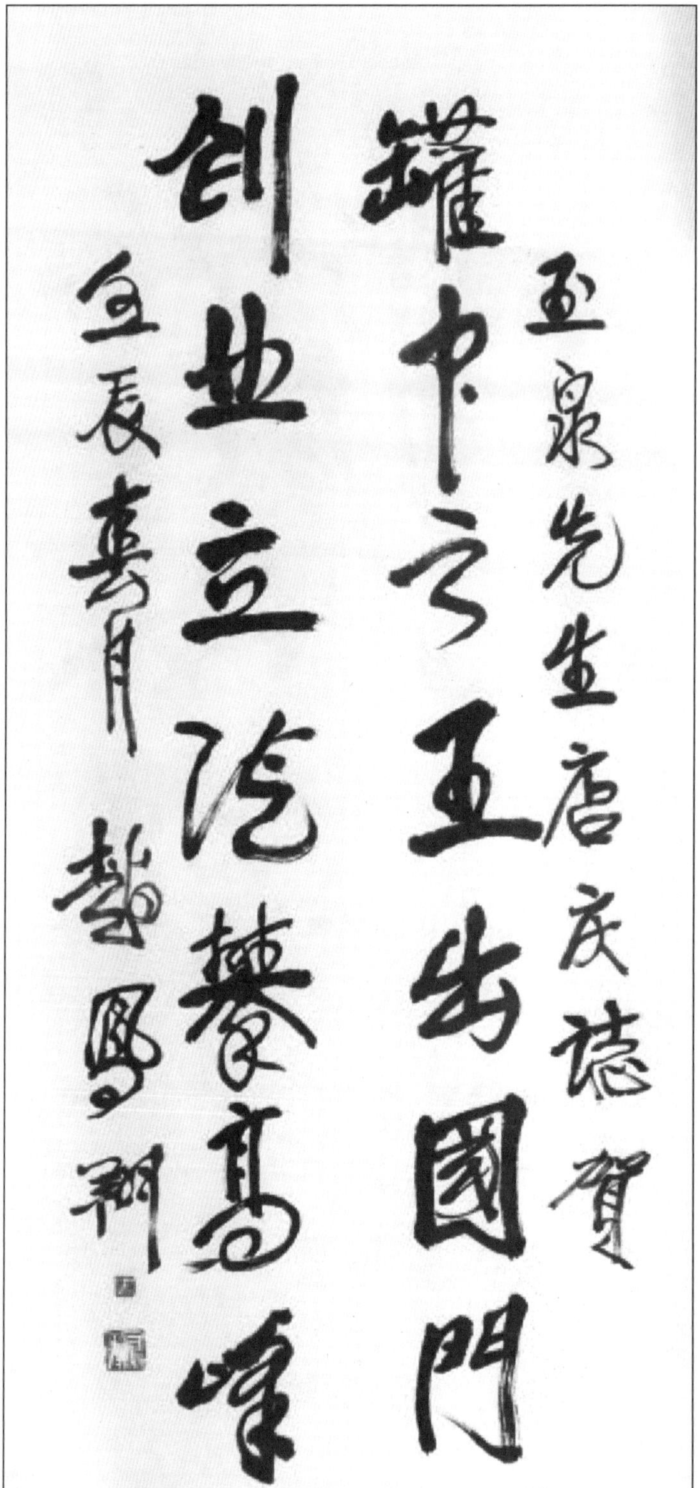

罐中之玉出國門
创业立德攀高峰

玉泉先生店庆志贺
壬辰春月 赵凤翔

山西省政协原副主席赵凤翔题词

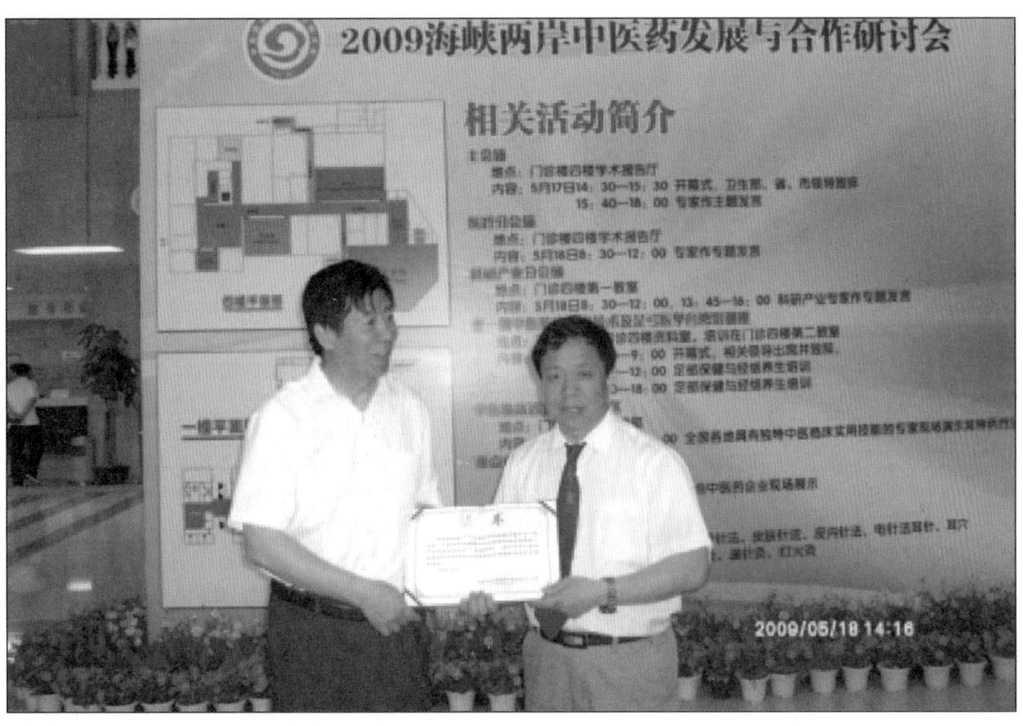

国家中医药管理局副局长李大宁为李玉泉颁发证书

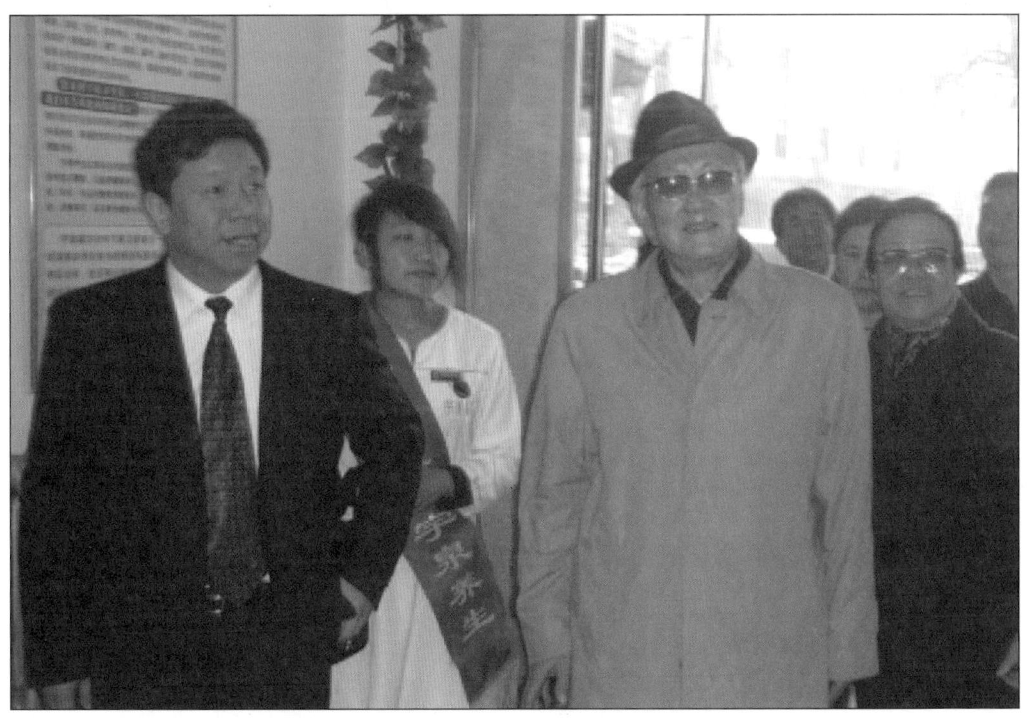

作者（左）陪同李之楠先生（右）到“宇泉罐诊罐疗”基地考察交流

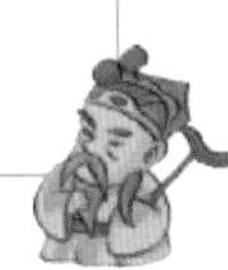

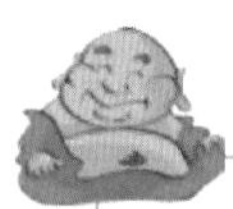

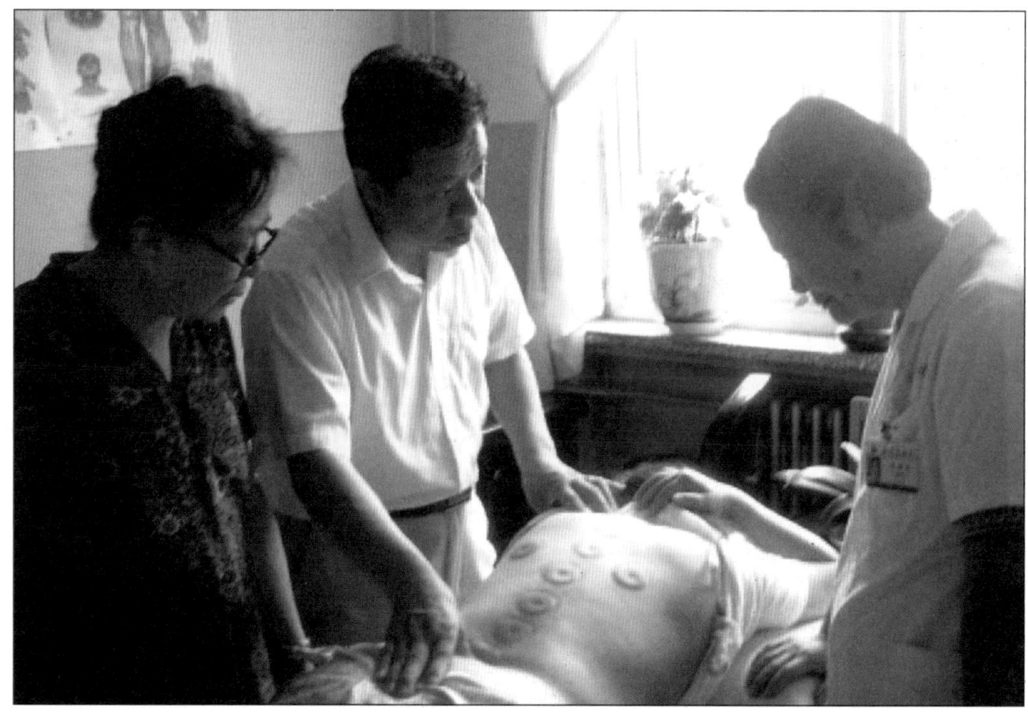

作者与冯理达将军（右）、中国老年学学会·科学养生专业委员会原主任郭锋（左一）在临床

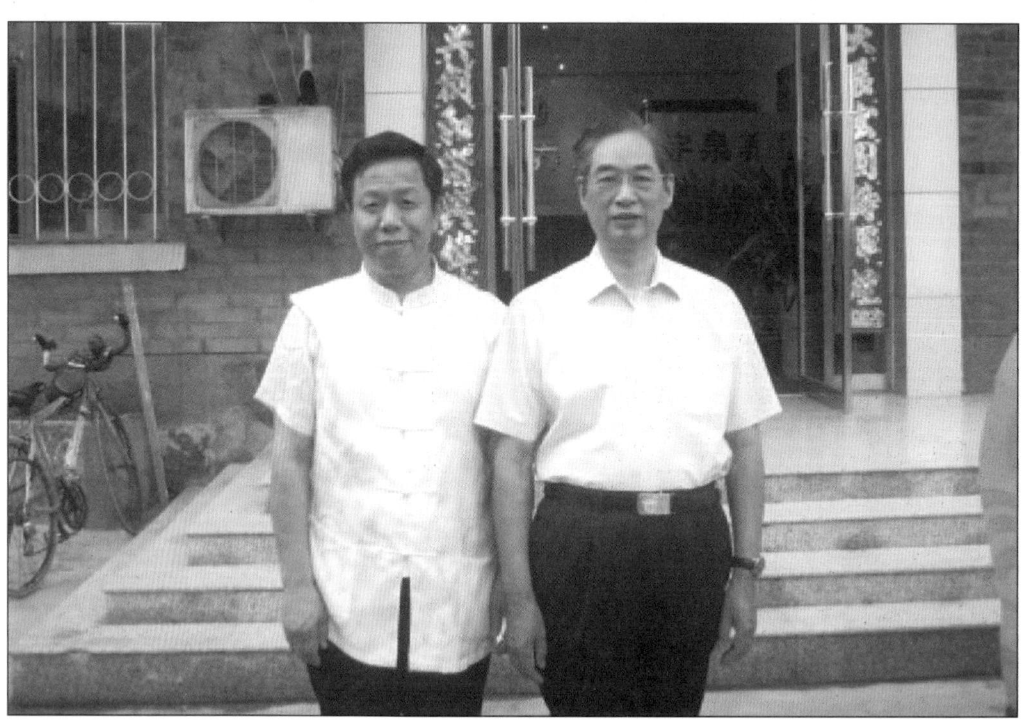

徐永清上将（右）考察“宇泉罐诊罐疗”基地

序 言

李之楠

（著名养生专家）

祖国几千年的养生医学文化博大精深，这是我们祖先智慧的结晶，为中医的发展和创新奠定了坚实的基础。

在中华传统拔罐疗法的基础上，李玉泉先生经过二十多年的临床研究和实践，发明创造了一套有特色、值得推广的自然疗法——宇泉罐诊罐疗法。

众所周知，中华罐疗有几千年悠久的历史。在 1973 年湖南长沙马王堆汉墓出土的帛书《五十二病方》中，就有关于罐疗的记载，而到晋代名医葛洪所著《肘后备急方》中，就有用兽角拔出脓血以治疗疮痈脓肿的记载。在传统火罐的基础上，结合中医经络学、五行学说、藏象学说等传统医学和现代医学的埋论，李玉泉先生刻苦钻研，在数十万病例的反复临床实践中，积累了丰富的临床经验，最终发明了宇泉罐诊罐疗养生法，这是一种运用真空罐快速查病治病的新疗法。经过不断研究创新，已形成一整套独具特色、完整、成熟的罐诊罐疗理论体系和实践操作方法，是非职业性卫生保健服务。其所起到的医疗保健效果是目前全国卫生服务体系难以达到的。

李玉泉先生独创的“宇泉罐”，把祖国传统的火罐罐具进行了科学技术改造，结合了中西医的优势并与现代科学技术相结合，使其具有拔罐、针灸、艾灸、磁疗、点穴、按摩、注药、远红外等多种中医外治功能；同时，宇泉罐更具有诊断功能，既继承了祖国传统火罐的特色，又有开拓性的创新发展，让传统火罐具有了质的飞跃。

宇泉罐诊技术，创新地把罐具用于临床诊断，简化了中医的“望、闻、问、切”过程。只需短短的 5 分钟时间，即可准确查出五脏六腑的病因与病情的轻重。对五脏六腑、四肢百骸的疾病进行定位、定性、定量；既能知已病，知欲病，更能知未病，诊断的结果不仅可以跟传统中医的寒热虚实、

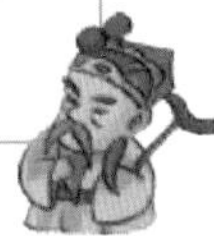

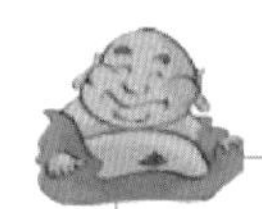

阴阳表里相对应，而且可与现代医学临床检查结果相对照。宇泉罐诊罐疗法是传统中医疗法发展的新模式和新途径，是对我国传统医学疗法的一项重大创新。

宇泉罐疗在传统罐疗技术基础上取得了突破性的进展，在调理过程中，把运气、导引、针灸、按摩、刮痧、注药、灸疗等多种中医方法和现代医学的磁疗、远红外结合在一起，既能排毒也能补气，确实有效并简便易行，远比单学一门中医或西医要简单得多。罐疗对各种常见病、多发病、疑难病，包括严重危害人类健康的心脑血管疾病、糖尿病、癌症等都能取得确切的疗效。

宇泉罐诊罐疗的优点：一是能查病，而且只需 5 分钟；二是不吃药、不打针、不见血、花钱少；三是可以罐疗调理大病、怪病、甚至癌症；四是培养专业技术人员的时间很短，几天时间便可以学会。而国家要培养一个医疗人才，至少要三五年的时间，而且马上临床恐怕还不行。可以说，没有哪一个国家的医疗手段能与之相比。它是中西医良好结合的一个成功典范，是我国传统医学的重大创新，因为它在临床医学上有了突破性进展，所以很值得在医院、社区、农村、家庭推广。

宇泉罐诊罐疗法不只是在局部发展，而且要在全国、全世界发扬光大，要造福全人类，因为这是医疗的革命，更是医学的突破。我相信，宇泉罐诊罐疗法将普及到广大民众，收益于广大民众，它的普及将是我国卫生事业改革的又一巨大贡献。将成为全人类健康的福音。

自 序

1987 年初春，刚过完元宵节，一位 28 岁的年轻人得了一种莫名其妙的病，脚肿得厉害。家乡的医生怀疑是节日期间吃了变质食品导致的食物中毒，于是开始打针吃药。初期似有好转，但病情反反复复，小腿肚也出现了浮肿。无奈到地区医院检查，医生说已经由最初的急性肾炎、慢性肾炎发展到了肾病综合征。在接下来的 3 年时间里，他辗转省城各大医院，但是病情继续加重，最终成了慢性肾衰。几年看病下来，家里已是债台高举，年迈的父母为他操心，妻子面容憔悴，6 岁的儿子尚未长大成人……慢性肾衰，意味着从此不能工作。生活来源怎么办？养家糊口又靠谁？

1989 年 12 月，抱着最后一线希望，他到省城中医研究所看中医。住院部床位紧张，他被安排到附近医院租来的简易房住下，条件简陋不说，病情仍然不见好转，已经 13 天吃不进、排不出了。腹胀如鼓，手肿得像面包，阵阵剧痛令他痛不欲生。万般无奈，他找来几个罐头瓶和竹签，点燃竹签放进瓶子，叩扎在肚脐上。直觉，他就想把肚子里的气放一放，哪怕减少些疼痛也好啊。但意外的效果发生了，他忽然有了排气感，排了气，腹胀也跟着缓解了。

重新燃起的活命期望，促使他不停地拔罐、拔罐……虽然不能解释为什么，但他真切感到身体舒服了，病情也在好转。多日以后，尿毒症消失了，检查结果显示身体的各项指标趋于正常。他在心里呐喊：天不灭我啊！

这个小伙子是谁？就是 26 年前的我，一个普普通通的中国男儿。

正是从那个时候起，我放下了其他事儿，开始了对拔罐的痴迷。一天的大部分时间都在拔罐，在自己身上、在家人、亲朋好友身上反复拔罐。

不论春夏秋冬，我都会骑着自行车，带着二三十个罐头瓶，每天几十里地的跑来跑去，义务为乡亲们拔罐，周边的农村都跑遍了。这一跑就是 3 年。现在回想起来，乡亲们都是我最好的临床，也是我最好的老师。然后我开始跑一个个医院，偷偷地观察临床病人；参加各种中医外用技术交流活动，比较自己的优势和劣势；拜访几十位中医专家，认真听取他们的指导意见；在无数病人身上、专家身上，进行一次次拔罐体验和实践……

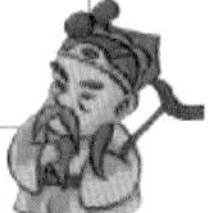

终于，我摸到了罐的“脉搏”，并逐步形成了一套用罐诊病、治病、保健的经验和方法。

在走南闯北的时候，我还荣幸地结识了曾经在周总理身边工作过的养生专家李之楠先生，海军总医院原副院长冯理达将军（冯玉祥将军之女）。他们对我的探索，给予了极大的支持和鼓励，是我永远的恩师。

二十多年过去了，我的一双手为二十多万人拔过罐，积累了丰富的经验。其中很多人用罐诊断，用罐调理，疗效突出。二十多年来，我带出了数万名和我一样的“拔罐人”。近些年，每年都有近千名慕名者前来学习、参观，更多的人前来调理疾患。而罐的相关技术及产品已获得国家知识产权部门的专利保护。“宇泉罐诊罐疗”，顾名思义，分为罐诊和罐疗两方面，既相对独立，又相融相通。尤其罐诊，其特别之处在于：发现了人体背部有固定的功能反射区，每个反射区与五脏六腑一一对应。

古代已有医家发现，在某些腧穴出现某种特定的痛感，代表患有某种疾病，“有诸内必形诸外”是中华传统医学的核心思想之一；现代生物全息论也认为人体任何一个相对独立的部分，都能够获得并体现人体的生命信息，比如脚底、耳部、手掌。而人体背部作为较大的生命全息单位，的确能够客观反映全身各系统的疾病。但如何全息，如何具体对应？古往今来还只有模糊的概念。用宇泉罐在背部督脉（脊柱）及两侧拔罐，不同的部位，会产生不同颜色和形状的罐印。正是这些罐印的颜色和形状，清晰地表达了不同脏腑的“隐患”。5 分钟的罐诊，将古老中医的阴阳五行、五色等理论一脉传承下来，并且实现了三维立体化、直观化。使用这个“宇泉罐诊”，我们就可以随时掌握身体的全面信息并及时清除隐患。

这本书虽然粗浅，却是我二十几年的心血和汗水，并写作了将近 10 年的时间。一方面，我想着把自己的实践经验用图文表达出来，提供给需要她的人，同时为大家提供一个古老拔罐技术的新思路；另一方面，我深知医学是严谨的应用科学，而“罐诊罐疗”仅是我个人前半生的经验与体会，一定还有很多不足。在写作过程中出现的缺点和问题，殷切期望得到专家、学者和广大读者的批评指正。在此深表谢意！

在中医这条长河里，我还会继续努力，不断学习，以期更大的进步！

李玉泉

作者简介

李玉泉，中医师，宇泉罐疗科技开发研究所所长，中华宇泉罐诊罐疗法发明人。历经二十多年的临床实践和苦心钻研，发明了宇泉罐、宇泉罐诊法、宇泉罐疗法。宇泉罐诊只需5分钟即可准确查出全身疾病和亚健康状态，对未来疾病做出预警诊断。宇泉罐疗无创伤、无痛苦、无副作用，是自然、绿色的物理疗法。其操作简单、诊断准确、疗效奇特，具有科学、实用和易学的特点。

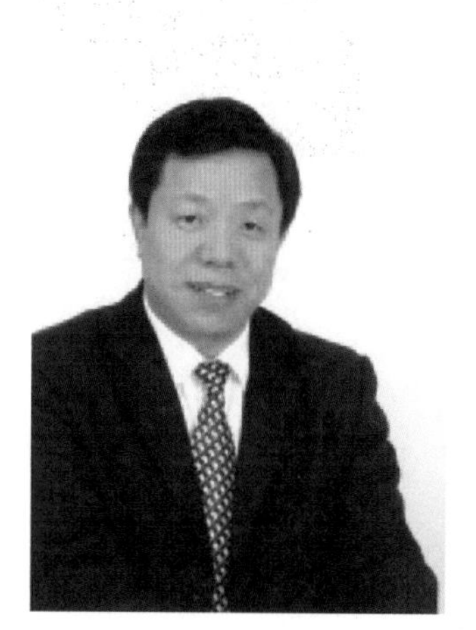

作者曾荣膺世界自然医学组织“人类绿色医学功勋奖”，其发表的《中华宇泉罐诊罐疗健康法》获亚洲大洋洲地区老年学和老年医学大会“优秀论文奖”，发明的宇泉罐荣获“中国优秀专利奖”，独创的宇泉罐诊罐疗技术已于2008年成为国家民政部立项科研项目，并被中华中医药学会列入“百项亚健康中医调理技术”。

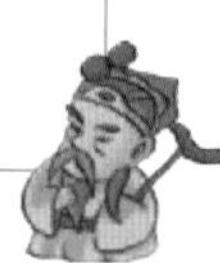

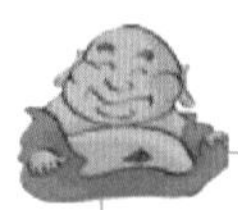

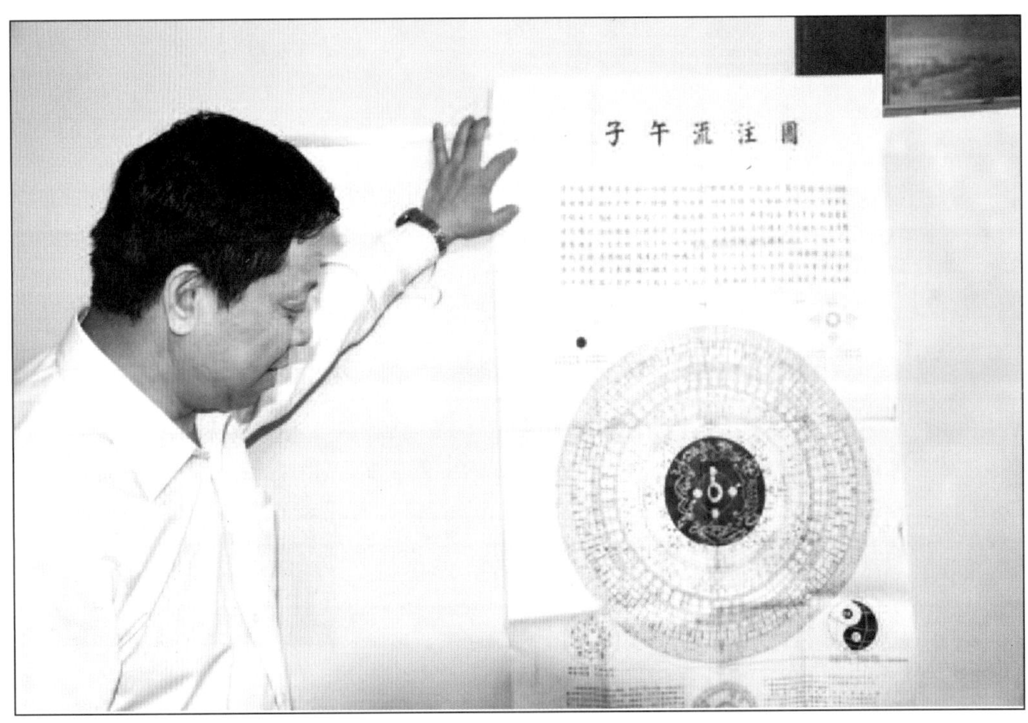

宇泉罐诊疗基本原理之一：子午流注

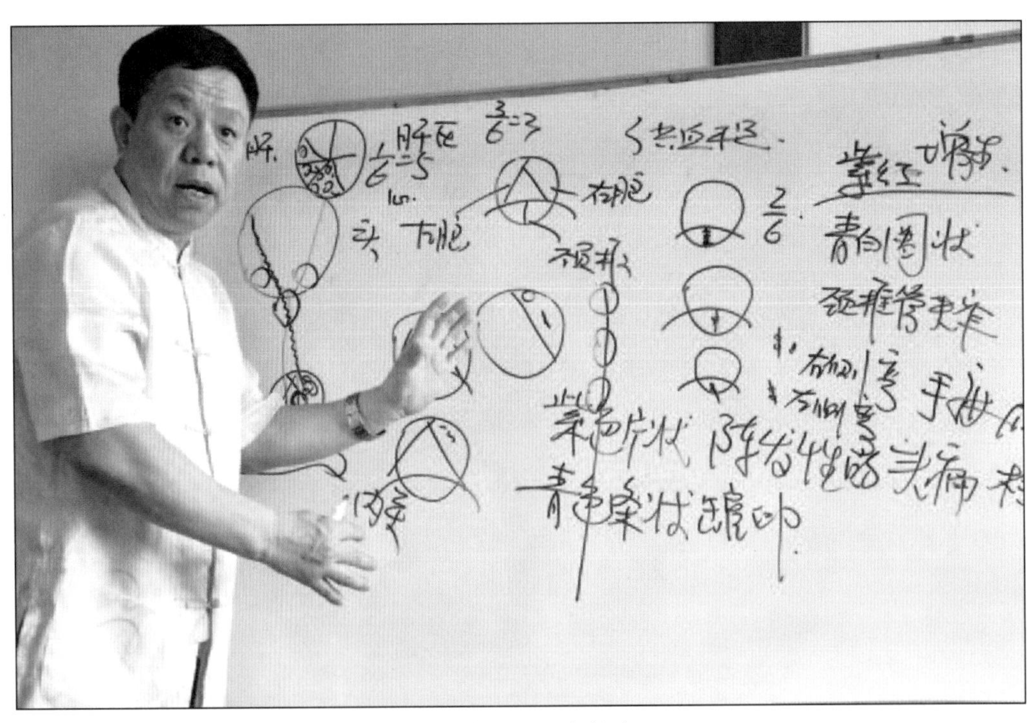

作者讲解罐印诊断法

CONTENTS 目录

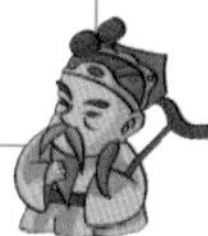

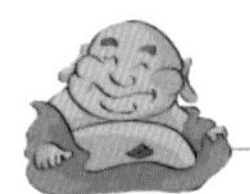

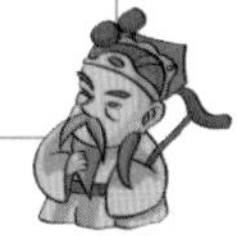

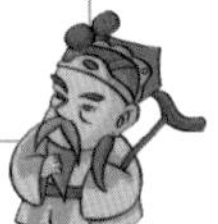

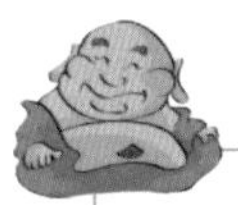

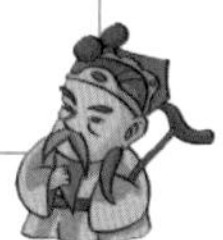

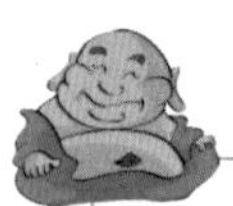

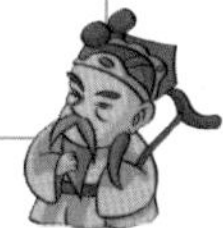

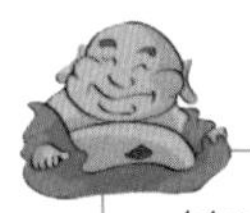

第一章 宇泉罐诊罐疗学概述

我国传统中医文化源远流长，拔罐疗法是民间疗法的精华，是中医治疗学的重要组成部分。

宇泉罐诊罐疗是在继承中华传统医学文化基础上的发展和创新，是一种独创的、有中国特色的、自然的、绿色的、物理的调理方法。宇泉罐诊罐疗学倡导自然养生理念，从人身整体展开自我预防、保健、诊断和治疗。中华宇泉罐诊罐疗学，涵盖宇泉罐系列、宇泉罐诊罐疗法以及宇泉罐诊罐疗技术培训和临床实践。从罐具、理论、操作到技术发展已形成一整套相对独立完善的系统，宇泉罐诊罐疗法具有显著特性，即诊断的全息性、功能的全科性和社会的效益性。“宇泉多功能罐疗诊治仪”及“宇泉罐诊罐疗创新技术”的研发，打破了中医传统的诊治方法，使古老传统的拔罐疗法得到了创新和发展。

第一节 拔罐疗法的起源

拔罐，作为中国传统医学的重要组成部分，已有几千年的历史。

在先秦时期，拔罐疗法被称为“角法”，应用动物的角作为吸拔的工具。1973 年，湖南长沙马王堆汉墓出土了帛书《五十二病方》， 本书大约成书于春秋战国时期，是我国现存最早的医书，书中已经有了关于角法治病的记述：“牡痔居窍旁，大者如枣，小者如核者，方以小角角之，如孰（熟）二斗米顷，而张角”。其中“以小角角之”，即指用小兽角吸拔。这表明我国医家至少在公元前 6 ～ 2 世纪，就已经开始使用拔罐这一治疗方法。

到晋唐时期，东晋道人葛洪在其所撰的《肘后备急方》中，也提到用角法治疗臃肿，其所用的角为牛角。

到了隋唐时期，拔罐的工具有了突破性改进，开始用经过削制加工过的竹罐来代替兽角。竹罐取材广泛，价廉易得，大大有助于这一疗法的普及和推广；同时竹罐质地轻巧，吸拔力强，也在一定程度上，提高了治疗的效果。在隋唐医籍《外台秘要》中，记载了较多这方面的内容。此时期

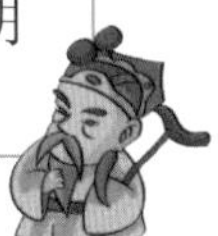

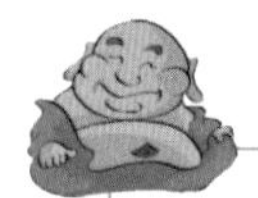

还存在兽角和竹罐交替使用的现象，而到宋金元时期，竹罐已逐渐取代了兽角。拔罐疗法的名称，亦由“吸筒法”替代了“角法”。

发展至明代，拔罐疗法已经成为中医外治法中重要的方法之一，一些主要外科著作对拔罐疗法都列有专门章节。此时拔罐疗法主要用于吸拔脓血，治疗臃肿。在吸拔方法上也有所改进，用得较多的是，将竹罐浸在多味中药煎熬后的汁液中煮沸，并直接吸拔。所以，竹罐又被称为“药筒”。这种煮拔药筒的方法，在明清的一些重要外科著作，如《外科大成》、《医宗金鉴》中都有详略不等的载述。

至清代，拔罐疗法获得了更大的发展。首先是拔罐工具有了又一次改进，竹罐尽管价廉易得，但吸力较差，且久置干燥后，易产生燥裂、漏气，为补此不足，此时出现了陶土烧制成的陶罐。其次，拔罐疗法也有了较大变化，“以小纸烧见焰，投入罐中，即将罐合于患处”，此种方法即近现代仍颇为常用的“投火法”。同时，从以往只在病灶部位拔罐，发展为吸拔穴位，提高了疗效。另一方面，拔罐疗法的治疗范围也突破了历代以吸拔脓血疮毒为主的局限性，开始应用于多种病症，恰如《本草纲目拾遗》所云：“拔罐可治风寒头痛及眩晕、风痹，腹痛等症”，可使“风寒尽出，不必服药”。

纵观历代拔罐用具，有兽角、竹罐、陶罐、金属罐等，其中兽角早在唐宋就已逐渐淘汰；金属罐，因其价格贵，又有传热快、易烫伤的缺陷，并未在临床中得到推广应用。到了现代，除了继承传统的罐具外，又创制出很多新的罐器，诸如玻璃罐、橡皮罐、塑料罐及穴位吸引器等。特别是玻璃罐及塑料罐，在民间得到了广泛应用。

随着科技的发展，社会的进步，中医药学出现了崭新的面貌，拔罐疗法也获得了蓬勃发展。在学术上，拔罐疗法已被载入《中医外科学》、《中国传统康复医学》等教材中，并有《火罐疗法》等专著问世，确立了拔罐疗法在当代的学术地位。

在临床应用上，拔罐疗法从单一的吸毒拔脓，发展为内、外、妇、儿、皮肤、五官、骨伤等科均可应用，能够治疗上百种疾病。在操作方法上，由煮水排气、燃烧排气，发展为抽气、挤压、电动等排气方法，使之更加安全方便。

在辨证拔罐方面，由单一的留罐拔罐，发展为走罐、闪罐、药罐、针罐、磁罐、电温罐、负压罐、刺络拔罐、按摩拔罐、刮痧拔罐、热敷拔罐、理疗照射拔罐等。

另外，中医拔罐疗法也被传播到日本、韩国、朝鲜、马来西亚、印度、俄罗斯、法国、德国、美国等国家和地区，成为我国传统医学对外交流的一个重要组成部分。

科学的发展，也极大地丰富了拔罐疗法，特别是真空抽吸拔罐法，配合不同规格的透明塑料罐，适应于不同部位，罐内皮肤反应清晰可见，既可留罐，也可走罐，方便耐用，更利于家庭保健和推广普及，在国内外引起热潮，得到广大医务工作者和保健爱好者的高度赞赏和评价。

总之，拔罐疗法经过数千年的发展及完善，已成为中医临床单独治疗疾病的有效方法，不再只是针、灸、药、按摩等方法的辅助手段，将以其简、便、廉、验、速、无副作用等优点，不断被人们认识和发展。

第二节 宇泉罐诊罐疗发展与创新

宇泉罐诊罐疗，是在传统拔罐疗法的基础上发展起来的创新技术，是养生保健领域的一门新理论、一类新学科、一种新文化。她改进了传统的拔罐疗法，使单一的拔罐具有了拔罐、灸疗、针疗、磁疗、注药渗透、点穴等综合治疗功能，并进一步开发出具有诊断疾病功能的宇泉罐诊罐疗仪。

通过大量临床实践，宇泉罐诊发现了人体五脏六腑在背部的功能区定位，在背部的脏腑功能区叩罐 5 分钟，便能根据拔罐后不同位置皮肤上的罐印所呈现的不同色泽、形态，对五脏六腑四肢百骸的疾病进行定位、定性、定指标。诊断的结果不仅判断疾病的阴阳表里寒热虚实，也可与现代医学检查指标相对应，可以知已病，也可以知未病。

宇泉罐诊在一定程度上实现了罐象图谱细分化和疾病诊断标准化。

宇泉罐疗，既继承了传统医学手段，又融入了多项现代科技元素，在拔罐同时实施注药、艾灸、脉冲玄针等手段，辅以远红外线、磁疗等功能，使得医治疑难病、恶性病的疗效大大提升。通过灸罐的加入和手法的创新，有效解决了传统罐疗宜泻不宜补的难题，各具特色的**双罐通透**、**三罐强治**、

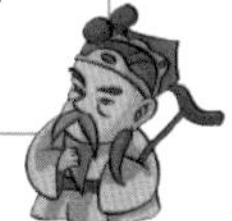

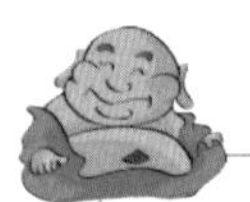

四罐保健、五罐强身、六罐排毒、七罐祛肿、八罐平衡阴阳、九罐瘦身美体、十四罐糖尿病以及二十七罐综合调理，均已在临床实践中得到充分验证和广泛应用，科学客观，行之有效。

经过数十年的临床实践和发展创新，宇泉罐诊罐疗学已形成一整套相对完善的诊疗体系，涵盖了独特的宇泉罐具、宇泉罐诊罐疗理论、宇泉罐诊罐疗技术培训，以及宇泉罐诊罐疗临床实践等多个方面，为中医的继承和发展走出了一条新路。

宇泉罐诊罐疗学独有的五项创新

一、拔罐诊断法的创新

宇泉拔罐诊断法最大的创新，就在于「全息背穴诊断法」的创立——在人体背部确定的宇泉脏腑功能区叩罐，只需五分钟即可准确查出五脏六腑已知或未知病变的病因与病况，对占位性病变亦可查出位置及体积大小，起到了早期诊断、早期预防、早期治疗的作用。

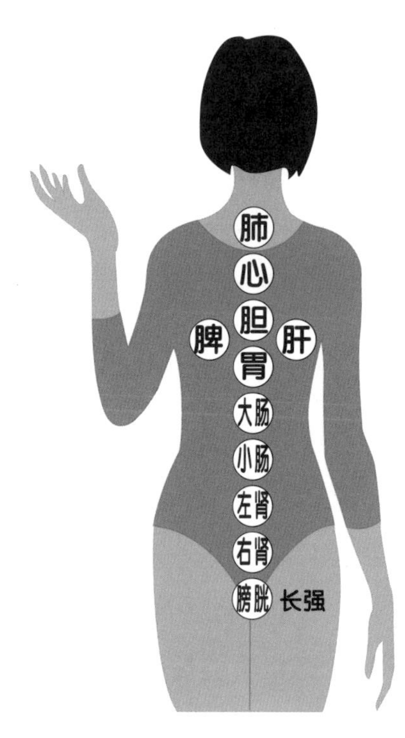

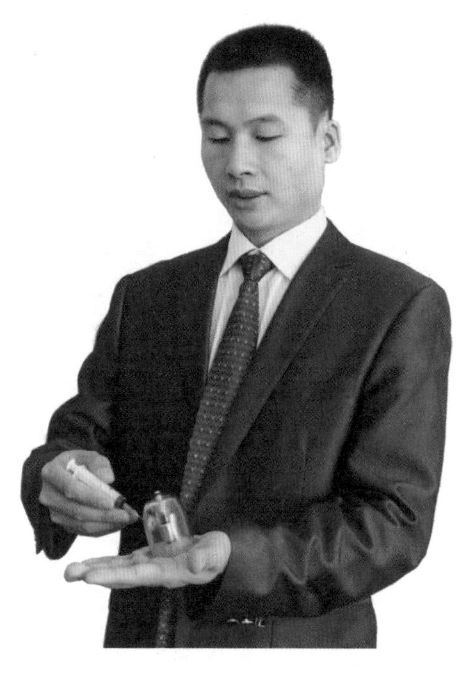

二、药物渗透法的创新

宇泉罐药物渗透法的创新，打破了口服药物的传统——拔罐之后可根据需要，将药物直接注入罐内相应腧穴部位，在负压作用下，局部血管扩张，血流量增加、血液循环加速，从而使药物得到充分地吸收、直达病灶，并可避免口服药物给人体胃肠等脏腑功能带来的副作用。罐体注药还可以避免针剂注射带来的恐惧与交叉感染。具有注药不破皮的特点，可起到内病外治的作用。

三、脉冲玄针法的创新

宇泉脉冲玄针法的创新改变了传统的针灸方法，拔罐之后将针灸针从罐侧备用孔插入，与可以放射远红外线的磁柱接触摩擦，可切割磁力线、改变磁场，从而达到疏通经络、疏通脉络的针灸功效，而且针不入体，人人能针灸，操作安全、方便，便于家庭普及使用。

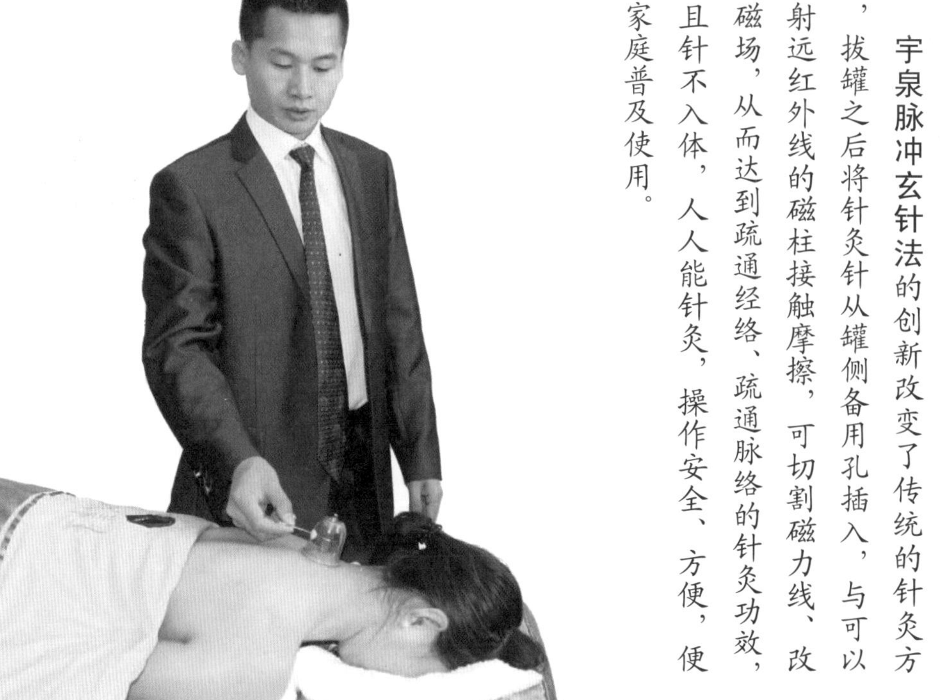

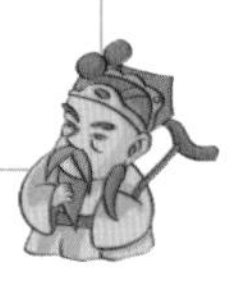

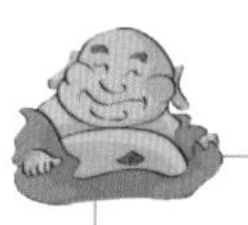

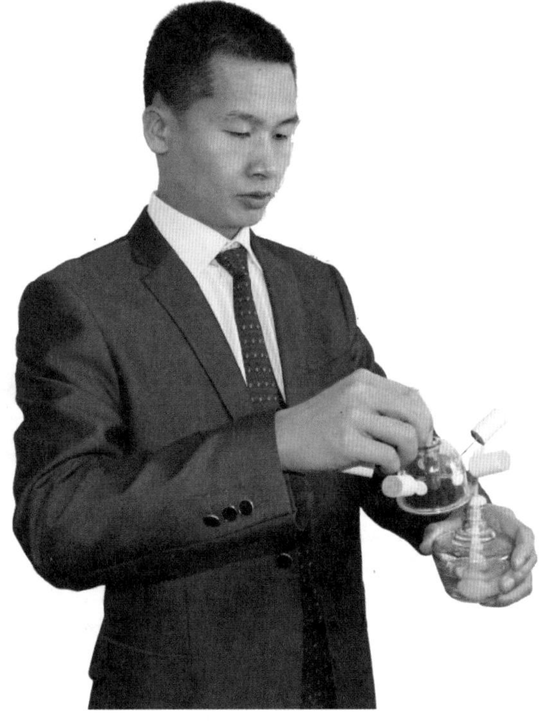

四、罐灸同达法的创新

宇泉罐灸法的创新，解决了千百年来拔罐宜泻不宜补的难题，拔罐同时，施以罐灸，做到了罐灸同达、一罐多穴、一罐多灸的双重效果，通过调整罐灸的高度、角度、温度就能调理不同疾病，如肿瘤患者实施罐灸时能泻，气血两虚者实施罐灸时能补，阴阳失调者实施罐灸时能平补平泻。

五、全息调理法的创新

宇泉全息调理法的创新是把单独的拔罐、针灸、点穴、按摩、罐灸、药疗、磁疗等方法有机地结合在一起，针对不同的病症实施全方位的综合调理，以达到活血、化瘀、消炎、止疼、散结及「靶向治疗」的效果。

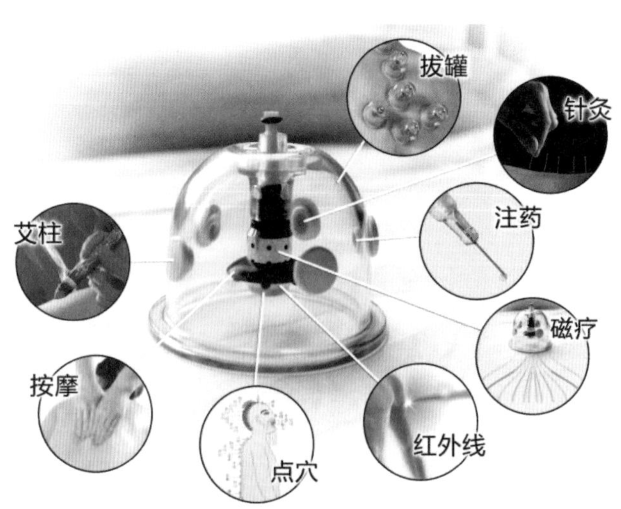

第二章　宇泉罐诊罐疗基础理论

经络与藏象学说是中医学理论体系的重要组成部分，用以说明人体的生理功能，解释病理变化，指导疾病的诊断和治疗。由于经脉有一定的循行路线和与脏腑的紧密关系，能反映其相应部位的病症，所以在体表一定部位上，**通过拔罐的物理刺激，激发精气的传导与调节，从而达到诊断和治疗疾病目的**。宇泉罐诊罐疗就是在经络学说和藏象学说指导下进行的疾病诊断与治疗。

第一节　经络学说

经络学说，是研究人体经络系统的组成、循环分布、生理功能、病理变化等基础理论的学说，贯穿于中医生理、病理、诊断和防治等各个方面。《扁鹊心书》曰："学医不知经络，开口动手便错。盖经络不明，无以识病症之根源，究阴阳之传变。"由此，经络学说的重要性可见一斑。

经络，是经脉和络脉的总称。是运行气血，联络脏腑形体官窍，沟通内外上下，感应传导信息的通路系统，是人体结构的重要组成部分。

经，有路径的含义，经脉是经络系统的主干，有固定的循行部位，多为纵行；络，有网络之意，络脉是经脉的分支，可循行浅表，纵横交叉，网络全身，无处不至。

一、经络系统的构成

经络系统是由经脉、络脉及其连属部分组成。

十二正经：十二正经脉包括手三阴经、手三阳经、足三阳经和足三阴经四组。手三阴经，包括手太阴肺经、手厥阴心包经、手少阴心经；手三阳经，包括手阳明大肠经、手少阳三焦经、手太阳小肠经；足三阳经，包括足阳明胃经、足少阳胆经、足太阳膀胱经；足三阴经，包括足太阴脾经、足厥阴肝经、足少阴肾经。

奇经八脉：奇经八脉是十二经脉之外的八条重要经脉，包括督脉、任脉、

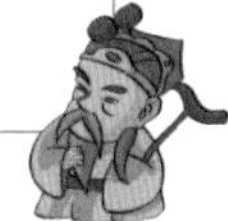

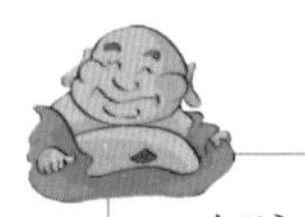

冲脉、带脉、阴维脉、阳维脉、阴跷脉、阳跷脉。

十二经别：十二经别是从十二经脉别出的经脉，分别起于四肢，循行于体腔脏腑深部，上出于颈项浅部。

络脉是经脉的分支，包括十五别络、浮络和孙络。

十五别络：别络是较大的和主要的络脉，其中十二经脉和任、督二脉各有一支别络，再加上脾之大络，总共十五条，合称“十五别络”。

浮络：浮络是循行于人体浅表部位而常浮现的络脉。

孙络：孙络是络脉中最细小的分支。

连属部是指十二经脉与外在的肌肉体表连属部，包括十二经筋和十二皮部。

详见下表：

<table>
<tr><td rowspan="26">经络</td><td rowspan="23">经脉</td><td rowspan="12">十二经脉</td><td rowspan="3">手三阴经</td><td>手太阴肺经</td></tr>
<tr><td>手厥阴心包经</td></tr>
<tr><td>手少阴心经</td></tr>
<tr><td rowspan="3">手三阳经</td><td>手阳明大肠经</td></tr>
<tr><td>手少阳三焦经</td></tr>
<tr><td>手太阳小肠经</td></tr>
<tr><td rowspan="3">足三阳经</td><td>足阳明胃经</td></tr>
<tr><td>足少阳胆经</td></tr>
<tr><td>足太阳膀胱经</td></tr>
<tr><td rowspan="3">足三阴经</td><td>足太阴脾经</td></tr>
<tr><td>足厥阴肝经</td></tr>
<tr><td>足少阴肾经</td></tr>
<tr><td colspan="3">十二经别</td></tr>
<tr><td colspan="3">十二经筋</td></tr>
<tr><td colspan="3">十二皮部</td></tr>
<tr><td colspan="2" rowspan="8">奇经八脉</td><td>任脉</td></tr>
<tr><td>督脉</td></tr>
<tr><td>冲脉</td></tr>
<tr><td>带脉</td></tr>
<tr><td>阴维脉</td></tr>
<tr><td>阳维脉</td></tr>
<tr><td>阴跷脉</td></tr>
<tr><td>阳跷脉</td></tr>
<tr><td rowspan="3">络脉</td><td colspan="3">十五络</td></tr>
<tr><td colspan="3">孙络</td></tr>
<tr><td colspan="3">浮络</td></tr>
</table>

二、十二经脉的循行流注

十二经脉是经络系统的主体，是正经，分属于十二脏腑，皆以所属的脏腑命名。属脏的经脉统称“阴经”，属腑的经脉统称“阳经”，分别是手三阴经、足三阴经、手三阳经、足三阳经。阴经经脉分布于四肢内侧，阳经经脉分布于四肢外侧。

十二经脉不仅各有一定的循行路线，而且经与经之间也有密切联系。它们通过支脉和络脉沟通衔接，在脏与腑之间形成“络属”关系。脏与腑互为表里，因此阴经与阳经也称为表里关系。阴经属脏络腑，阳经属腑络脏。十二经脉通过手足经的交接，循环流注，周而复始。十二经脉的循经流注见下表：

十二经气血流注次序表

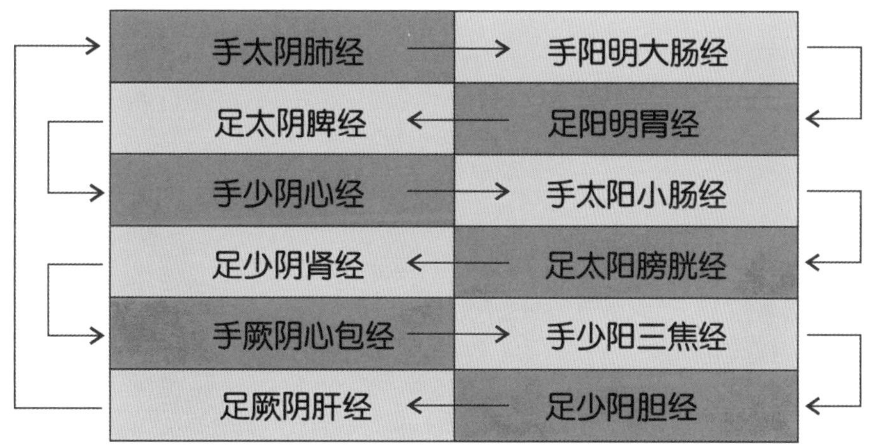

十二经脉联系的途径有以下四条：

1. **阴经与阳经（表里经）衔接：**阴经与阳经在四肢末梢衔接，如手太阴经在食指与手阳明经交接，手少阴经与手太阳经在小指交接，手厥阴经在无名指与手少阳经交接，足阳明经从足大趾（内侧）与足太阴经交接，足太阳经从足小趾斜趋足心与足少阴经交接，足少阳经从足大趾上与足厥阴经交接。

2. **阳经与阳经（同名阳经）衔接：**同名的手足阳经在头面相接，如手

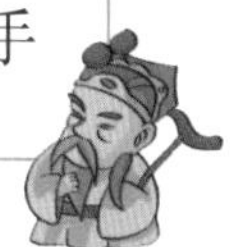

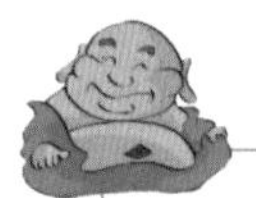

足阳明经都通于鼻旁，手足太阳经均通于目内眦，手足少阳经皆通于目外眦。

3. **阴经与阴经（手足三阴经）衔接：**如足太阴经与手少阴经交接于心中，足少阴经与手厥阴经交接于胸中，足厥阴经与手太阴经交接于肺中。

4. **十二经脉依次衔接：**十二经脉逐经相传，构成一个周而复始、衔接如环的流注系统。气血通过经脉，内至脏腑，外达肌表，营养全身。其衔接部位如下：

十二经脉依次交接部位表

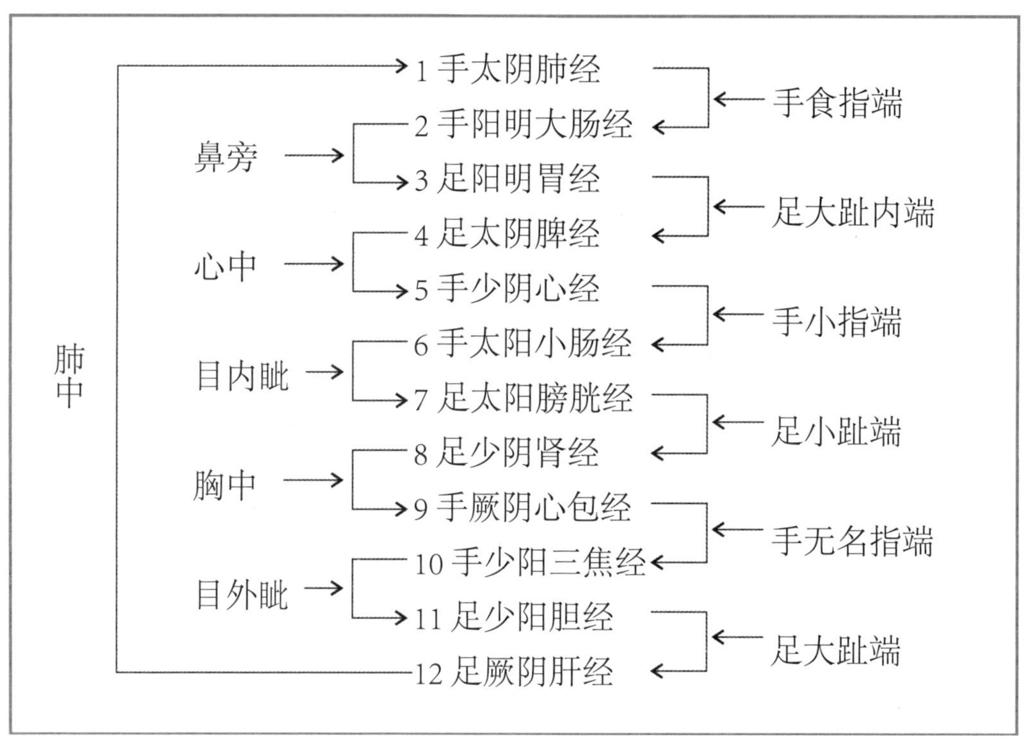

三、十四经穴调理功效及图谱

1. 手太阴肺经

本经腧穴主治咽喉、胸、肺部疾病，以及经脉循行部位的病症，如咳嗽，气喘，咳血，伤风，胸部胀满，咽喉肿痛，缺盆部及手臂内侧前缘痛，肩背部寒冷疼痛等。

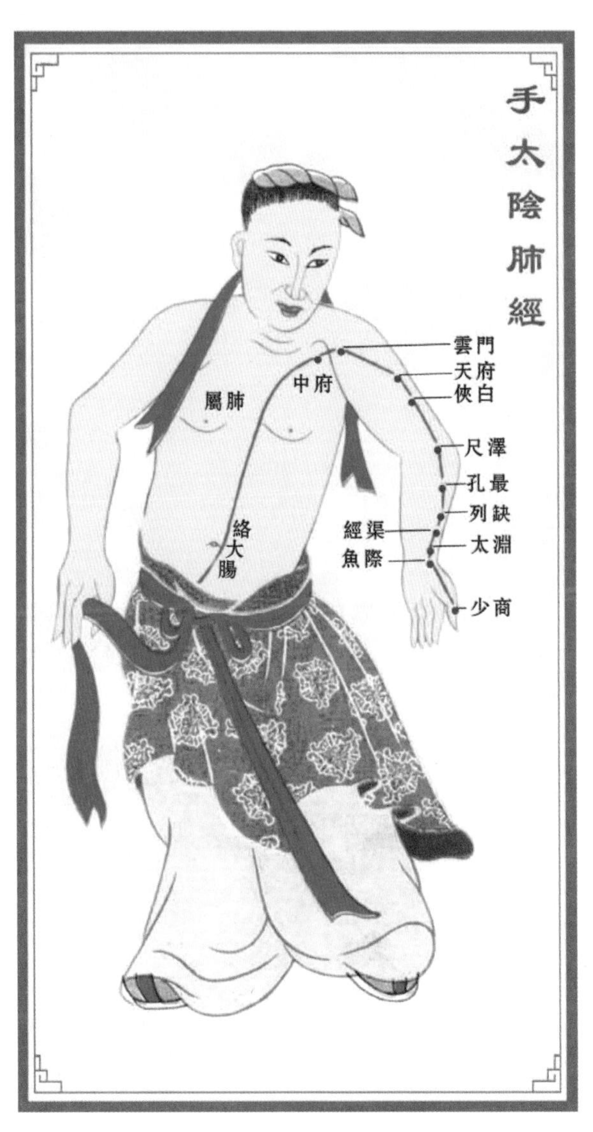

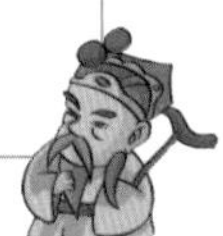

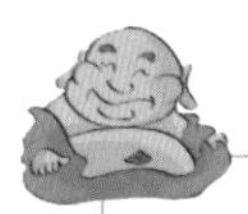

2. 手阳明大肠经

本经腧穴主治头面、五官、咽喉等部疾病，及经脉循行部位的病症，如腹痛，肠鸣，泄泻，便秘，痢疾，咽喉肿痛，齿痛，鼻流清涕或出血以及本经循行部位疼痛热肿或寒冷等。

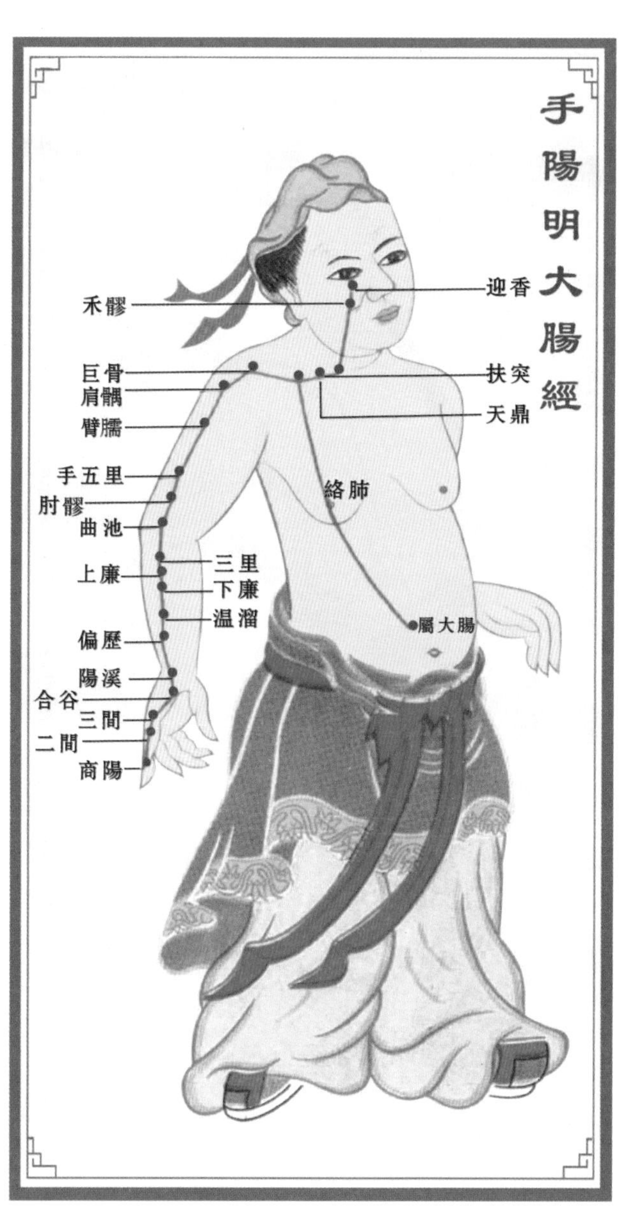

3. 足阳明胃经

本经腧穴主治胃肠病，头、面、目、鼻、口、齿痛，神志病及经脉循行部位的病症，如肠鸣腹胀，水肿，胃痛，呕吐，消谷善饥，口渴，咽喉肿痛，鼻衄，胸部及膝膑部等本经循行部位的疼痛，热病，发狂等。

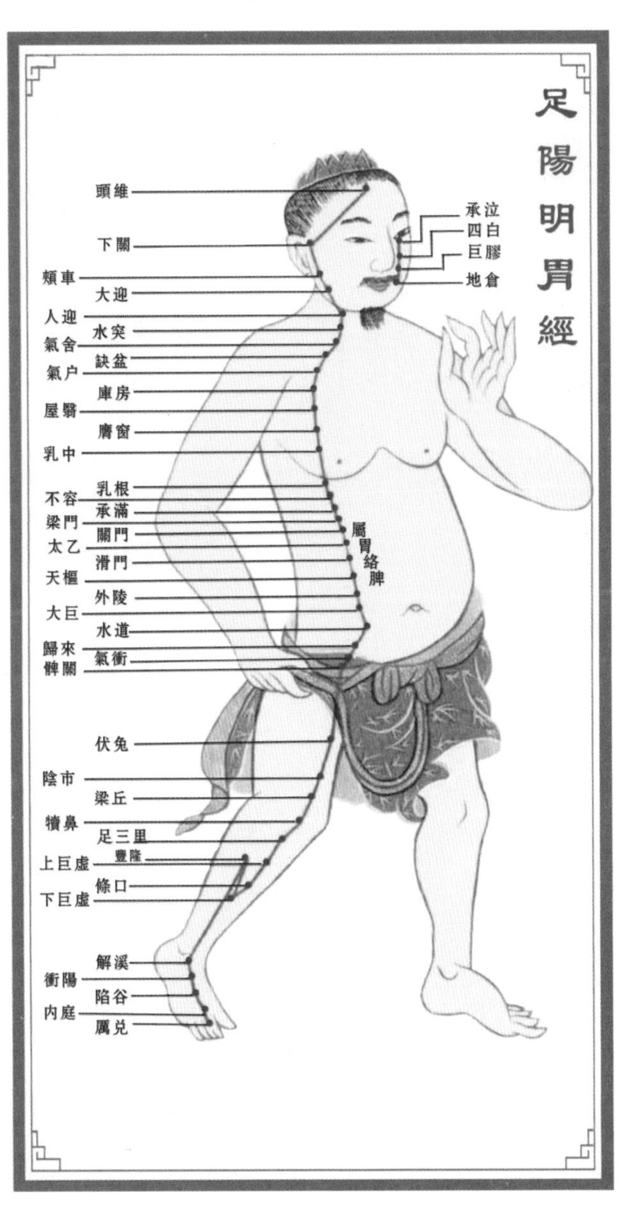

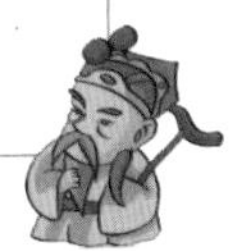

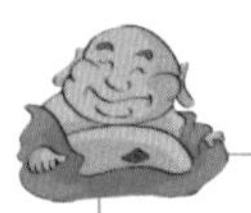

4. 足太阴脾经

本经腧穴主治脾胃病，妇科病，前阴病及经脉循行部位的病症，如胃脘痛，食欲不振，呕吐，嗳气，腹胀便溏，黄疸，身重无力，舌根强痛，下肢内侧肿胀，厥冷等。

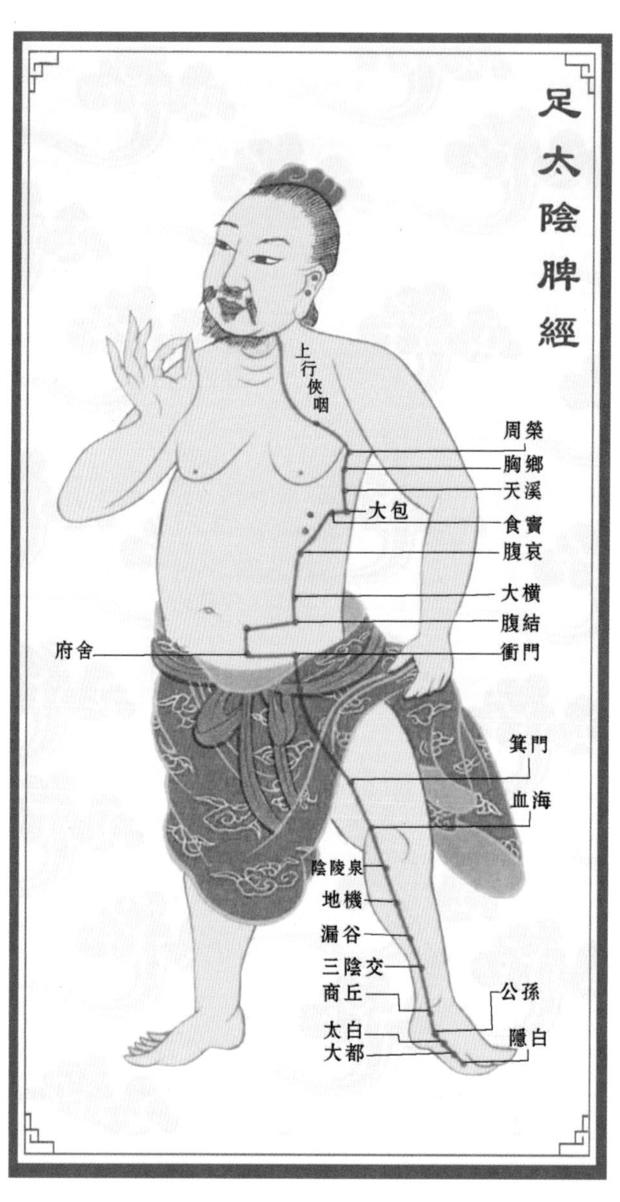

5. 手少阴心经

本经腧穴主治心胸部疾病、神志病以及经脉循行部位的病症，如心痛，咽干，口渴，目黄，胁痛，上臂内侧痛，手心发热等。

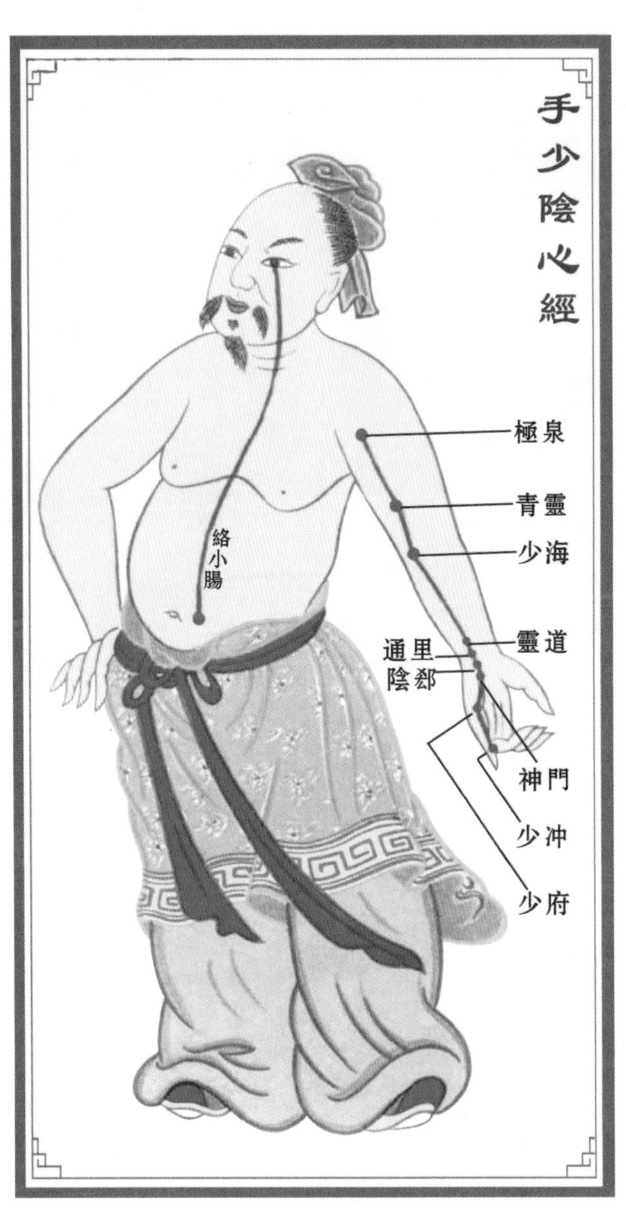

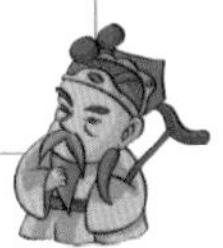

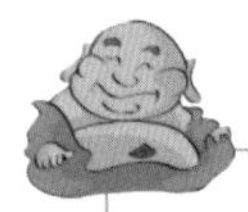

6. 手太阳小肠经

本经腧穴主治头、项、耳、目、咽喉部疾病，热病，神志病以及经络循行部位的病症。如少腹痛，腰脊痛引睾丸，耳鸣，耳聋，目黄，颊肿，咽喉肿痛，肩臂外侧后缘痛等。

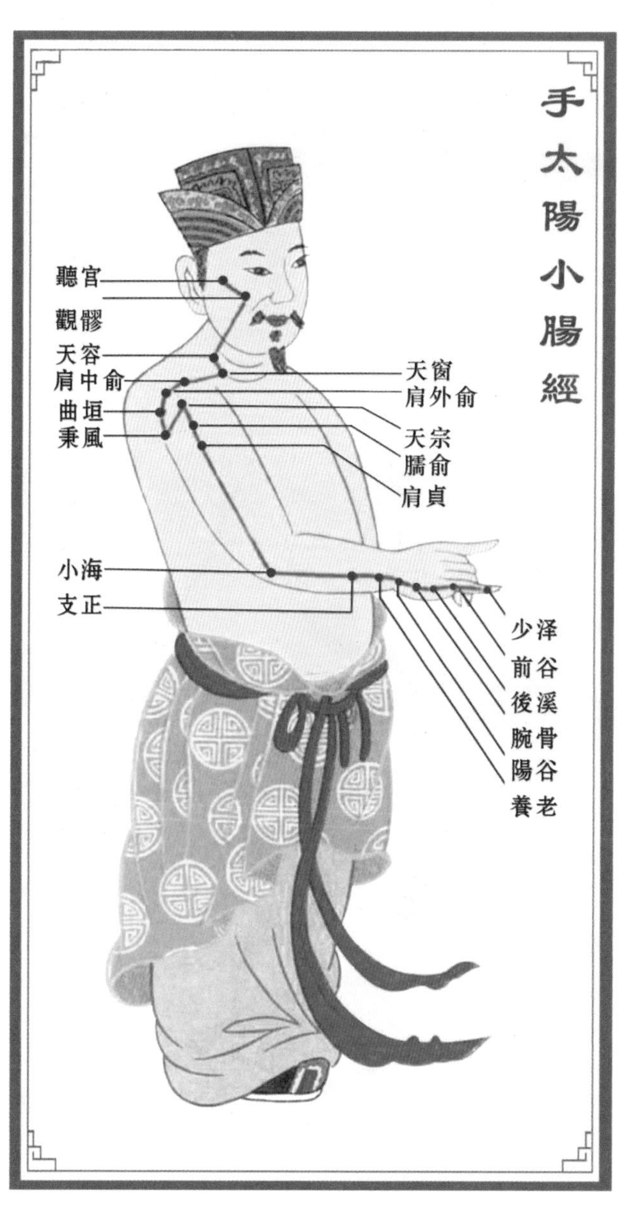

7. 足太阳膀胱经

本经腧穴主治头、项、目、背、腰、下肢部病症以及神志病，其中背部第一侧线的背俞穴及第二侧线相平的背腧穴，主治与其相关脏腑的病症和有关组织器官的病症。如小便不通，遗尿，癫狂，疟疾，目疾，见风流泪，鼻塞多涕，鼻衄，头痛，项、背、腰、臀部以及下肢后侧等本经循行部位疼痛等。

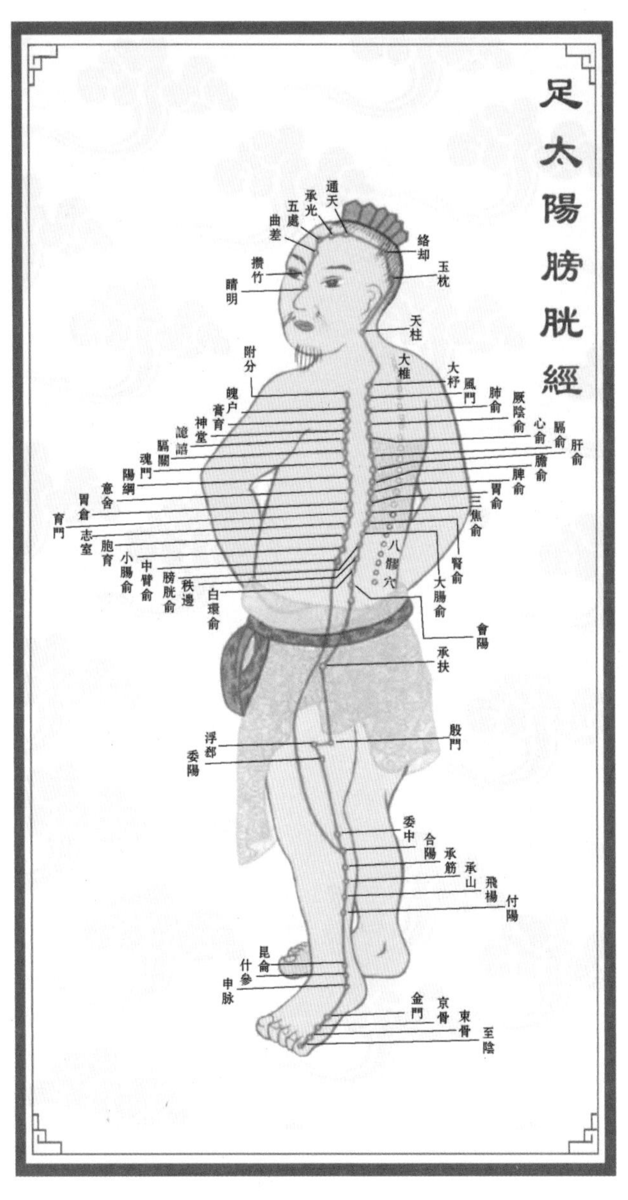

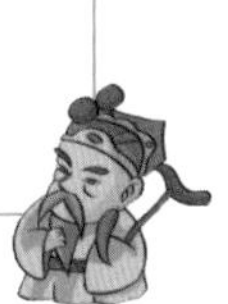

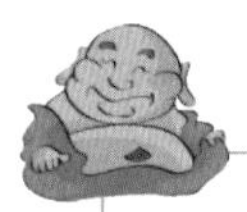

8. **足少阴肾经**

本经腧穴主治妇科病，前阴病，肾、肺、咽喉及经脉循行部位的病症，如咳血，气喘，舌干，咽喉肿痛，水肿，大便秘结，泄泻，腰痛，脊股内后侧痛，痿弱无力和足心热等。

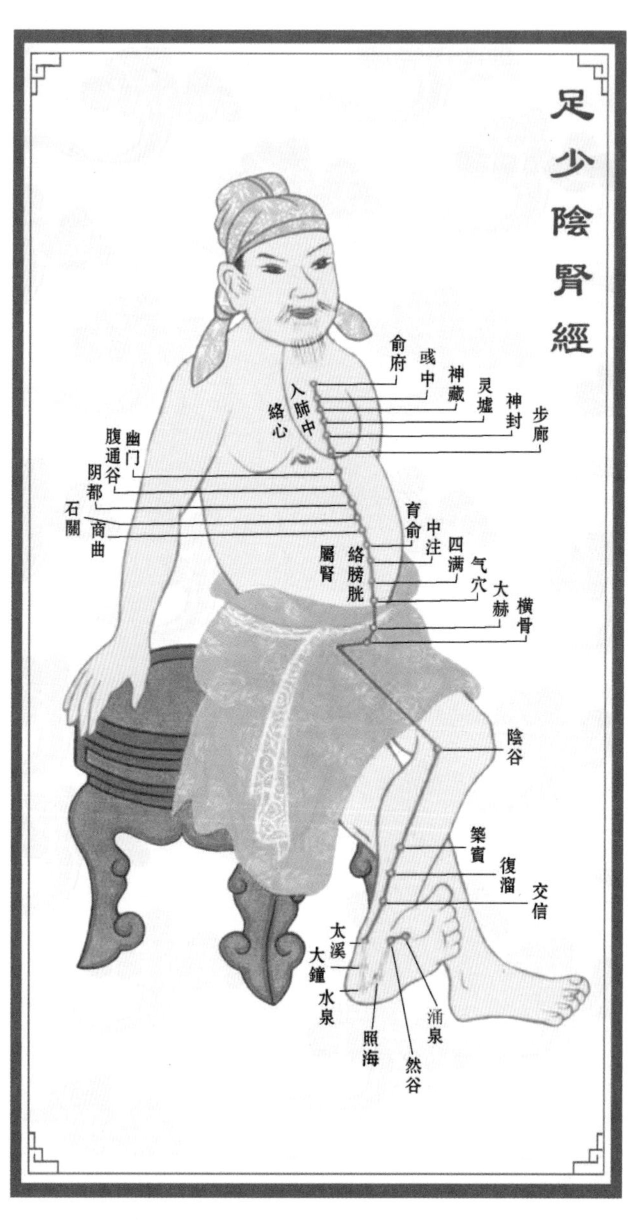

9. 手厥阴心包经

本经腧穴主治心、胸、胃部疾病，神志病以及经脉循行部位的病症。如心痛，胸闷，心悸，心烦，癫狂，腋肿，肘臂挛急，掌心发热等。

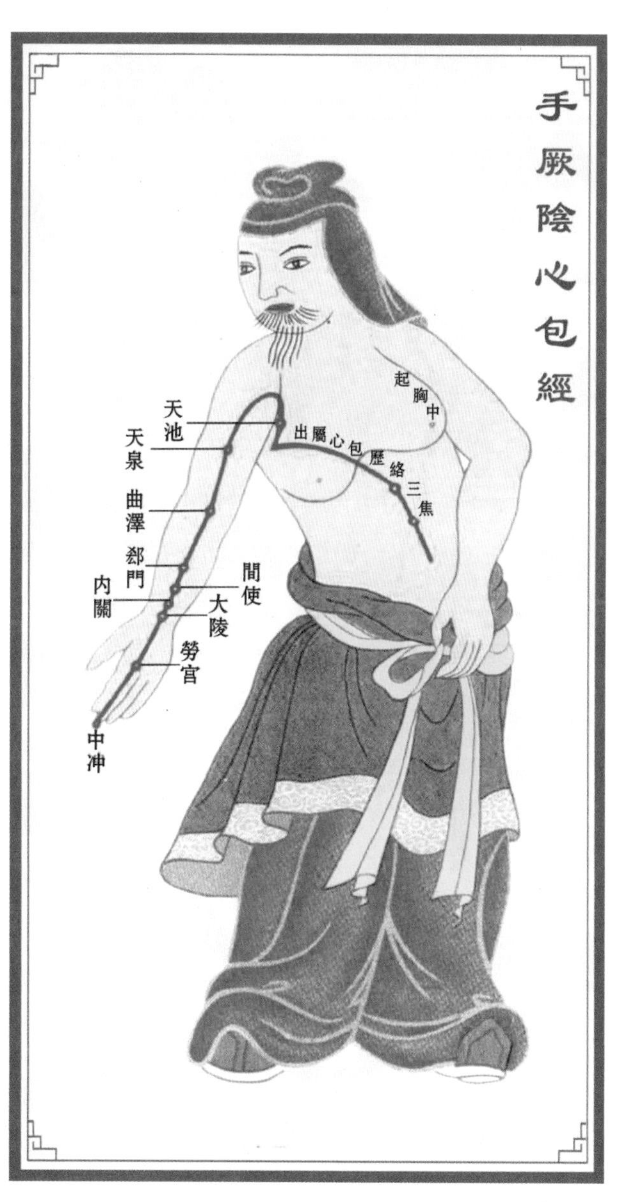

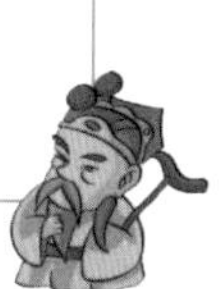

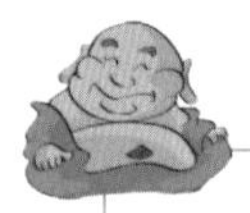

10. 手少阳三焦经

本经腧穴主治侧头、耳、目、胸胁、咽喉部疾病，热病以及经脉循行部位的病症，如腹胀，水肿，遗尿，小便不利，耳聋，耳鸣，咽喉肿痛，目赤肿痛，颊肿，耳后和肩臂肘后外侧疼痛等。

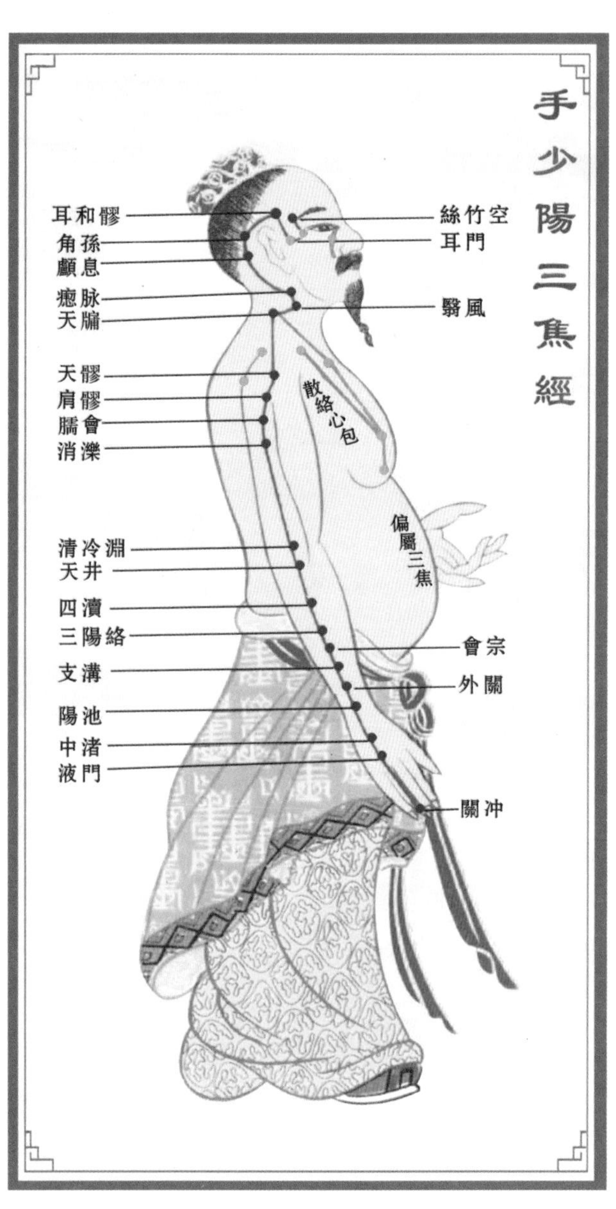

11. 足少阳胆经

本经腧穴主治侧头、目、耳、咽喉部疾病，神志病，热病以及经脉循行部位的病症，如口苦，目眩，疟疾，头痛，目外眦痛，缺盆部肿痛，腋下肿，胸、胁、股及下肢外侧痛，足外侧痛和发热等。

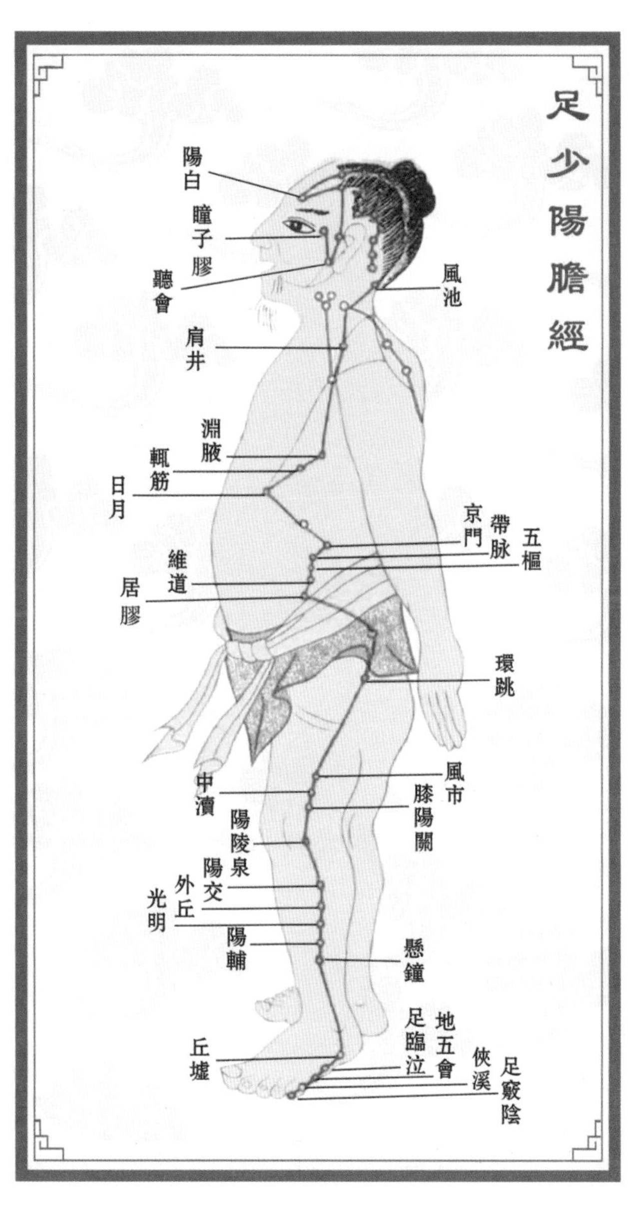

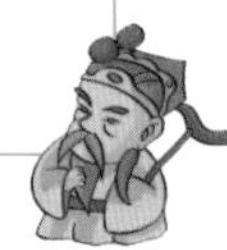

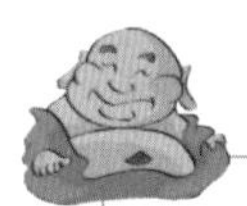

12. 足厥阴肝经

本经腧穴主治肝病，妇科病，前阴病及经脉循行部位的病症，如腰痛，胸满，呃逆，遗尿，小便不利，疝气和小腹疼痛等。

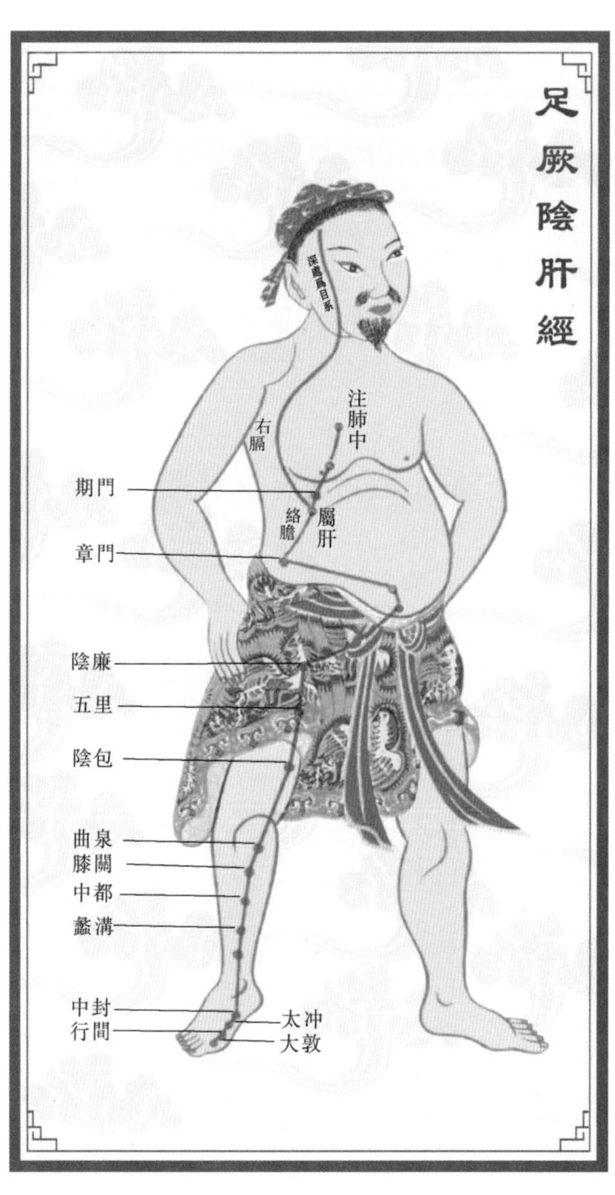

13. 督脉

本经腧穴主治神志病，热痛，腰骶、背、头颈局部病症及相应的内脏病症。如脊柱强痛，角弓反张等。

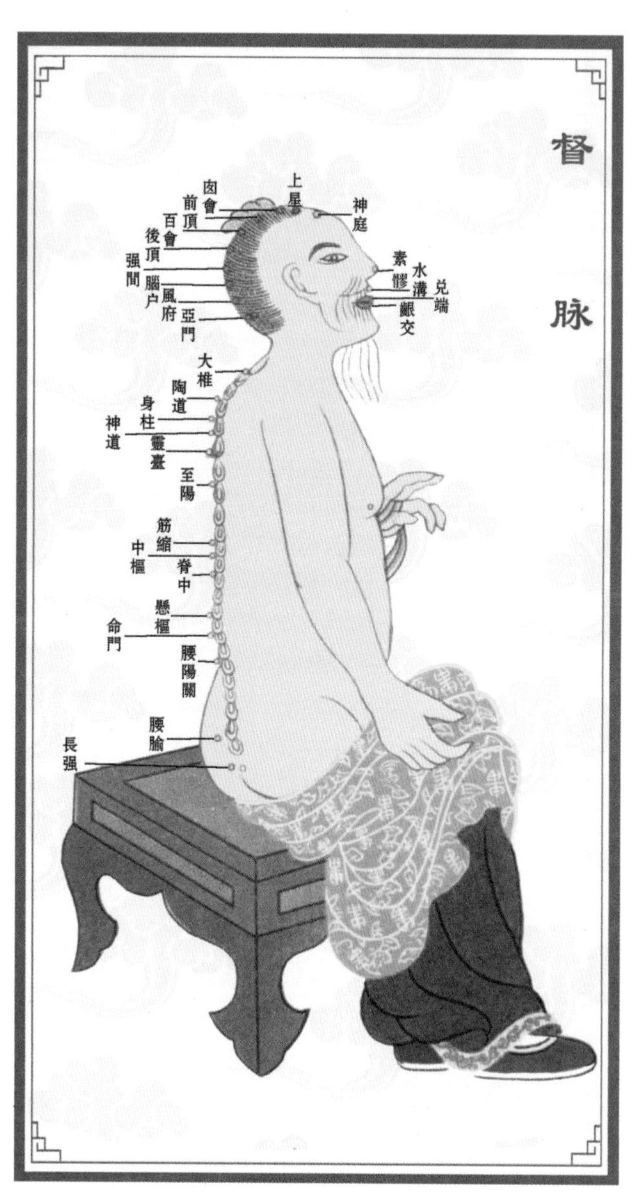

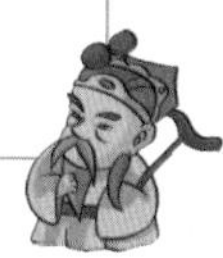

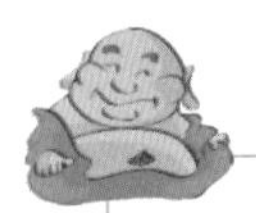

14. 任脉

本经腧穴主治腹、胸、颈、头面部的局部病症及相应的内脏器官疾病，少数腧穴可治疗神志病或有强壮作用，如疝气，带下，腹中结块等。

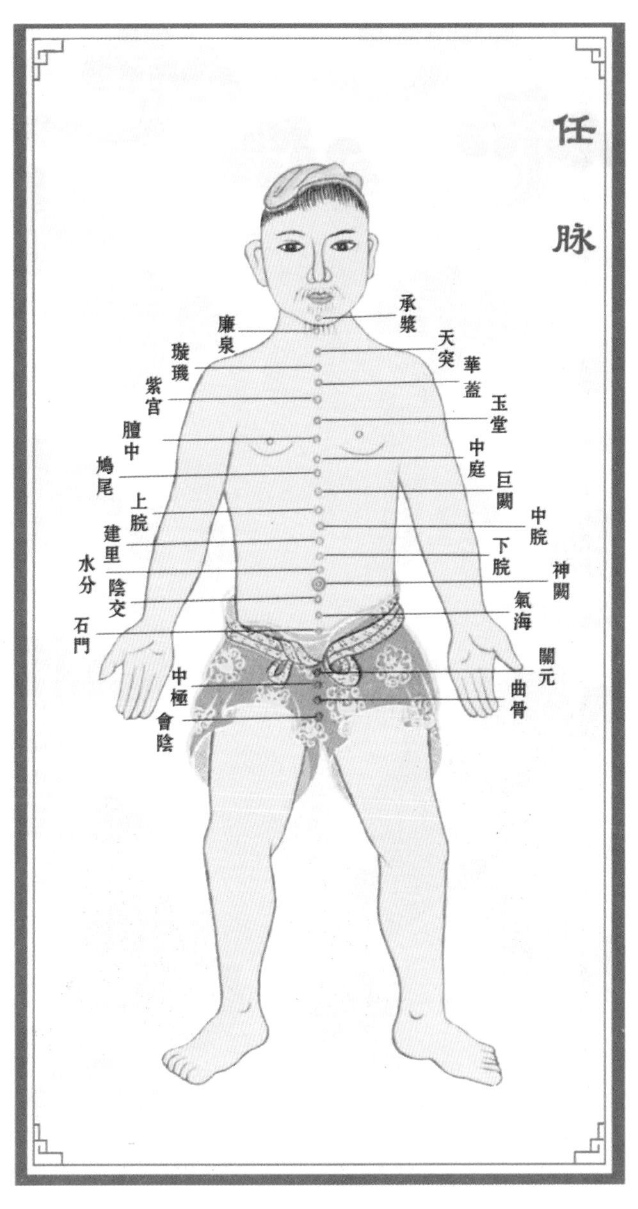

四、经络的生理功能

1. 沟通内外，联系肢体：经络系统在人体中纵横交错，出表入里、通达上下，将人体脏与脏之间、脏与腑之间、脏腑与肢体、脏腑与官窍之间紧密联系起来，使人体成为一个有机的整体。正如《灵枢·海论》篇所说："夫十二经脉者，内属于脏腑，外络于肢节。"人体组织器官之所以能保持相对协调与统一，完成正常生理活动，都是依靠经络系统的联络沟通实现的。

2. 运行气血，营养全身：经络对生命的重要意义不容忽视。人体生命活动的物质基础是气血，其作用是濡润全身脏腑组织器官，使人体完成正常的生理功能。经络是人体气血运行的通道，通过经络系统将气血及营养物质输送到周身，从而调节五脏、维护生命的基本功能。《灵枢·本脏》篇说："经脉者，所以行血气而营阴阳，濡筋骨，利关节者也。"说明经络对运行气血、调节阴阳、濡养全身的作用至关重要。只有经络疏通，才能输布营养到全身，保证人体生命活动正常。

3. 感应传导，调节虚实：人的生命活动是一个极其复杂的过程，机体中每时每刻都有许多生命信息发生，而经络系统负责人体各部之间的信息传导，对各部分发生的信息进行交换和传递。当身体的任何部位受到某种刺激时，刺激信息就会沿经络内传相关脏腑；或脏腑功能活动的异常变化，也可以通过经络传递到身体某些部位，此时经络也会自觉对身体异常部位协调平衡。当发生疾病时，经络对病邪产生感应传导，由此在体表反映出不同症状，这些症状恰恰可以指导对于疾病的诊断。所以，当拔罐或针灸时，给予人体物理刺激，就可以激发经络之气的调节功能及平衡作用，从而达到内病外治的目的。

第二节 藏象学

"藏象"，藏的本意不同于藏。藏，即隐藏的意思；藏象之藏，则是指隐藏于体内的内脏。象指形象、形态、现象。藏象之象，主要是指内脏的生理活动和病理变化反应于外的现象。藏是象的内在本质，象是藏的外在反映，两者结合起来，称之为"藏象"。

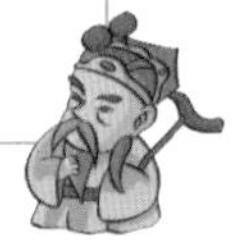

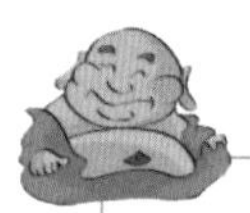

一、藏象学的基本概念

脏腑是内脏的总称，按照其生理功能特点，分为五脏、六腑和奇恒之腑。

1. 五脏（心、肝、脾、肺、肾）

（1）肺：肺位于胸腔，左右各一，上连气管，与喉、鼻相连，故称喉为肺之门户，鼻为肺之外窍。由于肺在五脏六腑中位置最高，覆盖于诸脏之上，故称“华盖”。

生理特性：肺主宣发肃降；肺为娇脏，不耐寒热，肺与秋气相通应。

生理功能：肺主气司呼吸；主行水，朝百脉，主治节。

附属功能：在志为忧（悲），为液为涕，在体合皮，其华在毛，开窍于鼻。其经脉与大肠相连，互为表里关系。

（2）脾：脾位于腹中，与胃腑以膜互连。脾胃同主消化，是人体对饮食进行消化、吸收并输布其精微的主要脏腑。人出生之后，生命活动中所需要的精微物质和气血津液的化生，均有赖于脾胃的消化功能，故称脾胃为“后天之本”，为气血化生之源。

生理特性：脾气主升，脾喜燥而恶湿，脾与长夏相应。

生理功能：脾主运化，主统血。

附属功能：在志为思，在液为涎，在体主肌肉、主四肢，开窍于口，其华在唇。其经脉与胃相连，形成表里关系。

（3）心：心位于胸中，两肺叶之间，横膈膜之上，其形似倒垂的莲蕊，外有心包卫护。

生理特性：心为阳脏而主阳气，心与夏气相通应。

生理功能：心主血脉，藏神。

附属功能：在志为喜，在液为汗，在体主脉，其华在面，开窍于舌，其经脉与小肠相连，互为表里关系。

（4）肝：肝位于腹部，横膈之下，右胁之内。

生理特性：肝气主升发，喜条达恶抑郁；为刚脏，体阴用阳；肝与春气相通应。

生理功能：肝主疏泄，主藏血。

附属功能：在志为怒，在液为泪，在体主筋，其华在爪，开窍于目。

其经脉络于胆，与胆相表里。

（5）肾：肾位于腰部脊柱两侧，左右各一。肾藏先天之精，主生殖，为人体生命之本源，故称肾为“先天之本”。

生理特性：肾主封藏，肾与冬气相通应。

生理功能：肾藏精，主水，主纳气。

附属功能：肾在体主骨，其华在发，开窍于耳及二阴，在志为恐，在液为唾。肾与膀胱通过经脉相互络属，构成表里关系。

2. 六腑（胆、胃、小肠、大肠、膀胱、三焦）

（1）胆：胆位于右胁下，与肝相连，附于肝之短叶间。胆与肝通过经脉相互络属，构成表里关系。胆是中空的囊状器官，又称胆囊。胆内贮藏胆汁，胆汁又叫精汁，故又称胆为“中精之府”、“中清之府”、“清净之府”。胆的形态中空与其他腑相类同，贮藏胆汁，胆汁有助消化的作用，属于六腑共同的生理功能，故胆为六腑之一。但是，胆贮藏精汁，与五脏“藏精气”的功能特点相似，胆中没有食物或残渣从中直接通过，与其他腑有区别，故胆又属于奇恒之腑。

生理功能：贮藏排泄胆汁和主决断。

（2）胃：胃位于腹腔上部，上接食道，下通小肠。胃又称胃脘，分为上、中、下三脘：胃的上部为上脘，包括贲门；胃的下部为下脘，包括幽门；上下脘之间的部分为中脘，相当于胃体部分。贲门上接食道，幽门下连小肠，是饮食出入胃腑的通道。胃与脾，同居中焦，通过经脉相互络属，构成表里关系。

生理功能：主受纳和腐熟水谷，主通降，喜润恶燥。

（3）小肠：小肠位于腹中，上口接幽门与胃相通，下口接阑门与大肠相连，是一个比较长的、进一步消化食物的器官。小肠与心，通过经脉相互络属，构成表里关系。

生理功能：主受盛化物和泌别清浊。

（4）大肠：大肠居于腹中，其上口在阑门处与小肠相接，下口紧接肛门。大肠的上段称“回肠”，下段称“广肠”，包括现代解剖学中的结肠和直肠。大肠与肺，通过经脉相互络属，构成表里关系。

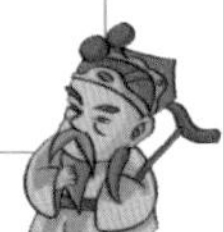

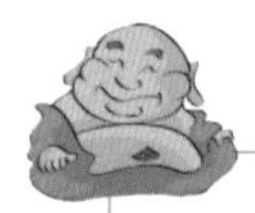

生理功能：传化糟粕，主津。

（5）膀胱：膀胱位于下腹部，居肾之下、大肠之前，是一个中空的囊状器官。其上有输尿管与肾相连，其下有尿道，开口于前阴。膀胱与肾，通过经脉相互络属，构成表里关系。

生理功能：贮存和排泄尿液。

（6）三焦：是上焦、中焦、下焦的合称。为六腑之一。它是位于胸腹腔的一个大府，唯三焦最大，包罗诸脏，无与匹配，故有“大府”、“孤府”之称。

生理功能：通行元气，运行水谷和水液的功能。

3. 奇恒之腑（脑、髓、骨、脉、胆、女子胞）

奇恒之腑，是脑、髓、骨、脉、胆、女子胞六个脏器组织的总称。此六者，名称为腑，但在功能上不同于六腑的“受盛”、“传化物”和“泻而不藏”的生理特点，而类似于五脏“藏而不泻”的生理特点，因其似脏非脏，似腑非腑，故《内经》称其为“奇恒之腑”。

（1）骨：贮藏骨髓，支持形体，保护内脏。

（2）脉：气血运行的道路，运载水谷精微，以布散全身。

（3）脑：深藏于头部，居颅腔之中，其外为头面，内为脑髓。脑由髓汇聚而成，与脊髓相通，故又称脑为髓海。

生理功能：主宰生命活动、精神活动、感觉运动。

（4）髓：髓是分布于骨腔内的一种膏脂样物质。由于髓所在的部位不同，而名称也不相同，如骨髓、脊髓、脑髓。脊髓与脑髓上下相通，故合称为脑脊髓。髓的生成和先天之精、后天之精有关系。先天之精不足或后天之精失养，都可直接影响到髓的生成。

生理功能：养脑，充骨，充血。

（5）女子胞：又称胞宫，子宫，子脏，位于下腹部，在膀胱之后，直肠之前，下口与阴道相连，呈倒置的梨形。

生理功能：主持月经，孕育胎儿。

二、 脏与腑的关系

脏与腑的关系，实际上就是阴阳表里关系。脏属阴，腑属阳，脏为里，腑为表，一脏一腑，一阴一阳，一里一表相互配合，并有经脉相互络属，从而构成了脏腑之间的密切联系。

1. 心与小肠

心的经脉属心络小肠，小肠的经脉属小肠络心，因而心与小肠通过经脉相互络属构成表里相合的关系。例如心经实火通过经脉可以下传于小肠，引起小肠实热，即“心移热于小肠”，反之，小肠有热，亦可循经上熏于心，使心火亢盛。

2. 肺与大肠

肺与大肠的经脉相互络属，从而构成脏腑相合的关系，不仅在生理上互相配合，在病理上也常互相影响。肺居上焦，其气肃降，肺气降则有利于大肠的传导，使大肠传导、排泄粪便的功能正常；大肠属腑居下焦，大肠腑气通畅，则有利于肺气的肃降，保持呼吸平稳。肺有病时，其肃降功能失常，气机不利，津液不能下达，使大肠失其滋润，传导失职，大便干结；反之，大肠功能失常，传导不利，则会影响肺之肃降，使肺气不降，或上逆，表现为胸闷，咳喘，呼吸困难等症。

3. 脾与胃

脾与胃同居中焦，有经络互相络属，从而构成脏腑相合的关系。胃主受纳，脾主运化；胃主降浊，脾主升清；胃属燥，脾属湿；胃喜润恶燥，脾喜燥恶湿。脾胃两者相反相成，共同完成食物的消化吸收及其精微的输布，从而滋养全身，故称脾胃为“后天之本”。

4. 肝与胆

肝居右肋，胆附于肝之短叶间。肝胆经络互相络属，故相互为表里。肝与胆在胆汁的分泌、储藏和排泄方面，存在着密切的联系，胆汁来源于肝，肝主疏泄，肝之余气生成胆汁，而胆储藏并排泄胆汁。肝病，疏泄功能失常，可致胆道不利，胆汁的排泄受到影响；胆腑疏泄失职，胆汁排泄不畅，可致肝的气机不畅，产生胸胁胀痛，口苦等肝郁病症。

5. 肾与膀胱

肾居腰部，膀胱位于小腹，二者经脉互相络属，构成表里关系。肾主水液，贯穿于水液代谢的始终，为主水之脏。膀胱储尿、排尿，为主水之腑，而

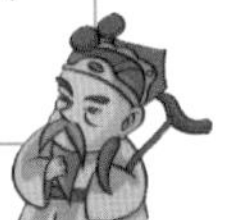

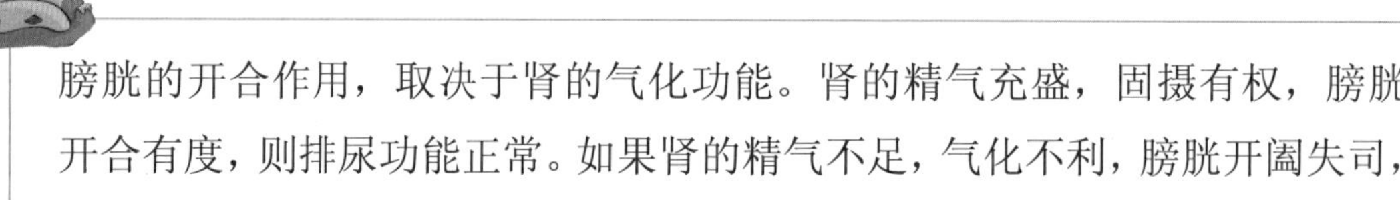

膀胱的开合作用，取决于肾的气化功能。肾的精气充盛，固摄有权，膀胱开合有度，则排尿功能正常。如果肾的精气不足，气化不利，膀胱开阖失司，则使水液代谢紊乱，出现排尿困难，小便失禁或遗尿等症状。

第三节　宇泉罐诊罐疗与全息论

“全息”一词，始出于物理学，是“全部信息”的简称（信息是指客观事物的具体性表现）。1948 年，物理学家盖柏和罗杰斯发明了一种新的照相技术，运用这种照相技术，不仅能拍摄到物体全方位的立体影像，而且底片的任何碎片，仍能显现整体原像。像这样乙事物包含有甲事物的全部信息，或局部包含有整体全部信息的现象，就叫全息现象。

局部包含整体的全息现象广泛存在于生物体中。生物体的每个局部都包含着整体的全部信息。如：树木的分支是整棵树的缩影，月季花或吊兰的一个枝条经插枝养护，可以发育成新个体；动物的一个受精卵，在适宜的条件下，可以发育成一个新生命。这是我们能够看得见的生物体局部包含整体信息的全息现象。

宇泉罐诊罐疗学，诊断是其一大特色，它与生物全息论有着密不可分的关系。根据生命全息理论，生命体上的每一个局部都带着生命整体的信息，正如一个细胞潜藏着人体全部遗传密码一样。中医学正是基于这种理论，可以通过耳部的诊治，调整全身的问题，比如耳针疗法；可以通过双脚的局部诊治，调节全身的疾病，比如足反射健康疗法。

罐诊罐疗使人体生物全息论得到了深刻的验证。背部 11 个脏腑功能区与内脏一一相对应。全息的对应不仅是一种形态的对应，也是一种信息关系的全息反应。因此，宇泉背部 11 个脏腑功能区，又可以把它称为 11 个全息穴，这 11 个全息穴与内脏的信息相对应。宇泉罐诊通过功能区（全息穴）的叩拔得到罐印、罐象。然后对罐印、罐象进行信息观察、分析，就可以透视人体机能的态势，诊断对应脏腑的疾病，以及官窍、肢体的疾病。所以，背穴脏腑功能区拔罐后出现的罐印、罐象，其实就是脏腑器官状态的一个表达。

第三章 宇泉罐诊

宇泉罐诊是根据中医学的理论体系，结合生物全息论，运用现代科技手段研究、诊察病情，辨别症候，判断病症的一门基础理论学科。

宇泉罐诊是在人体背部选择五脏六腑功能定位区，获取生理、病理的信息，从而对体质类型、健康状况、疾病部位与性质及发展方向做出判断的一门方法和技术。

现代医学诊断，针对人体细胞、血液、分泌液、排泄物等进行指标和病理分析，找出发病机理。主要有胸透、B超、CT、核磁共振、切片分析、骨髓抽样检验等方法。结论是：现代医学诊断注重的是指标、现状和结果。

中医诊断主要是通过望、闻、问、切，结合八纲辨证，了解人体的健康状况、发病原因、发病经过等，以察知脏腑病变，分辨疾病属性。结论是：中医诊断注重发病的起因、发病的过程，以及现状和预后情况。

宇泉罐诊集合了中西医诊断的优势，并实现了简约、明了、即时给疾病定位，也就是说，既注重结果也注重过程和现状，同时能够发现并指出发病的起因和疾病未来结果。宇泉罐诊集中西医诊断方法于一体，不仅能对疾病做出定性、定位、定量的诊断，而且对疾病的过去、现在和未来都有定性的结论，尤其能够对隐匿性疾病、亚健康状态做出早期预警，同时能够捕捉到疾病发展过程。

宇泉罐诊的背部功能区，和传统中医在背部相应的脏腑腧穴分布不同，在诊察方法上与传统中医诊断也有所不同，宇泉罐诊以传统的“从象测脏”的藏象理论为基础，融入了人体生物全息论，这是在中医诊断上的突破和创新。

宇泉背部脏腑功能区定位法，宇泉背部脏腑功能反射区定位法，宇泉背部脏腑功能区标准定位图谱，为罐诊的标准化诊断奠定了基础，对于发展中医理论，提高临床诊治水平具有重要的意义。

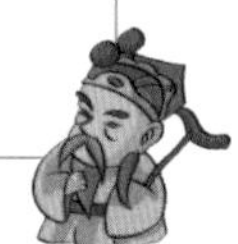

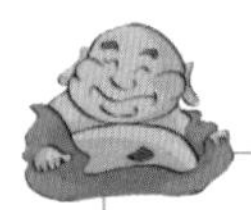

第一节 宇泉背部脏腑功能区定位

宇泉背部诊断法之所以选在人体背部，源于现代医学背部神经丛理论，和中医学督脉主导一身阳气理论，背部与人体内脏有着微妙、具体又直接的联系，而督脉与膀胱经分别位于脊柱正中和脊柱两旁，贯通全身。

足太阳膀胱经是人体最长、穴位最多的一条经脉，分布着12个背俞穴。背俞穴是五脏六腑之气输注于背部的穴位，这些穴位和脏腑本身的分布位置对应，是脏腑器官的反应点。督脉在人体背部总督一身之阳，6条阳经与督脉交汇于大椎，是人体阳脉之海。督脉和膀胱经是人体生命信息最集中的地方，膀胱经也是五脏六腑腧穴的所在地，**这使得人体背部成为了经络透视脏腑的窗口，同时人体背部面积较大，是拔罐诊断治疗疾病的最好平台**。所以宇泉罐诊选在人体的背部，并确定了11个与脏腑相对应的功能区，称为宇泉背部脏腑功能区。

宇泉背部诊断法遵循藏象学、经络学及解剖学的原理，11个背部脏腑功能区，分别是肺区、心区、胆区、肝区、脾区、胃区、大肠区、小肠区、肾区、膀胱区。这奠定了宇泉背部脏腑功能区定位诊断的基础。**而各个功能区又分为若干个小功能区，每个小功能区叫做这个功能区的功能反射区**。各个功能区与脏腑息息相关，同时各个功能反射区又与脏腑所关联的官窍、肢体息息相关。

当人体脏腑发生病变时，异常的状态会通过体表组织的变化反映在背部相应的功能区上。因此，通过在背部脏腑功能区叩罐，产生物理刺激，激发经气的感应传导，同时用泻的操作手法诱导经气外泻，在背部相应的功能区上形成罐印、罐象。根据“从象测脏”，“视其外应，知其藏”，“脏居于内，形见于外”的藏象理论，宇泉背部诊断法既体现了整体与部分的形态对应关系，也体现了“牵一发而动全身”的全息特性。**叩罐后出现的影像所呈现的颜色变化叫罐印，而影像中呈现出的瘀斑及瘀斑的大小、形状、形态、色泽及皮肤表面凹陷隆起、毛孔张闭等现象叫罐象**。罐印、罐象相互联系，密不可分，是宇泉罐诊的依据。通过对罐印、罐象观察分析，可以透视人体脏腑、官窍、肢体的状态，并诊断出功能区对应脏腑及相关组织器官的疾病、症候。

宇泉背穴诊断，是在人体背部的 11 个五脏六腑功能区（全息穴）同时拔罐，全面诊断。坚持整体集合、整体观察、综合诊断、细分病因的原则，对五脏六腑及其所属官窍、肢体的疾病，分别作出准确判断。

宇泉背部脏腑功能区定位标准图谱

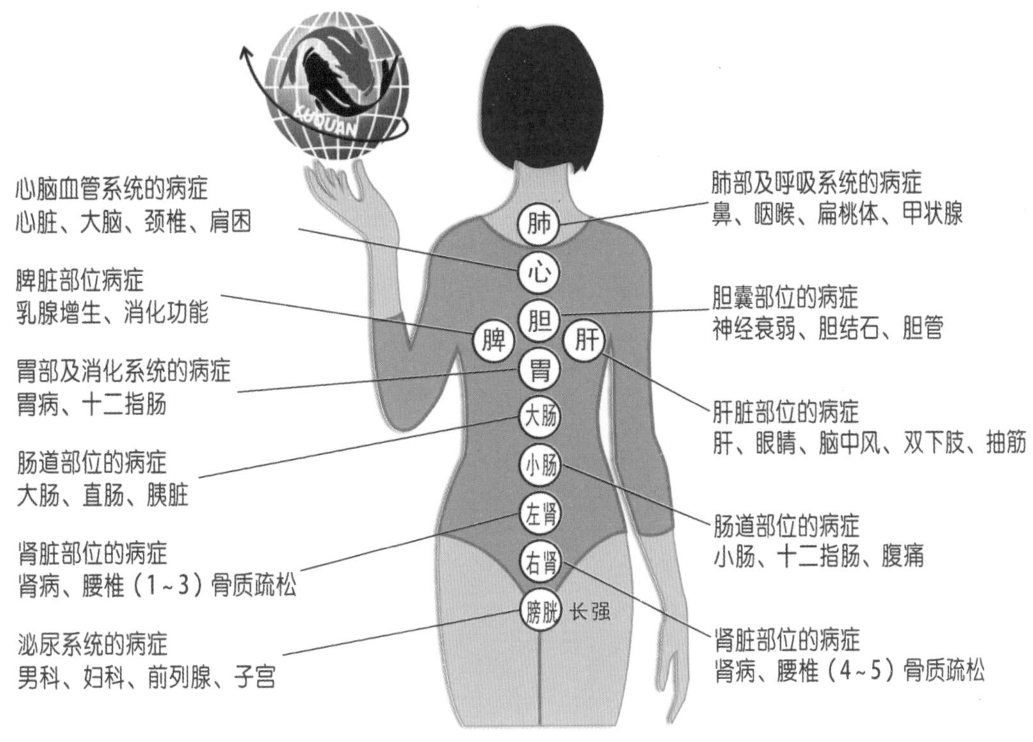

第二节 宇泉罐诊特点

一、整体统一性

人体是一个有机的整体，每个组织器官通过经络系统沟通联络，形成组织上不可分割、相互关联的整体。构成人体的各个脏腑组织器官，彼此之间相互联系，相互为用，互相制约。人体的正常生理活动，既要依靠各个脏腑组织发挥各自的功能，又要依靠脏腑组织之间相辅相承的协同作用和相反相乘的制约作用，这样才能维持生理功能的协调平衡。每个脏腑组织各自特有的功能，又必须在整体活动下分工合作。各脏腑组织器官之间的协调平衡一旦打破，就会出现疾病。在病理变化上，各脏腑病变相互影响、

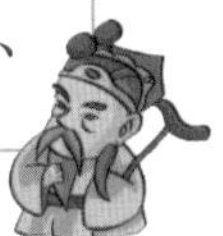

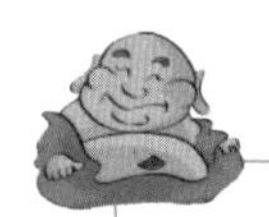

相互传变，所以在诊断上要整体观察。要整体观察就必须将各脏腑组织器官进行整体集合，综合诊断，细分病因，才能做出正确判断，为疾病的治疗提供可靠的依据。

二、直观真实性

宇泉罐诊作为中医诊断方法之一，有它特定的五脏六腑功能定位区，而且这 11 个功能区分别与五脏六腑全息对应。因此，在 11 个功能区叩拔宇泉罐，通过经络的传递，脏腑病变就能反应在罐印、罐象上，使脏腑病变视觉化。通过对罐印、罐象观察分析，可以准确诊断出人体五脏六腑发生疾病的病因、病位，并判断出其临床表现。

三、快速准确性

宇泉罐诊只需 5 分钟即可诊断出五脏六腑发病病因与病况。可“知未病”、“知已病”、“知欲病”，可对疾病做出定位、定性、定量的判断，罐诊的结果可与现代仪器诊断结果相对照，是比传统中医诊病方法更为直观、简便的诊断手段。

四、经济实用性

经济实用，是衡量好的技术和产品最有效的检验标准。宇泉罐诊不仅查病准确，而且经济实用，针对我国现有的医疗条件，百姓的就医能力，特别是在医疗条件差、经济落后的贫困地区，具有强大的优势。同时，在家庭预防保健方面，宇泉罐诊也表现出一定的优越性。在养生保健方面，可以使人终生受益。宇泉罐诊没有任何副作用，经济、实用、方便，可以说是家庭健康必备的保健用具，是医疗保健单位强有力的助手。

五、广泛的群众性

宇泉罐诊继承并发展了五千年的中医养生文化、中医诊断方法，达到罐诊图像视觉化、标准化，易于学习、掌握和运用。便于推广普及，是可以走进千家万户的“家庭医生”。罐诊的简便性、显效性，得到了医学专家、业内人士及广大群众的认可和好评，是普及中医养生文化及中医养生方法的最佳途径。

第三节　宇泉罐诊的五步法

宇泉罐诊是在人体背部脏腑功能区叩拔宇泉罐，在真空负压环境中，物理磁场与生物磁场产生共振，通过经络的传导，人体脏腑的病变会呈现在罐印、罐象上。在起罐瞬间，根据罐印显示的斑点、颜色及形状等来判读“影像”，能够实现对疾病本质的认识，临床上又称之为“五步诊断法”。

一、罐印诊断法

罐印诊断法是将宇泉罐叩拔在宇泉背部脏腑功能反射区，根据所呈现的颜色、印痕的变化来判断疾病的方法。通过罐印颜色、气色的变化，能够对疾病进行早期诊断、早期预防、早期治疗，**特别是对严重危害健康的肿瘤、糖尿病、心脑血管疾病等，做到早期预警。**

二、罐象诊断法

罐象诊断法是将宇泉罐叩拔在宇泉背部脏腑功能反射区，所呈现的影像投射到背部的各功能区上，通过这些影像的形状、形态变化来判断疾病的方法。**它可以对疾病给出定性、定位、定量、定指标的诊断结果。**

三、综合诊断法

综合诊断法是将宇泉罐叩拔在宇泉背部脏腑功能反射区，根据所呈现出的颜色、影像、气色及形态的变化综合判断疾病的方法。**可对疾病的发病原因、过程和预后情况做出正确的判断。**

四、微量元素诊断法

微量元素诊断法是将宇泉罐叩拔在宇泉背部脏腑功能反射区，通过所呈现出的气色、形态、颜色、色泽变化，观察人体微量元素的方法。**可查出生命微量元素的平衡状态。**

五、全息诊断法

全息诊断法是将宇泉罐叩拔在宇泉背部脏腑功能反射区，通过所呈现出的罐印、罐象、罐距及气色、形态、形状变化来判断疾病的方法。**可查出人体的神经、血液、骨骼的病变及隐匿性疾病。**

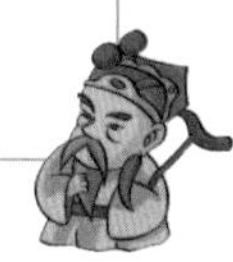

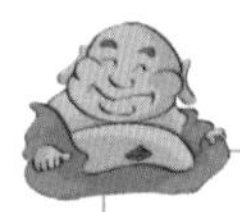

第四节 宇泉罐印诊断法

宇泉罐印诊断法主要是根据罐诊的罐印颜色来判断五脏六腑的健康状况及“亚健康”的种种表现。通过罐印及颜色的变化，做到中医寒、热、虚、实的辨证诊断和炎症性疾病、风湿病、缺血性疾病、瘀阻性病变的辨病诊断，从而做到“知未病”、“知已病”。

宇泉罐印诊断法就是观颜察色，一目了然，一看就会。罐印诊断法也可称为宇泉罐诊的“共性”诊断法。从颜色上看，可分为健康色和非健康色。

一、罐印健康色

粉红色，表示该脏腑功能反射区的功能正常，为健康的颜色。

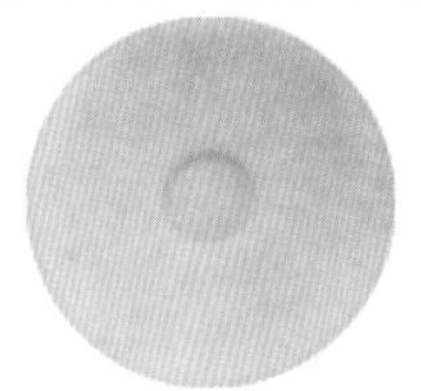

罐诊 5 分钟后，起罐，罐印快速恢复到正常皮肤的颜色，为功能正常，表示五脏六腑精气充足，脏腑未伤。

二、罐印非健康色

1. 红色：表示该脏腑功能反射区的功能不健康，为热证，炎症反应。

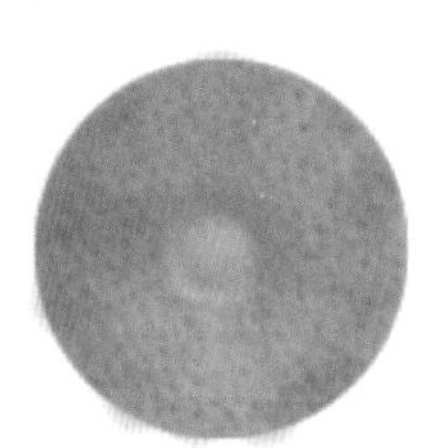

【热证】中医认为阳偏胜则为热，常指发热、口渴、舌红、便秘。

【炎症反应】西医认为炎症是机体组织受损伤时所发生的一系列保护性应答反映，如：红肿、热痛和功能障碍。

2. 白色：表示该脏腑功能反射区的功能不健康，为虚证，供血不足。

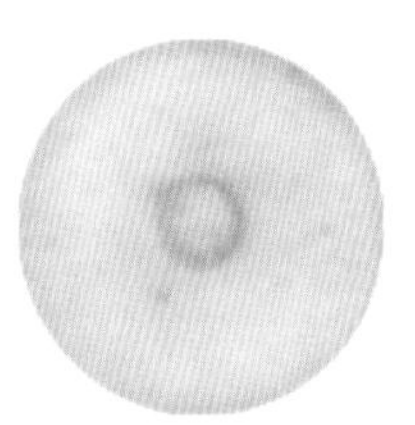

【虚证】中医认为正气不足为虚证，常指精神萎靡、身疲乏力、心悸气短、自汗等。

【供血不足】现代医学认为供血不足会引起一系列功能障碍性疾病，如：脑供血不足、心肌缺血等。

3. 青色：表示该脏腑功能反射区的功能不健康，为寒证、风湿病。

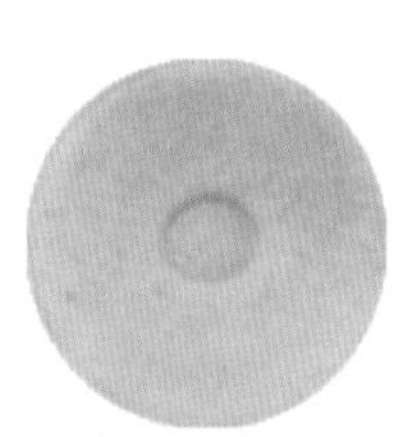

【寒证】中医认为阴偏胜则为寒证，常指脏腑寒象，如：身寒肢冷、呕吐清水、下利清谷。

【风湿】西医认为风湿病是免疫系统缺陷引起的，如：肌肉、关节疼痛等。

4. 紫色：表示该脏腑功能反射区的功能不健康，为实证、瘀阻性疾病，病程已久。

【实证】中医认为邪气盛则为实，常指气血瘀滞、经络不通等。

【瘀阻】现代医学认为主要是血液循环受阻引起的，如：脑血稠、血脂高、脑梗塞等。

三、罐印（颜色）标准图解

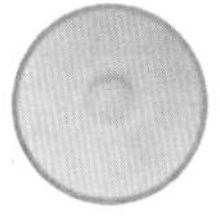

罐印为粉红色：表示该区正常。

罐印为红色：表示该区为热证，炎症反应。

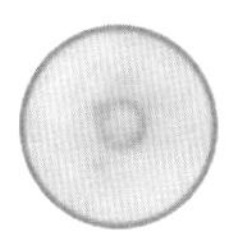

罐印为白色：表示该区为虚证，供血不足。

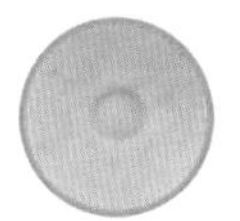

罐印为青色：表示该区为寒证，风湿病。

罐印为紫色：表示该区为实证，瘀阻，病程已久。

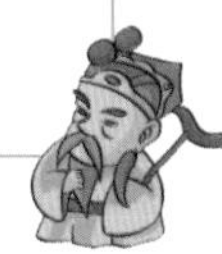

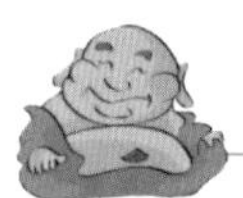

四、宇泉脏腑功能区罐印诊断：“整体观察，细分病因”

1. 肺功能区诊断法

肺区罐印（颜色）图解

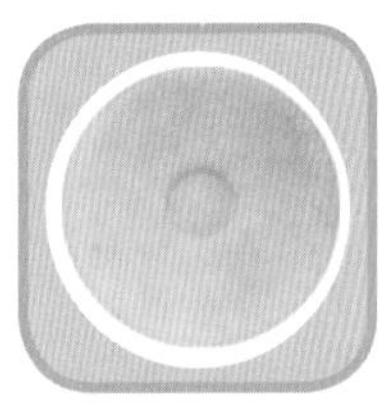 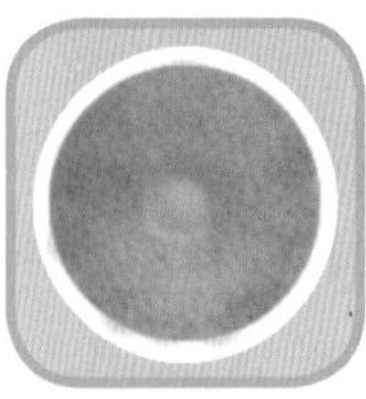 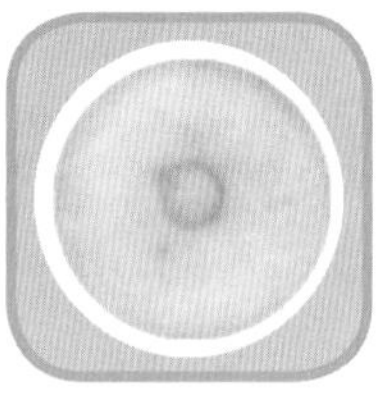 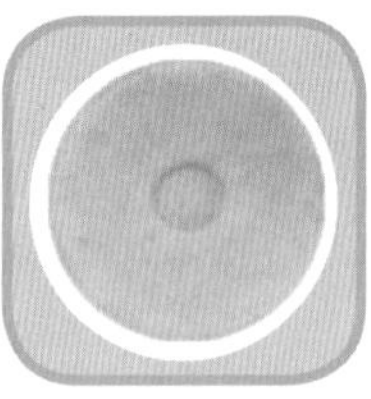 

粉红色罐印：反映肺功能反射区的功能正常，表示肺气足，有魄力，出气顺畅，红光满面，精神焕发。

红色罐印：表示肺热证，常见胸部胀闷、咳而不爽、呼吸道炎症、口渴、咽干咽痒、咽喉肿痛。

白色罐印：表示肺气虚证，常见少气乏力、动则气滞、呼吸困难、痰多清稀、身乏疲倦、懒言声低、怕冷气逆。

青色罐印：表示风寒犯肺，常见胸闷气拙、咳嗽气喘、咳而无力、干咳少痰，干咳夜晚加重。

紫色罐印：表示肺瘀证，常见胸闷气短、气喘急促、痰多黄稠、慢性呼吸道炎、咳嗽、咽喉肿痛，感觉咽喉部有异物状，咳而不利。

2. 心功能区诊断法

心区罐印（颜色）图解

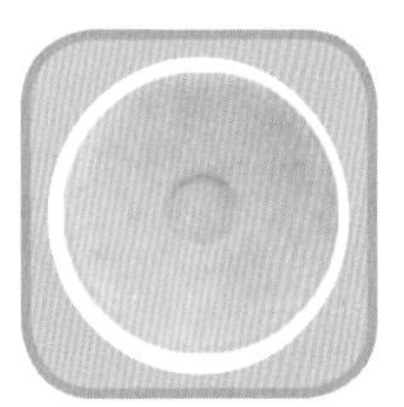 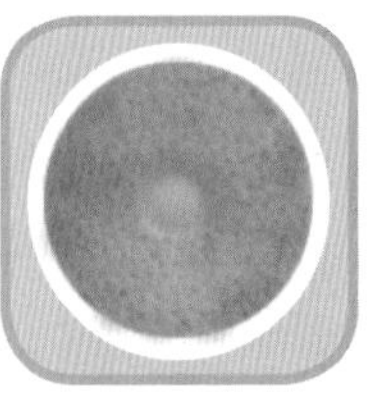 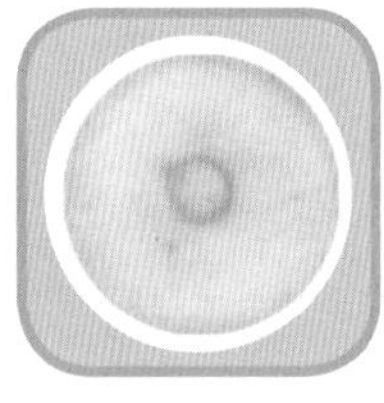 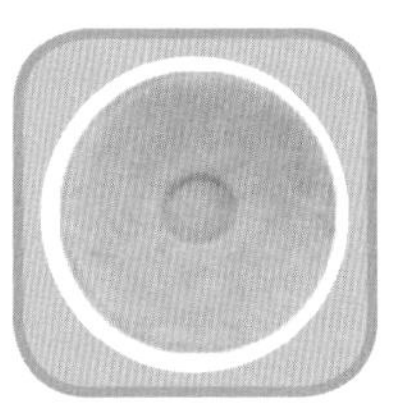 

粉红色罐印：反映心功能反射区的功能正常，表示心气旺盛，头脑清醒，

思维敏捷，心情舒畅，精力充沛。

红色罐印：表示有心肌炎症状，常见心烦口苦、小便短赤、心律不齐、心动过速，时有间歇性心肌缺血，头晕。

白色罐印：表示心气虚，劳心过度，心肌缺血，常有心慌、气短症状，重者失眠、精神萎靡不振、胸闷不适、浑身无力。

青色罐印：表示有冠心病症状，常见胸闷气促、心前区疼痛、心律不齐、头痛。

紫色罐印：表示心脉不畅，常见心胸憋闷、大脑供血供氧不足、嗜睡、乏困、心动过缓。

3. 胆功能区诊断法

胆区罐印（颜色）图解

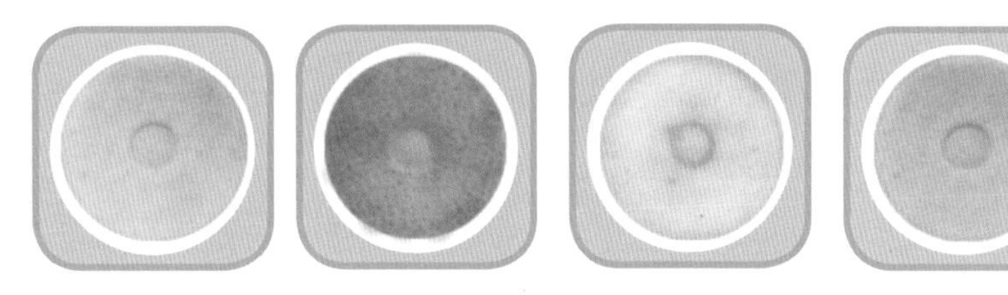

粉红色罐印：反映胆功能反射区的功能正常，表示头脑清醒，行事果断，安神定志，白天精力充沛，夜晚睡眠安稳。

红色罐印：表示胆囊炎症，常见口干、口苦、两肋区隐痛。

白色罐印：表示胆气虚，常见神经衰弱、失眠头晕、善惊易恐、胆汁分泌受阻。

青色罐印：表示胆虚证，常见睡眠质量差、睡眠多梦、精神不佳。

紫色罐印：表示胆汁分泌不畅，常见口苦、口干、胸前区疼痛、头阵痛。

4. 脾功能区诊断法

脾区罐印（颜色）图解

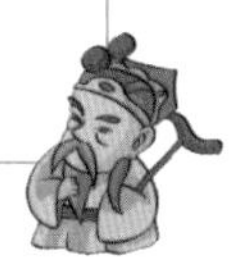

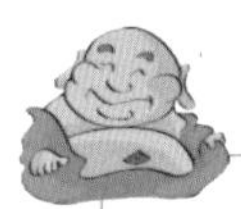

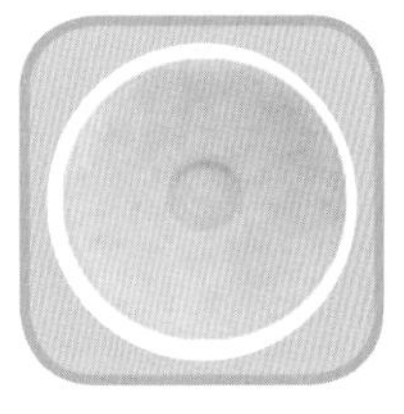 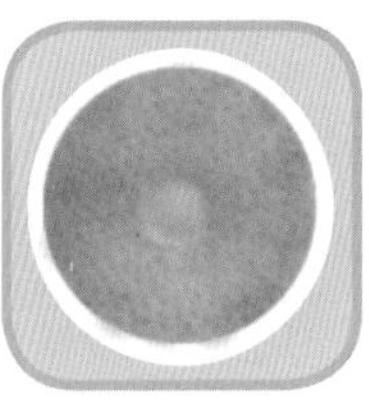 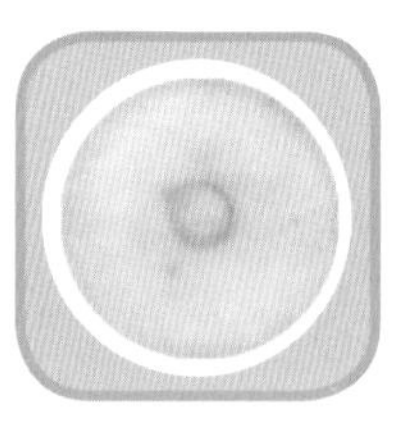 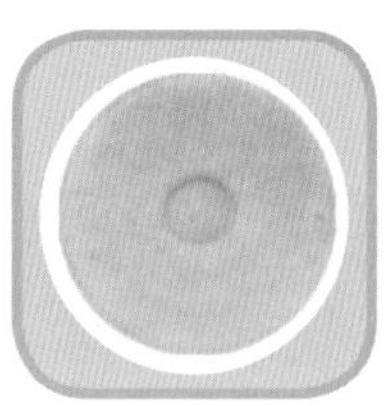 

粉红色罐印： 反映脾功能反射区的功能正常，表示脾运化功能正常，饮食俱佳，血压正常。

红色罐印： 表示脾热证，常见食欲不振、全身乏力、易疲劳、时有眩晕。

白色罐印： 表示脾气虚，常见消化不良、血压低、贫血、头晕眼花。

青色罐印： 表示脾运化功能失调，常见不思饮食、脘腹胀满、消瘦疳积、水谷不化，易肥胖。

紫色罐印： 表示脾瘀证，常见消化不良、食后胀满、血脂高、血压高。

5. 肝功能区诊断法

肝区罐印（颜色）图解

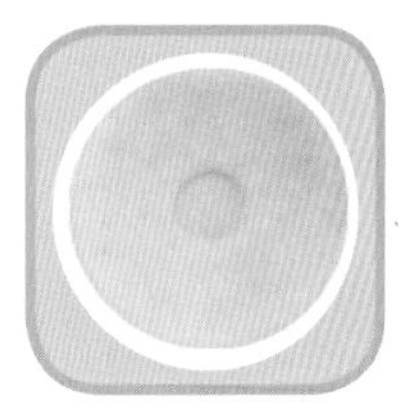 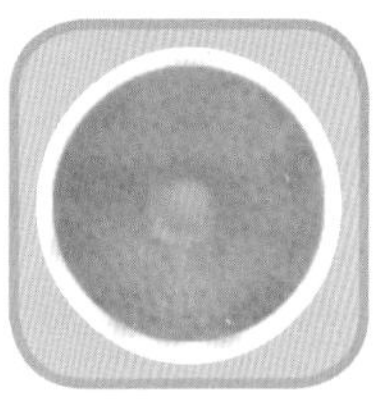 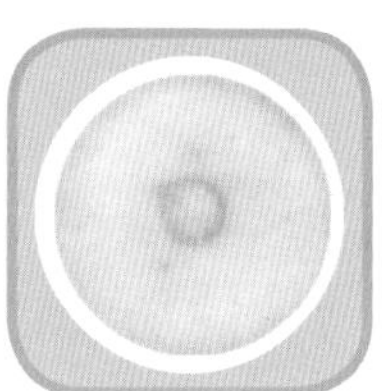 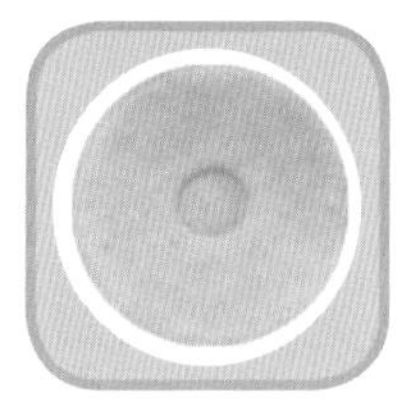 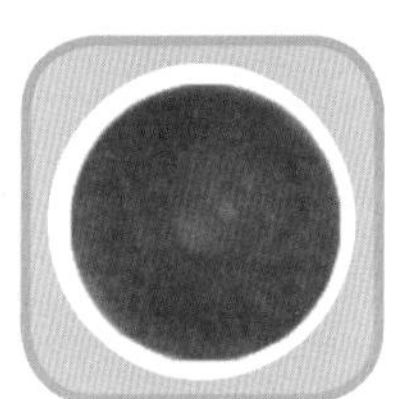

粉红色罐印： 反映肝功能反射区的功能正常，头脑清醒，目光有神，说话和气，身心舒畅，心平气和，精神抖擞。

红色罐印： 表示肝阳上亢，常见肝火旺、双目赤红、眼睛干涩、易怒生气、脾气暴燥。

白色罐印： 表示肝气虚证，常见精神萎靡不振、头晕眼花、腰酸膝软、下肢抽筋易跌、不耐疲劳。

青色罐印： 表示肝阴虚证，常见眩晕耳鸣、视物模糊、迎风流泪、潮热盗汗。

紫色罐印： 表示肝气瘀滞证，常见肝气郁结、两胁隐痛、目涩干痛、口干舌燥、右肩疼痛不适。

6. 胃功能区诊断法

胃区罐印（颜色）图解

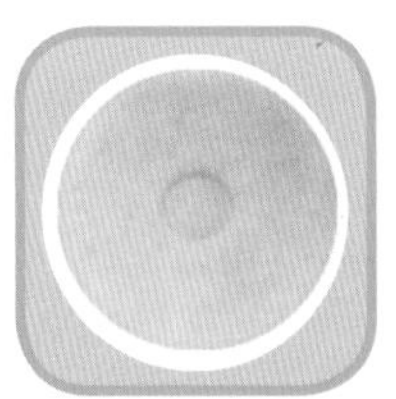
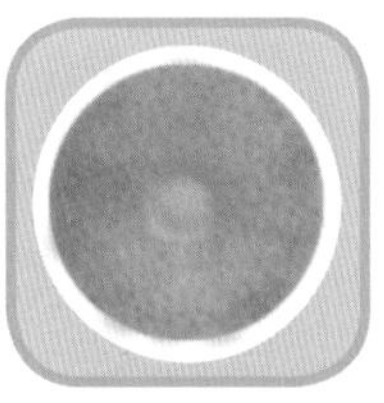
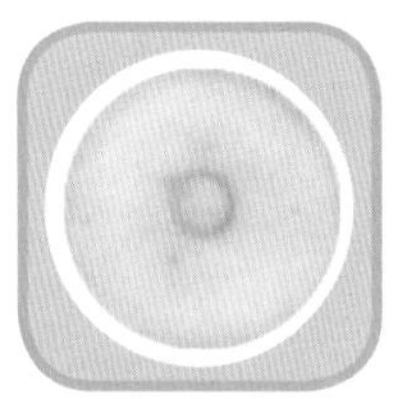
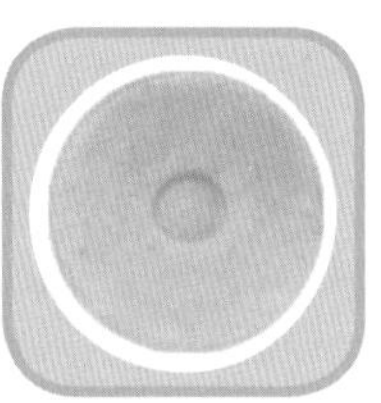

粉红色罐印：反映胃功能反射区的功能正常，消化正常，精力充沛。

红色罐印：表示胃有炎症，常见浅表性胃炎，常见胃脘灼痛、牙齿肿痛、消谷善饥。

白色罐印：表示胃气虚证，常见消化不良、不思饮食、胃脘胀满、食少、食后犯困、嗜睡。

青色罐印：表示胃寒证，食欲不振、胃痛遇冷加重、反酸水、胃萎缩性胃炎。

紫色罐印：表示胃积食，常见慢性浅表性胃炎，食欲不佳、饭后胀满、胃痛腹胀。

7. 大肠功能区诊断法

大肠区罐印（颜色）图解

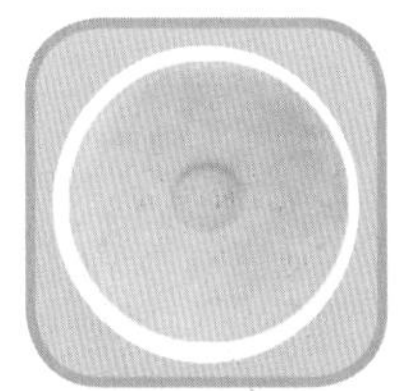
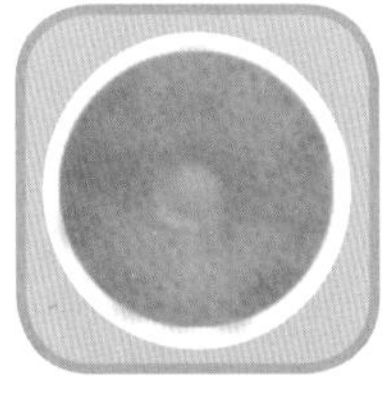
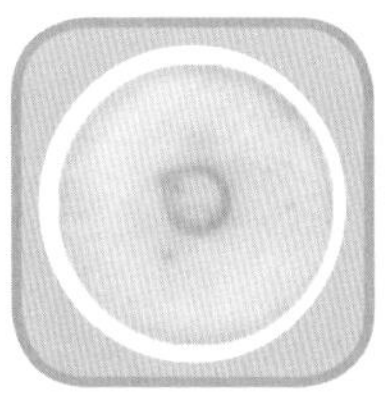
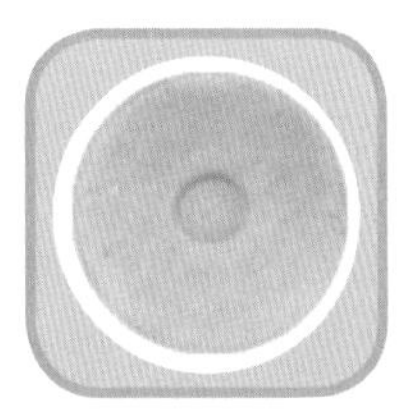

粉红色罐印：反映大肠功能反射区的功能正常，表示口腔清爽，大便正常，新陈代谢旺盛。

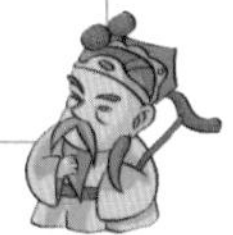

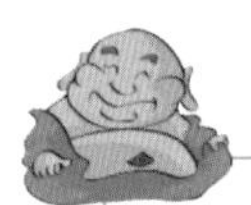

红色罐印：表示大肠热证，常见大便干燥、便后肛门灼热、小便赤黄。

白色罐印：表示大肠气虚证，常见大便溏、腹泻肠鸣、小腹胀痛。

青色罐印：表示大肠寒湿证，常见大便不成形、口有异味、头晕头痛。

紫色罐印：表示大肠瘀积证，常见宿便、大便拉不尽、便下黄而黏腻、腹部隐痛、时有便秘。

8. 小肠功能区诊断法

小肠区罐印（颜色）图解

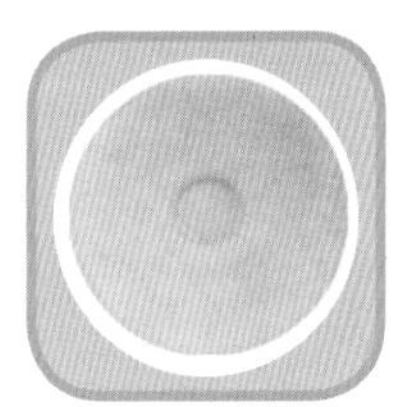 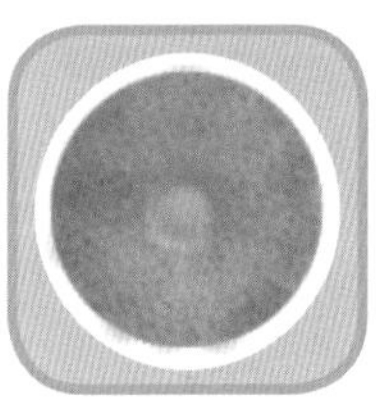 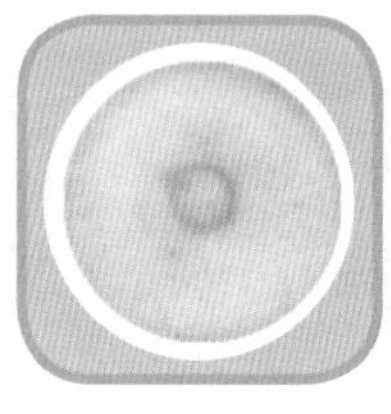 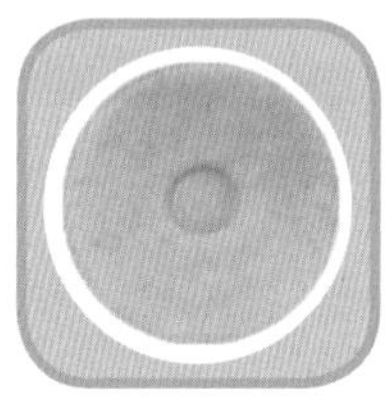 

粉红色罐印：反映小肠功能反射区的功能正常，表示消化正常，吸收功能强。

红色罐印：表示小肠热证，常见大便干燥、小便赤黄。

白色罐印：表示小肠气虚证，常见大便溏、腹胀隐痛、肠鸣气转。

青色罐印：表示小肠寒证，常见大便不成形、肠鸣腹痛、腹泻。

紫色罐印：表示小肠瘀积证，常见大便排不尽、腹胀隐痛、小便赤黄。

9. 肾功能区诊断法

肾区罐印（颜色）图解

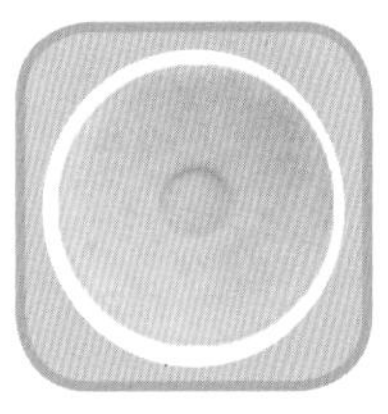 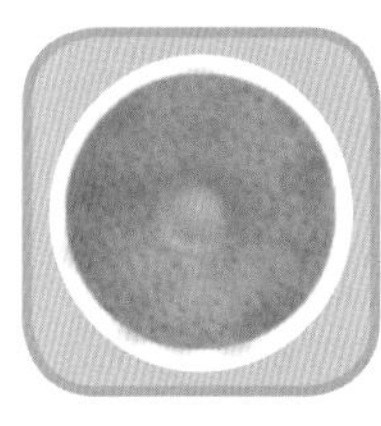 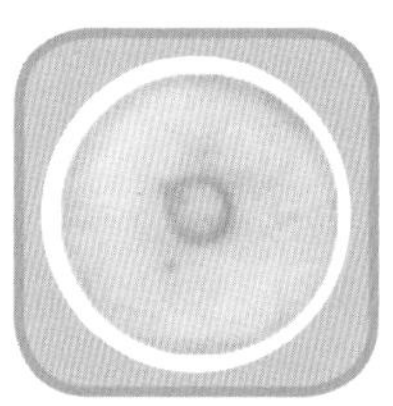 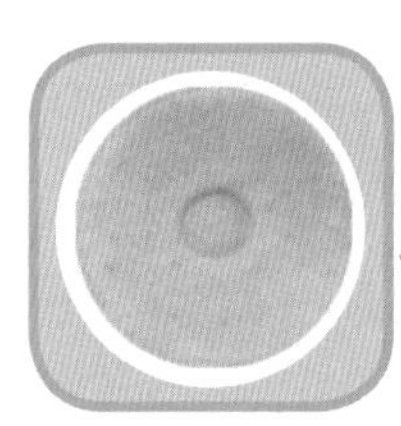 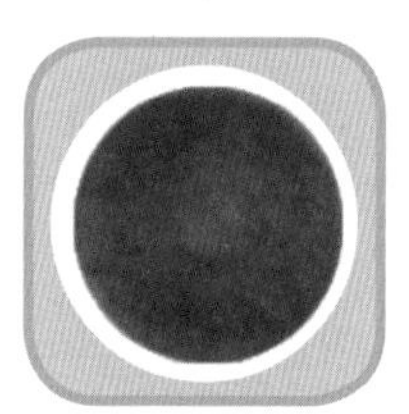

粉红色罐印：反映肾区功能反射区的功能正常，表示肾气充盛，精力集中，强壮健骨，固精益肾，健康长寿。

红色罐印：表示腰肌劳损，常见腰痛、腰疼。

白色罐印：表示肾气虚证，常见腰酸腰困、膝软无力、女性下肢浮肿、精神疲惫、头目眩晕。

青色罐印：表示肾阴虚证，常见骨质疏松、腰酸背痛、头晕耳鸣、双下肢乏力、畏寒肢冷。

紫色罐印：表示肾阳虚证，常见肾气不固、腰腿疼痛。男子阳痿早泄、小便频繁、夜尿多；女子宫寒不孕、双下肢关节疼痛、肾气不固、易疲劳。

10. 膀胱功能区诊断法

膀胱区罐印（颜色）图解

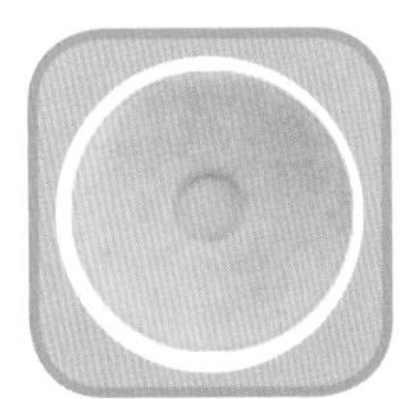
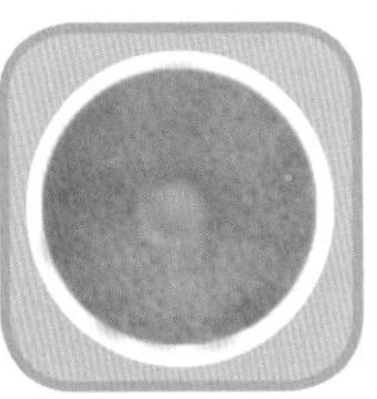
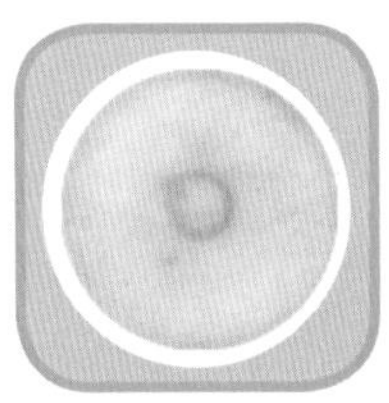
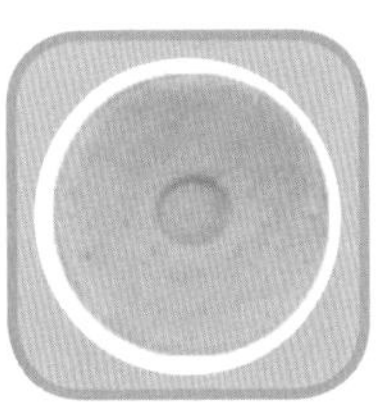

粉红色罐印：反映膀胱功能反射区的功能正常，表示小便通畅、性功能正常。

红色罐印：男，表示前列腺炎，常见小便灼热、尿刺痛、尿赤黄。

女，表示附件炎，常见小便灼热、尿赤黄、白带有异味。

白色罐印：表示膀胱气虚证，男女皆表现为性功能低下，常见尿频、尿不尽、尿无力。

青色罐印：男，表示前列腺肥大，常见尿淋漓不尽、阴囊潮湿、睾丸下坠。

女，表示宫寒不孕，常见手足冰冷、小腹隐痛。

紫色罐印：男，表示前列腺增生，常见尿刺痛、尿不尽、尿潴留。

女，表示宫寒血瘀，常见月经不调、痛经、乳房胀痛。

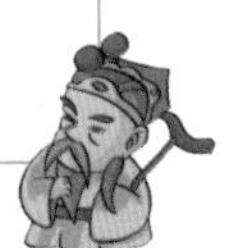

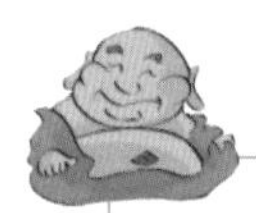

第五节　宇泉脏腑功能反射区定位诊断法

宇泉脏腑功能反射区是功能区的组成部分，宇泉脏腑功能反射区定位诊断是在功能区基础上，对脏腑、组织、器官、肢体、官窍进行更为细化和准确的判断，以达到对疾病定位、定性、定量、定指标的诊断效果。

宇泉脏腑功能反射区定位标准图

脏腑	功能区	脏腑及其病症
肺	气管 鼻 左支气管 右支气管 甲状腺	鼻 咽喉 扁桃体 甲状腺 食管 气管 支气管 呼吸道 肺部
心	右大脑 左大脑 颈椎 心脏	心脏 大脑 小脑 颈椎 上肢 肩周
胆	胆囊 胆管	肝胆 高血压 神经衰弱 胆结石 胆管
胃	幽门 十二指肠 贲门 胃	胃 十二指肠 脾
大肠	大肠 口腔 直肠	口腔 大肠 直肠
小肠	小肠 十二指肠	小肠 十二指肠
左肾	腰椎 左肾 右下肢	左肾 右下肢 腰椎（1～3）骨质疏松症
右肾	腰椎 左下肢 右肾	右肾 左下肢 腰椎（4～5）骨质疏松症
膀胱	膀胱 前列腺 尿道 卵巢 子宫 痔疮	外生殖器 泌尿生殖器 膀胱 直肠 前列腺 子宫 输卵管 卵巢
肝	脑部 肝 乳房	肝 眼睛 脑中风 乳房 下肢抽筋 抽风
脾	脾 乳房	脾 乳腺增生

一、肺功能反射区定位诊断法

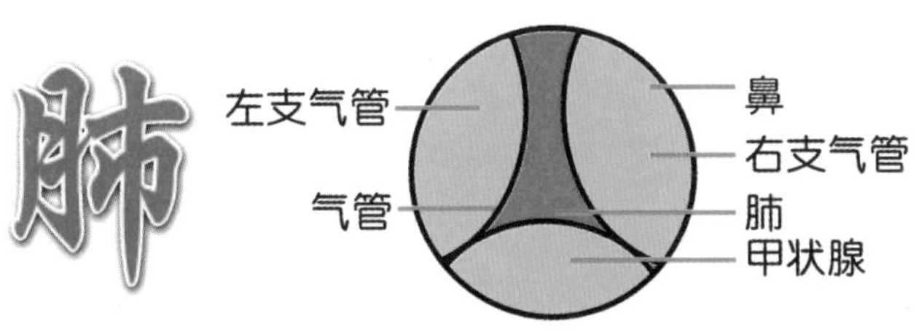

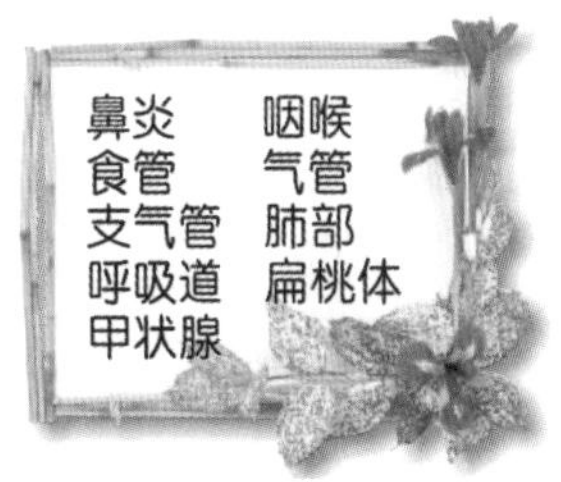

在肺功能反射区叩拔宇泉罐得到的罐象，可观察到一些病症，如鼻、喉、甲状腺、扁桃体、淋巴、支气管、气管等功能失调症状。

（1）右支气管功能区出现红色罐印，表示右支气管发炎，常有口干、咽痒的症状。

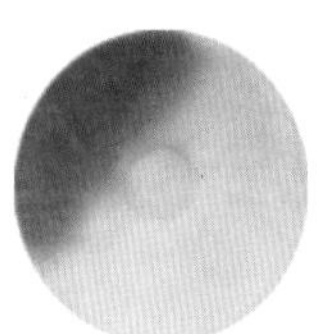

（2）左支气管功能区出现紫色罐印，表示慢性左支气管炎，常有咽痛、咽干、咳嗽等症状。

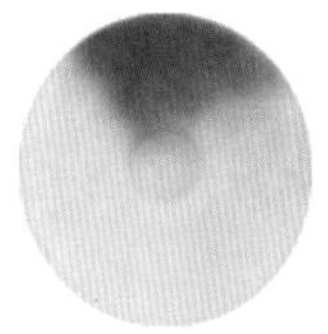

（3）鼻功能区出现紫红色罐印，表示慢性鼻炎，常有鼻塞、鼻腔分泌物增多、头痛、鼻痒、鼻孔干燥、流鼻涕等症状。

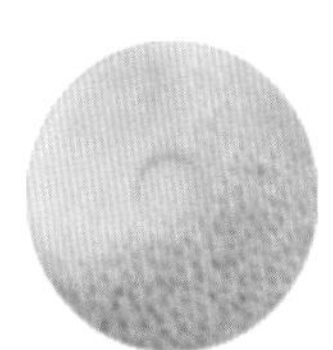

（4）肺区出现红色点状罐印伴毛孔张开不合，表示风热感冒，咽喉肿痛、发热。

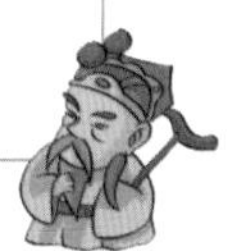

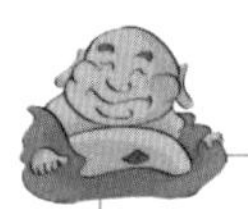

二、心功能反射区定位诊断法

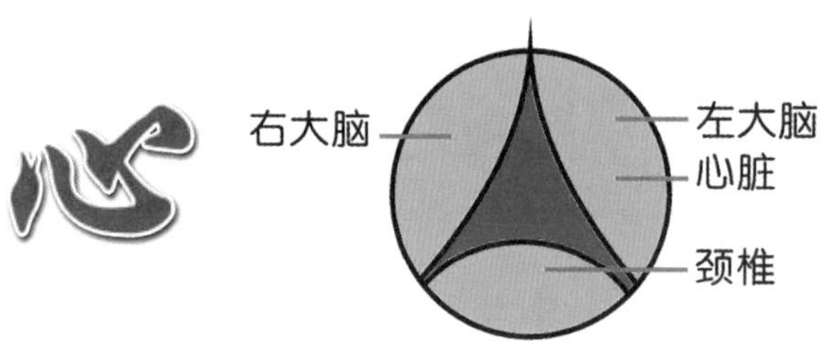

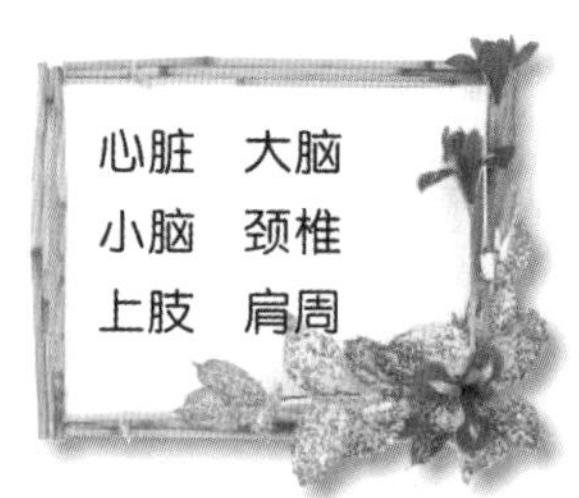

在心功能反射区叩拔宇泉罐得到的罐象，可观察到一些病症，如：心脏、大脑、小脑、颈椎、上肢、肩周、脑垂等器官功能失调症状。

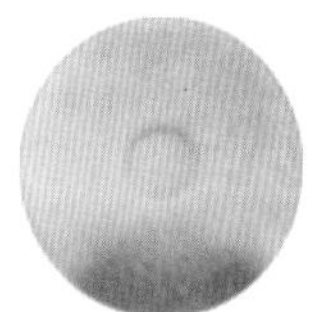

（1）心区罐底出现红色罐印，表示颈椎炎，常有肩颈疼痛、头晕等症状。

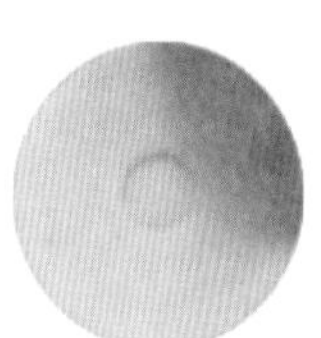

（2）右脑区出现红色点状罐印，表示脑毛细血管发炎，常有血压高、头晕头痛、左手麻木等症状。

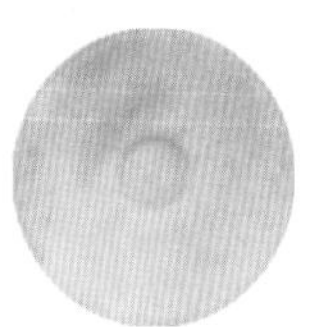

（3）左脑区出现青色条状罐印，表示有脑缺血灶，常有头晕、记忆力减退等症状。

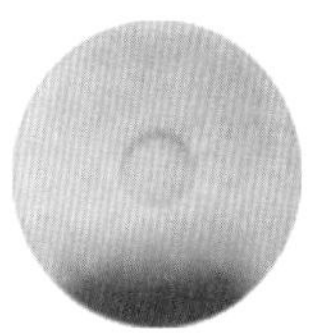

（4）罐底出现紫色罐印，表示颈椎增生，常有颈部转动不灵便、头晕症状。

三、胆功能反射区定位诊断法

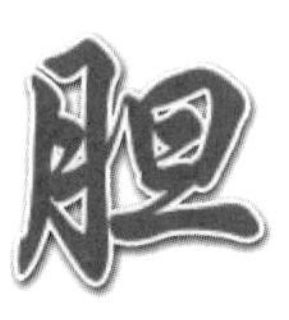

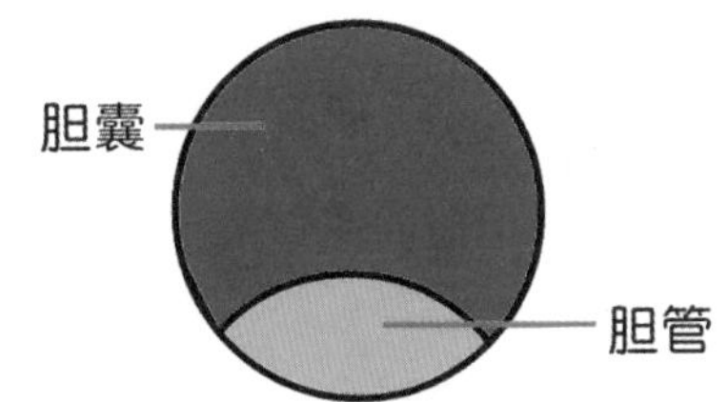

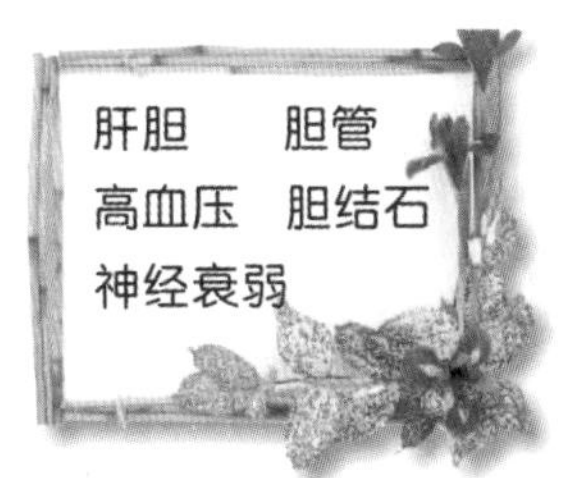

在胆功能反射区叩拔宇泉罐得到的罐象，可观察到一些病症，如：胆病、高血压、神经衰弱等疾病。

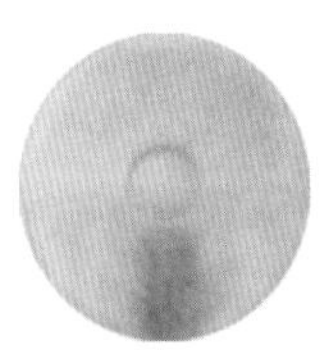

（1）胆区出现红色罐印，表示胆管炎，常有口苦、口干、消化不良、两肋部隐痛等症状。

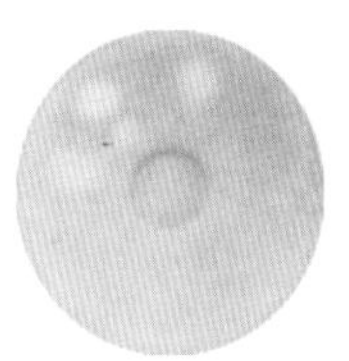

（2）胆区出现白色圈状罐印，表示胆结石，常有胸前区疼痛、厌油、两胁隐痛，重者伴有恶心呕吐等症状。

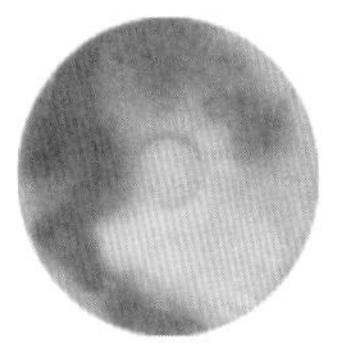

（3）胆区出现紫红片状罐印，表示慢性胆囊炎，常有口干、口苦、口有异味、两肋部位隐痛症状。

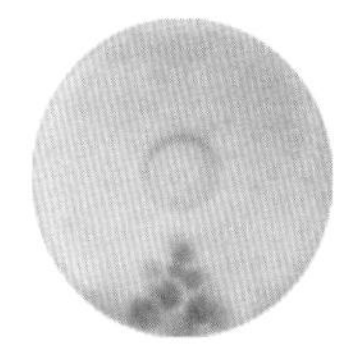

（4）胆区出现红色圈状罐印，表示泥沙结石，常有口苦、呕吐、恶心、口有异味，重者常有失眠、食欲不佳、厌油腻食等症状。

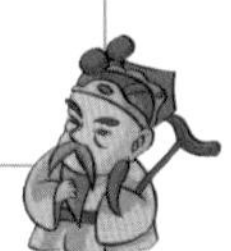

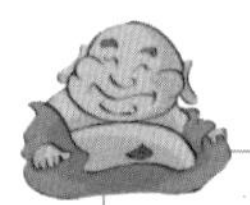

四、肝功能反射区定位诊断法

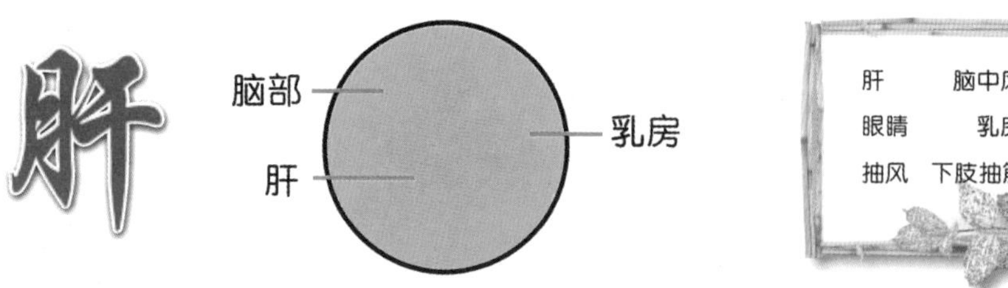

在肝功能反射区叩拔宇泉罐得到的罐象，可观察到一些病症，如：脂肪肝、右乳房胀痛、脑中风、肝硬化、乳腺增生等。

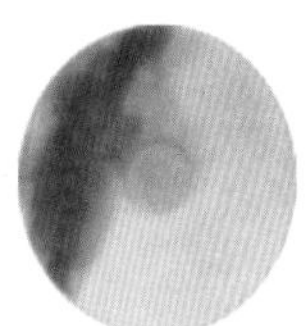

（1）肝区出现紫色片状罐印，表示脂肪肝，常有视物模糊、两胁隐痛等症状。

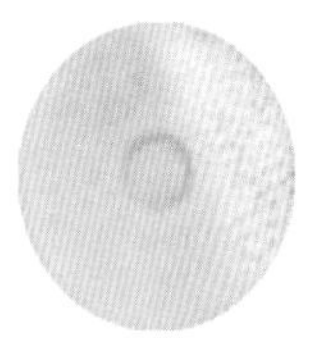

（2）肝区出现青白色片状罐印，表示肝硬化，常有胸前区隐痛、眼睛干涩、视物模糊等症状。

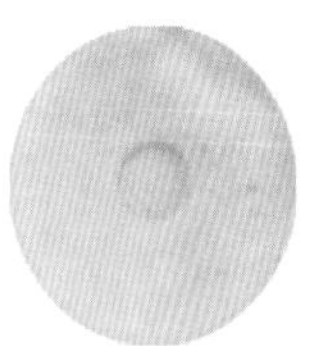

（3）肝区出现红白色罐印伴有毛孔张开不合，表示偏头痛，常有眼睛流泪、头晕、脑中风早期症状等表现。

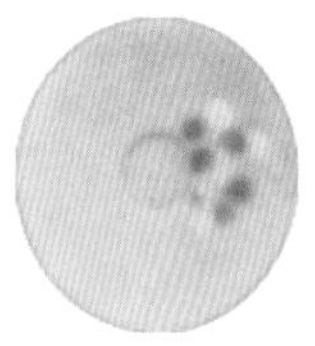

（4）罐内出现红白色圈状罐印，表示右乳腺增生，常有右乳房胀痛、右腋下疼痛症状。

五、脾功能反射区定位诊断法

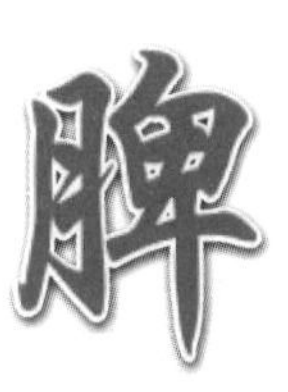

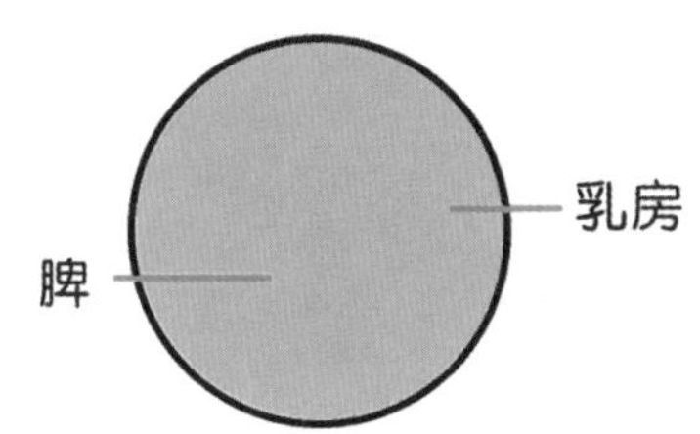

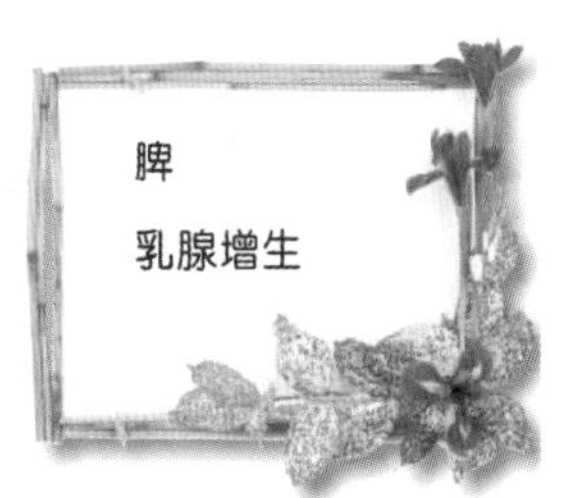

在脾功能反射区叩拔宇泉罐得到的罐象，可观察到一些病症，如：血压高、血脂高、脾肿大、乳腺增生等。

（1）脾区出现红白色罐印，表示贫血，常有头晕、面色苍白、心悸、乏力，重者皮肤黏膜和牙龈出血等症状。

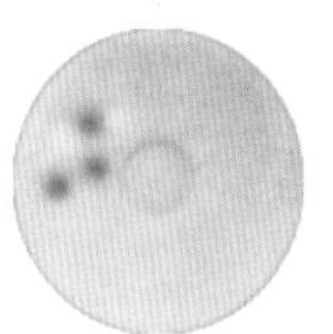

（2）脾区出现红白色圈状罐印，表示左乳腺增生，常有乳房胀痛、生气时乳房胀痛加重，月经前乳房隐痛、例假期疼痛加重等症状。

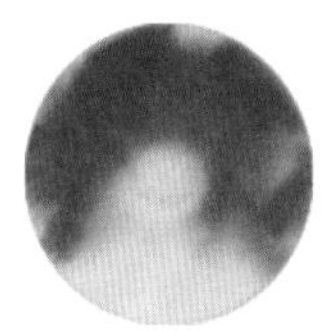

（3）脾区出现紫色片状罐印，表示血脂高，常有头晕、食欲减退等症状。

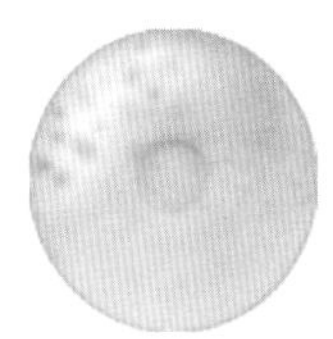

（4）脾区出现青白色罐印，表示肌无力证，常有肌肉酸痛、四肢无力、肌肉萎缩等症状。

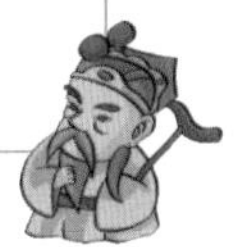

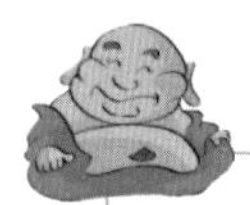

六、胃功能反射区定位诊断法

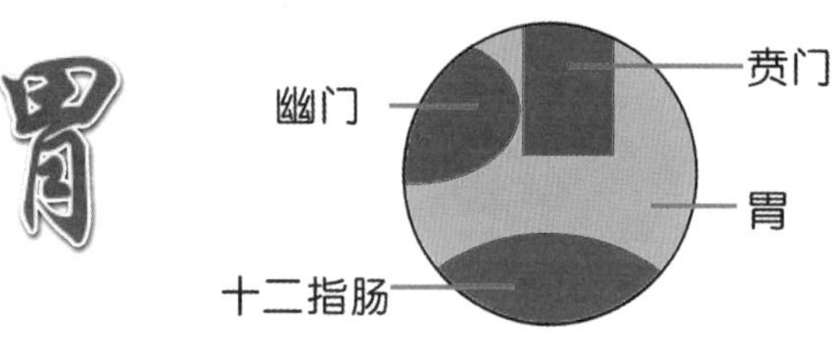

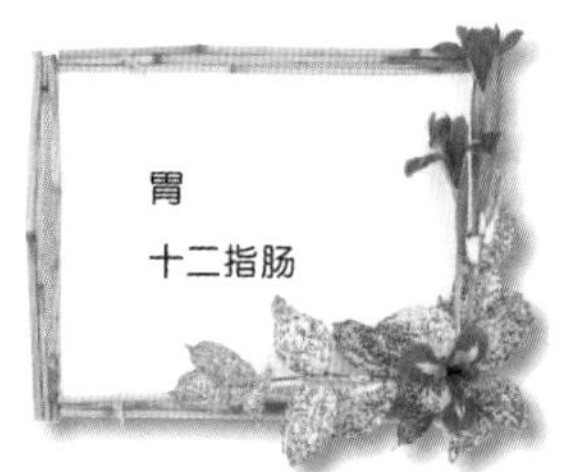

在胃功能反射区叩拔宇泉罐得到的罐象，可观察到一些病症，如：胃部疾病、胃肠疾病等。

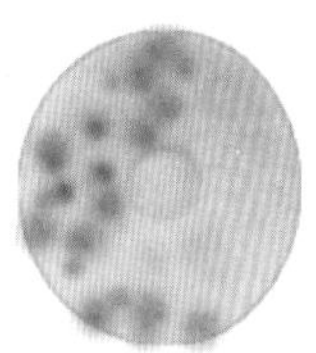

（1）胃区出现红色点状罐印，表示浅表性胃炎，常有上腹不适或疼痛、食欲减退等症状。

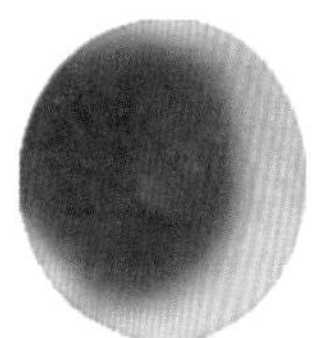

（2）胃区出现紫色点状罐印，表示慢性胃炎，常有阵发性或持续性上腹部不适、胀痛或有烧灼感、轻度恶心、食欲不振等症状。

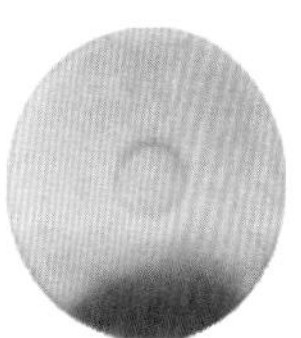

（3）胃区罐底部出现紫红色罐印，表示胃肠炎，常有饭后胀满、反酸呃气、大便不正常等症状。

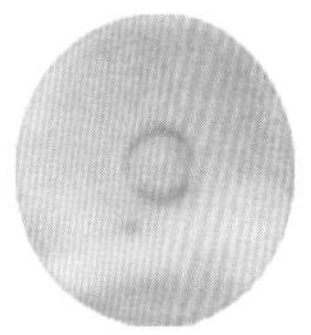

（4）胃功能区出现青色、黄色、白色片状罐印，表示胃部缺氧、缺血，预示胃癌的早期症状，常有消化不良、食欲不佳、反酸呃气等症状。

七、大、小肠功能反射区定位诊断法

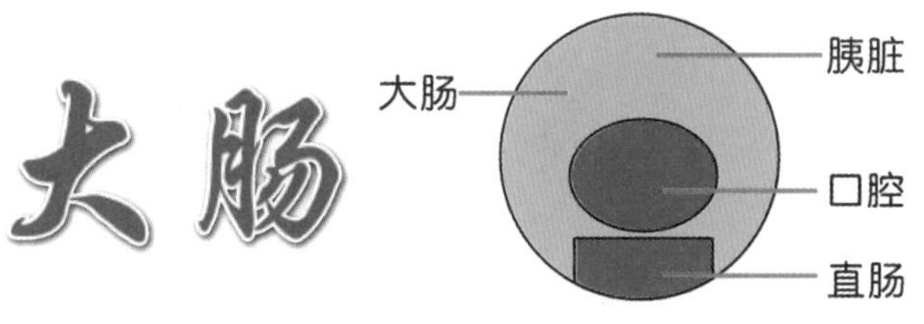

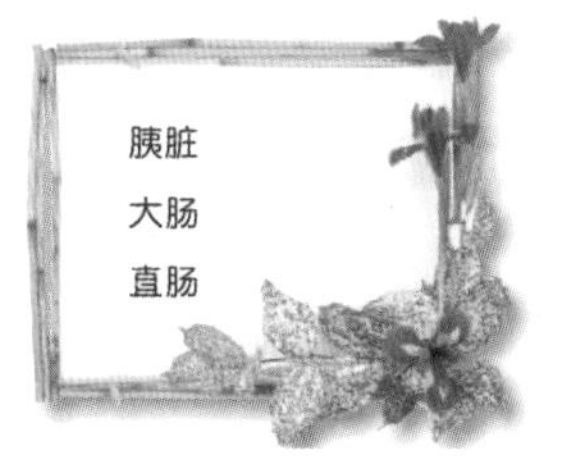

在大肠功能反射区叩拔宇泉罐得到的罐象，可观察到一些病症，如：大肠、直肠、结肠、口腔、胰脏等功能失调症状。

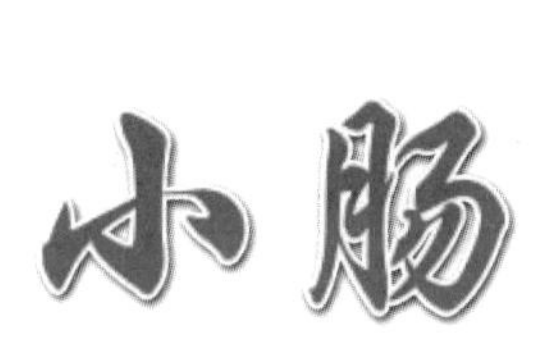

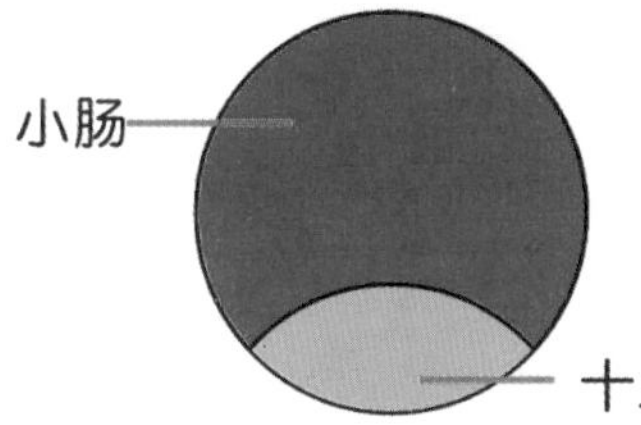

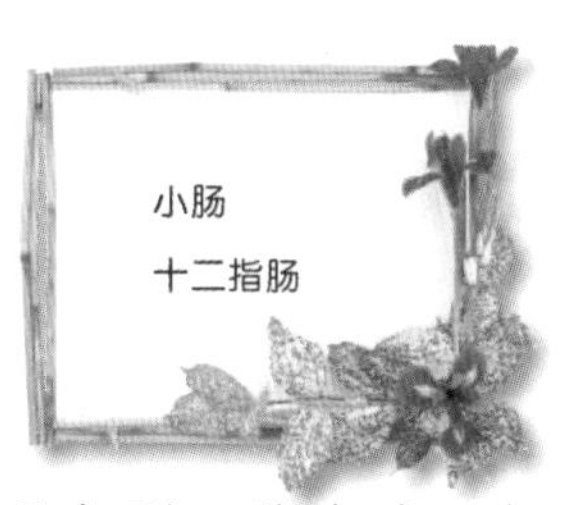

在小肠功能反射区叩拔宇泉罐得到的罐象，可观察到一些病症，如：小肠、十二指肠等功能失调症状。

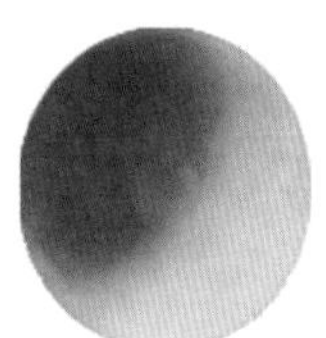

（1）大肠区出现紫红色罐印，表示结肠炎，常有腹泻，粪便时有血脓和黏液，重者常见结肠痉挛性疼痛、消瘦等。

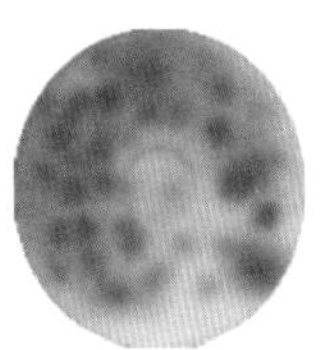

（2）大肠区出现紫色点状罐印，表示慢性肠炎，常有大便排不尽、大便不正常、宿便排不尽等症状。

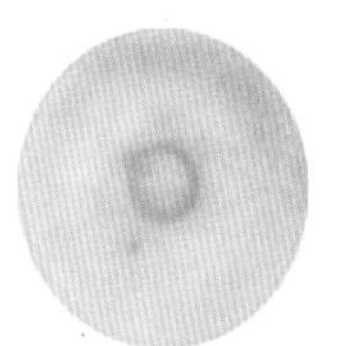

（3）小肠区出现青白色罐印，表示慢性腹泻，常有粪便稀薄、排便次数增多，重者腹胀、隐痛等症状。

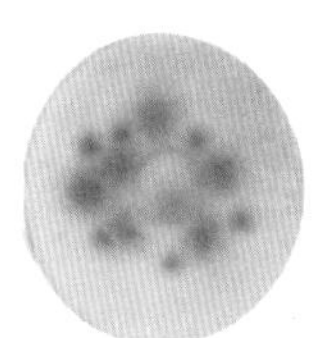

（4）小肠区出现红色点状罐印，表示小肠炎，常有大便秘结、小腹隐痛、小便赤黄等症状。

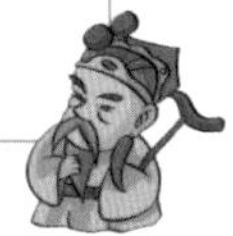

八、肾功能反射区定位诊断法

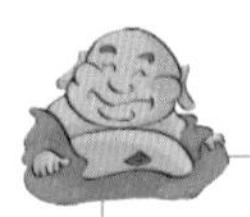

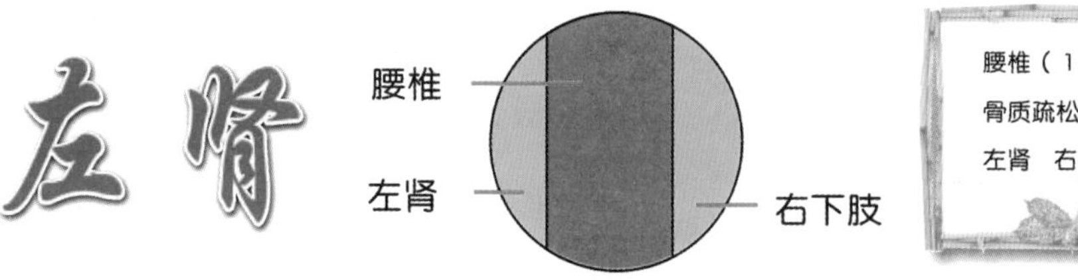

在肾功能反射区叩拔宇泉罐得到的罐象，可观察一些病症，如：腰椎（1～3节）、股骨头、肾结石、关节炎、右下肢等功能失调症状。

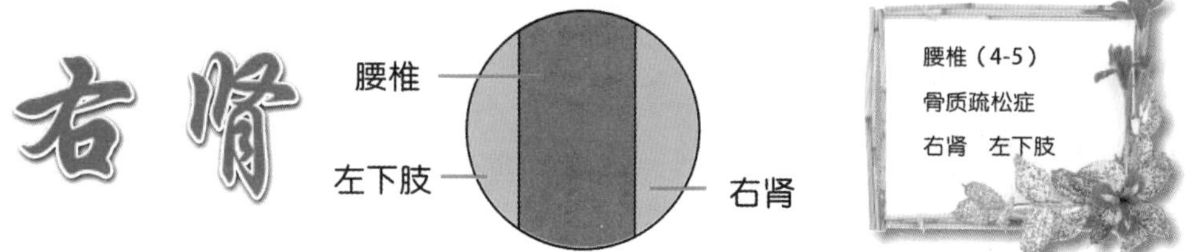

在肾功能反射区叩拔宇泉罐得到的罐象，可观察到一些病症，如：腰椎（4～5节）、股骨头、肾结石、关节炎、左下肢等功能失调症状。

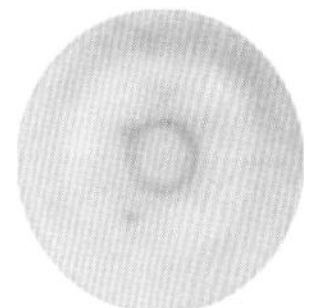

（1）肾区出现青白色罐印，表示慢性肾炎，常有腰酸背痛、下肢乏力浮肿、尿蛋白阳性症状。

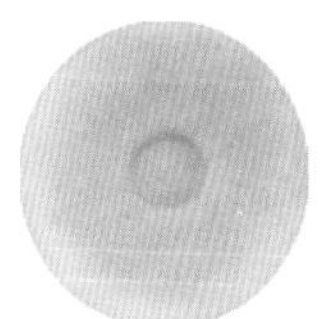

（2）左肾区出现青色罐印，表示右下肢骨质疏松，常有右下肢关节胀痛、行走时加重等症状。

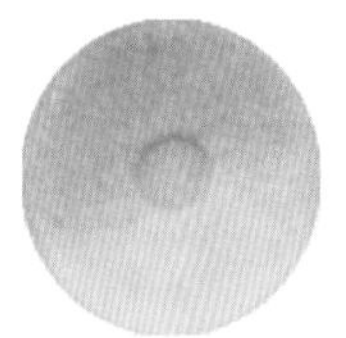

（3）右肾区出现红色点状伴有毛孔张开不合，表示下肢关节炎，常有左下肢关节痛、腰酸腿痛，活动不灵便等症状。

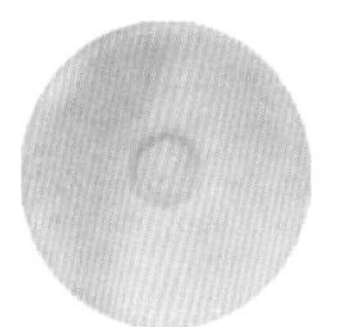

（4）左肾出现青色片状罐印，表示股骨头缺血，常有腰痛、腰困、臀部疼痛、行走不便等症状。

九、膀胱功能反射区定位诊断法

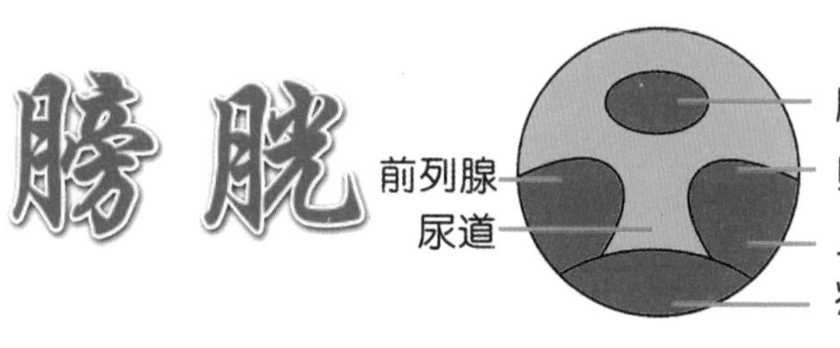

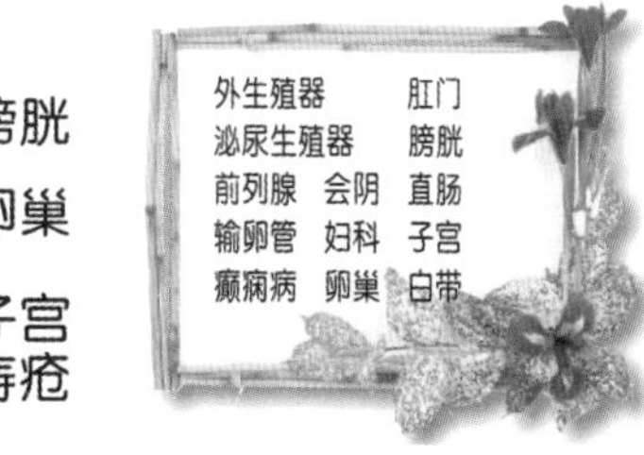

在膀胱功能反射区叩拔宇泉罐得到的罐象，可观察到一些病症，如：男女生殖病，睾丸、输精管、输卵管等器官疾病，还包括糖尿病、痛风、痔疮等病症。

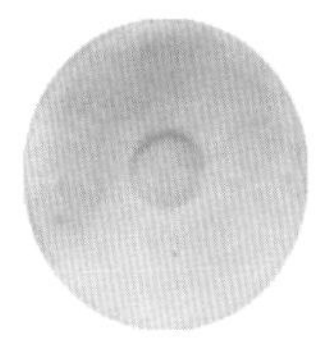

（1）膀胱区出现青色片状罐印，表示阴囊潮湿，常有阴囊部位潮湿，睾丸下垂，雌性激素分泌水平低，性功能减退等症状。

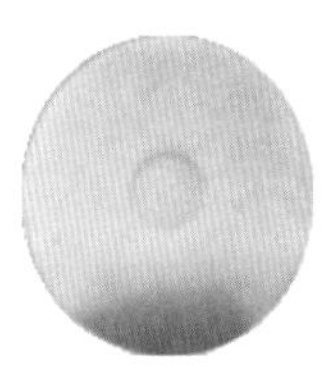

（2）膀胱区罐底出现紫色罐印，表示痔疮，常有肛门前口胀痛，大便便而不净、粪便带血等症状。

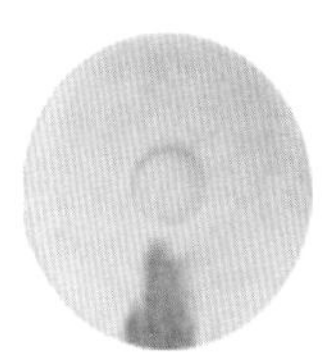

（3）膀胱区罐底出现红色条状罐印，表示尿道炎，常有小便烧灼感、尿痛，重者尿急、尿血等症状。

（4）膀胱区出现青色脱屑罐印，表示糖尿病，常有口干，血糖偏高等症状。

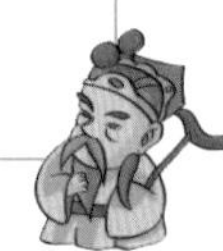

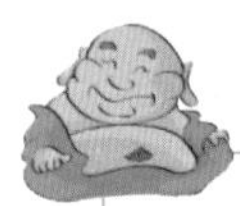

第六节 宇泉罐诊的操作方法

一、宇泉脏腑功能区定罐方法

宇泉罐诊的定罐方法，是在人体的脊柱部位及两肋，选定代表人体五脏六腑的 11 个罐区。这 11 个罐区从大椎到长强均匀排列 9 个罐，分别是肺区、心区、胆区、胃区、大肠区、小肠区、左肾区、右肾区、膀胱区；然后在胆区与胃区之间的两侧叩罐，右边是肝区、左边为脾区。

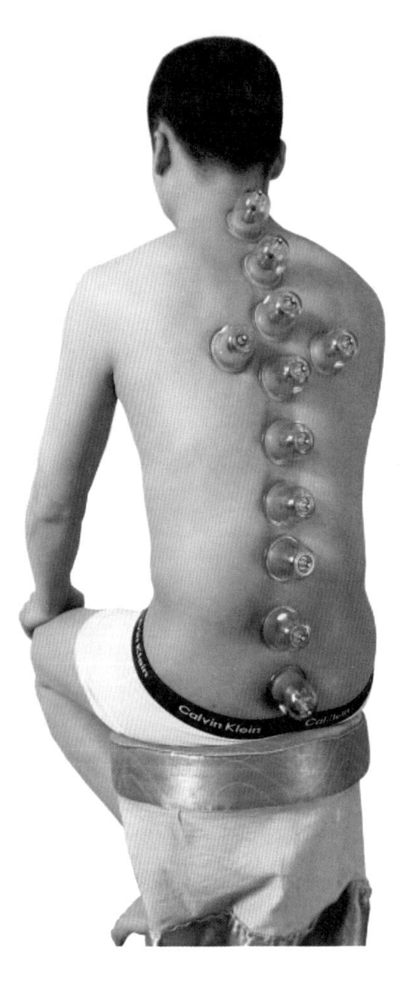

二、宇泉罐诊操作要求

1. 罐具选择：诊断时，成年人应选择宇泉 2 号罐具叩拔，如为儿童罐诊，可选择宇泉 3 号罐叩拔。诊断手法采用泻法。

2. 罐距均匀：诊断时根据身高的不同，进行均匀排罐，个子高的罐距排得稍远，个子矮的罐距排得稍近。

3. 叩罐时间：要熟练掌握叩罐手法，罐诊的上罐时间，应控制在 31 ～ 51 秒之间。

4. 罐诊时间：脏腑功能区叩罐完成后，5 分钟起罐，观察颜色，解读罐印。

5. 起罐顺序：从肺区开始起罐，依次为心区、胆区、脾区、肝区、胃区、大肠区、小肠区、左肾区、右肾区、膀胱区。

6. 观察要领：在起罐的瞬间，应当及时、认真查看罐印，并做好记录，再起下一个罐，为调理留好依据。

第四章 宇泉罐疗

宇泉罐疗应用范围广泛，能治疗多种病症，既能治疗慢性疾病，还可治疗一些急性疾病。在临床调理中，我们根据罐诊结果进行辨证论治，根据患者病情制定不同的罐疗方案进行调理。宇泉罐疗操作方法多种多样，能够把针灸、磁疗、红外线、药疗等功能充分发挥，明显提高治疗效果。**宇泉罐把艾灸与罐疗结合，解决了千百年来拔罐宜泻不宜补的难题。**宇泉罐疗对人体无任何损伤、无毒副作用，费用低，老幼皆宜。可根据不同的病情、体质、性别、年龄等，选用不同的罐具与手法。宇泉罐疗方法简单，容易掌握，是家庭养生保健的得力助手，可以说是“家庭小护士”。

第一节 宇泉罐疗法的作用

人体的经络是气血运行的通道，经络内连脏腑，外连官窍、肢节，从而形成一个有机整体。人体在正常情况下保持着阴阳平衡的状态，发生疾病时会打破脏腑机能的平衡，导致经络受阻。宇泉罐疗调理，就是通过叩拔宇泉罐，疏通经络，调节脏腑平衡，扶正补虚，行气活血，化瘀散结，温经散寒，通利关节，消肿止痛，排毒排脓，发汗解表，进而达到治疗疾病的目的。

一、从传统医学认识罐疗的作用

1. 调整气血，平衡阴阳：气血是人体生命活动的物质基础，通过经络、血脉，对人体起着濡养、温煦等作用，气血偏盛以及偏衰，都会导致体内阴阳失衡。阴阳学说贯穿中医理论体系，用以阐明人体的组织结构、生理功能、疾病发病规律，指导临床诊断和治疗。拔罐疗法能够促使阴阳转化、消长，即所谓“重阴必阳，重阳必阴”，“寒极生热，热极生寒”。如由脾胃虚寒产生的胃痛，选用上腹部的中脘，背部的脾俞、胃俞，下肢的足三里等穴位留罐，起到温阳散寒、通经活血的作用，疼痛便可消失。

2. 活血化瘀，疏通经络：经络是沟通上下、联系内外、运行气血，分布规律且纵横交错的网络通路，把人体的五脏六腑、四肢百骸、五官九窍、

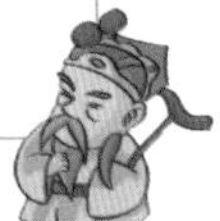

筋骨皮肉等组织器官有机的连成一个整体。经络通畅，气血运行如常，则生命活动正常。若经络气血受阻瘀滞或经络气血亏虚，则生命活动就会出现异常，从而发生各种病变。拔罐可以对经络、穴位或病变部位产生负压吸引作用，使相应体表组织出现充血、出血等变化，以此改善血液循环，使经络气血畅通，能够濡养皮毛组织，同时使脏腑器官得到营养，进而振奋人体气血功能，促进血行，改善瘀血，缓解疼痛。

3. **抵抗外邪，保卫机体：**外邪是指风、寒、暑、湿、燥、热等外来致病因素。外邪侵犯人体，先从皮毛腠理（汗腺毛孔）开始，通过经络传递，由表及里，可见皮肤和经络是抗御邪气，保卫机体的首要防线，靠卫气发挥作用。卫气具有温养肌腠、润泽皮肤、启闭汗孔等功能，是身体生理机能正常与否和抗病能力的体现，也关系到疾病的发生、发展和变化等方面，是人体内在正气在体表的反映。临床上遇风、寒所致之外感疾病，通过拔罐疗法，可及时有效地排除体内各种邪气（包括瘀血、浊毒等），调节脏腑、经络、气血功能，提高整体的抗御防病能力。

二、从现代医学认识罐疗的作用

1. **机械作用产生自身溶血现象：**通过罐内负压，使局部组织充血、水肿，产生刺激和生物学方面的作用。负压也可使局部毛细血管破裂，导致出现瘀血、出血、溶血现象。此过程中，红细胞的破坏，血红蛋白的释放，对机体产生了良性刺激，增强了局部血液供应，从而有效改善全身血液循环。另一方面，负压的形成牵拉了神经、肌肉、血管以及皮下的腺体，从而引起一系列神经、内分泌等系统的反应。

2. **温热作用加强新陈代谢：**罐疗可使局部皮肤产生温热作用，皮肤温度升高，使血管扩张，血流量增加，改善了皮肤的血液供应和营养供给，从而提高皮肤深层细胞的活力，增强血管壁的通透性和细胞的吞噬能力，同时增加局部组织的耐受性和抗病能力，通过反射机制调整全身。

3. **解毒作用清洁体内环境：**皮肤内的汗腺和皮脂腺都有分泌和排泄的作用，拔罐所产生的负压可使汗腺和皮脂腺功能加强，协助肾脏，加强其排泄体内废物的能力，同时也可使皮肤表层衰老细胞脱落。负压使皮肤表面产生微气泡溢出，排出组织血液的“废气”，增加氧气供应，加强了局部组织的气体交换，从而使体内的废物、毒素加速排出，加快新陈代谢。

第二节　宇泉罐疗的方法

人体本来就有自愈的本能，当身体各项机能正常时，能够自我调节，只有在无法排除影响气血运行的障碍时，才发出警报，表现出疼痛等各种症状，这时，自愈系统的功能被抑制。宇泉罐疗法，主要是通过调节脏腑器官的功能，协助自愈系统排出毒素和废物，使之恢复阴阳平衡的状态，在现代医学来说，能够提升细胞的再生能力，使疾病不治而愈。

一、宇泉罐疗操作方法

1. 环境选择：清净、空气新鲜、光线柔和、冷暖适宜的室内环境为佳。室内过热时，应避免穿堂风；过冷时应盖上衣被、毛巾等保暖。

2. 器具准备：根据病情及部位，选择适宜口径的罐具，一般口径和容积大则吸附力大，口径和容积小则吸附力小。所以，胸、背、腰、臀、大腿部位，以及身强体壮者或新病、痛症的患者，多选大罐；颈、肩、上肢、小腿部位，以及老年人、久病重病儿童和瘦弱成年人的胸、腹、腰、背、大腿等部位，则选用中罐；头面部、关节部位、手背以及体弱多病者，儿童的腹部、前臂、小腿、颈、肩等部位，则选用小罐。使用前检查拔罐的真空枪和罐具阀门等，还要准备润滑油、密封膏、酒精棉、药液等。

3. 医患配合：拔罐前医者应向患者介绍罐疗的原理、常识，消除紧张情绪，患者全身放松、精神集中、心平气和。拔罐负压，可逐渐加大，拔罐过程中，医者应随时观察罐内和患者的反应变化，根据不同情况，做出相应处理。促进医患合作，以提高疗效。

4. 体位要求：患者体位是否适宜，对正确取穴和进行罐疗操作有一定的影响，对于气虚体弱或精神紧张者来说，体位的选择更为重要。体位不当，可使医者叩罐困难，也影响罐体的密封度，往往易发生罐体脱落，影响调理效果。因此，选择适当的体位具有重要的临床意义，以患者可以舒适、持久的保持，便于医者操作为宜。

常选择如下体位：

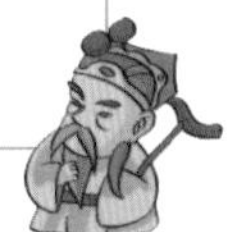

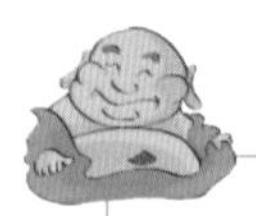

（1）仰卧位

患者自然平躺于床上，上肢平放于体侧，或屈曲搭于腹侧，下肢自然分开，膝下可垫以软枕。此体位适用于头面、胸腹、上肢内（外）侧，下肢前面、内（外）侧部位的拔罐治疗。

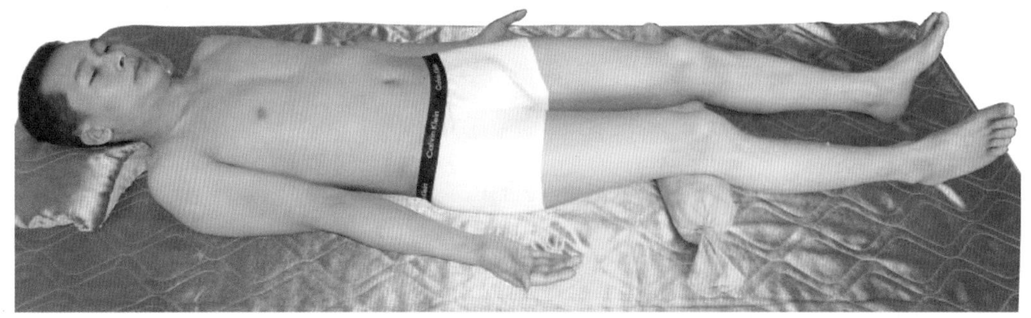

（2）俯卧位

患者自然伏卧床上，胸前颌下可垫以软枕（也可不垫），踝关节下也可垫以软枕。适用于颈、背、腰、臀及双下肢后侧的拔罐治疗。

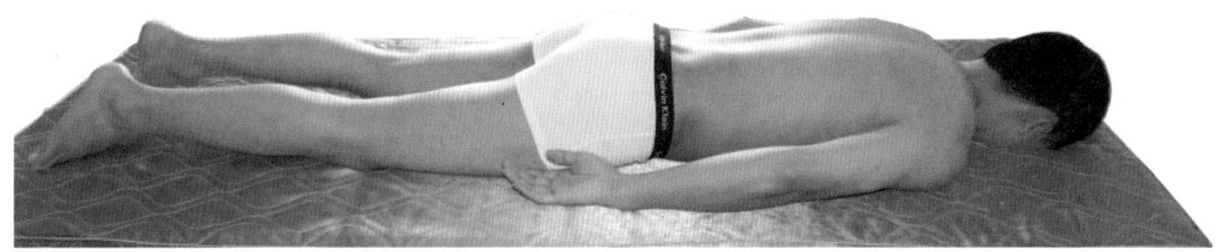

（3）侧卧位

患者自然侧卧于床，双下肢屈曲，前臂下可垫以软枕。适用于颈、肩、胁肋、髋、膝及上下肢外侧的拔罐治疗。

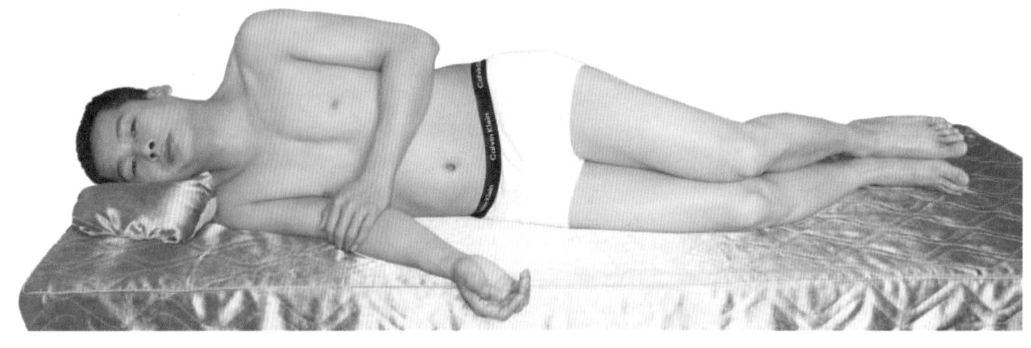

（4）仰靠坐位

患者仰面靠坐于扶手椅上的坐位。适用于前额、面颈、上胸、肩臂、腿膝、足踝等部位的拔罐治疗。

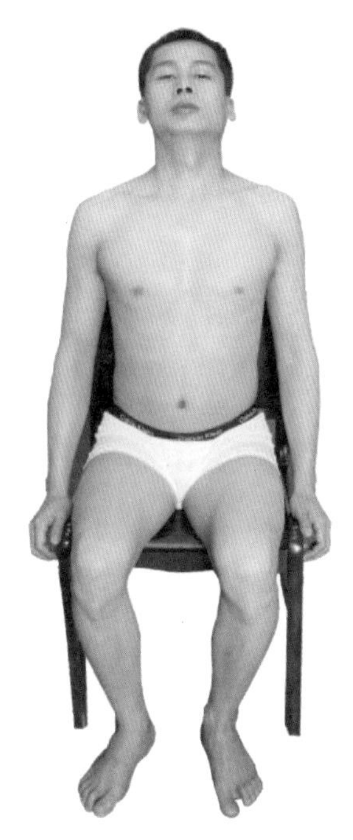

（5）俯靠坐位

患者头部俯伏于椅背的坐位。适用于头顶、枕骨部、颈背等部位的拔罐治疗。

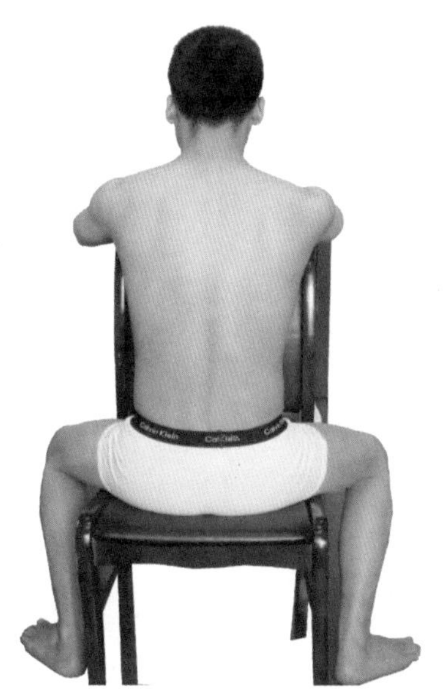

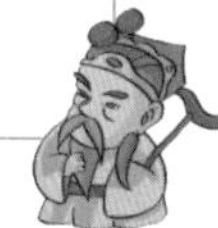

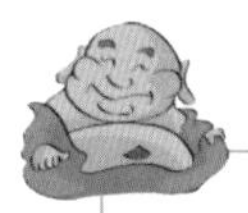

5. 清洁暴露

对要进行叩罐的部位，应尽可能暴露，并要求清洁无污垢；有汗液者要擦干，有较长且粗的毛发者，宜刮净或用润滑油密封，以防漏气。

6. 明确诊断

正确判断病症，是调理效果好的前提，诊断的准确性对调理疾病有重要指导作用，起到事半功倍的效果。对症下罐，才能罐到病除。根据 5 分钟罐诊结果做好记录，制定调理方案，指导临床调理。

7. 起罐方法

调理完毕后，用手指拉动气阀排气，应动作轻柔，将罐稍倾斜，边摇边起，再用罐边轻轻按摩患部、穴位。切不可生拉硬拔，以免损伤皮肤，产生疼痛。起罐后，局部皮肤常出现水蒸汽，可用棉球擦干，若有水泡，可用无菌针刺破，挤出液体，针头应用医用酒精棉消毒，皮肤下出现的紫红斑点属正常反应，无须特别处理。治疗全部结束后，应喝杯热水，休息 5 ～ 10 分钟。避风寒，以确保疗效。

8. 罐疗时间

体后（或体前）上罐时间在 2 分钟内完成。

体后留罐时间：16 分钟。

体前留罐时间：15 分钟。

小儿留罐时间：体前、体后各 12 分钟。

9. 罐疗疗程

一般每天一次，10 次为一疗程。建议调理 3 个疗程，每个疗程之间要休息 2 ～ 3 日。

二、宇泉罐疗选穴方法

经络是联络人体各部位及运行气血的通路。腧穴是经络、脏腑之气输注于体表的部位。在病理情况下，外邪可以由表入里，沿经络内侵脏腑，而脏腑的病变亦可通过经络相互影响。因此，刺激经络与腧穴，可以起到调节脏腑的功能，使失常的脏腑及经络功能恢复正常。宇泉罐疗选穴，要遵循以下原则：

1. **局部取穴**：即在病痛（阿是穴）处拔罐。

2. **前后取穴**：也叫通透法，即在背部、胸前同时拔罐。

3. **远端取穴**：即在远离病痛处拔罐，如胃腹痛，取足三里等。

4. 辨证取穴：根据中医“上病下取，左病右取，表里对应”的原则，辨病与辨证结合，灵活运用。如脾胃虚弱所致的腹痛，取下肢内侧的血海、三阴交以及表里经的足三里穴等。

5. 经验取穴：以功能区、反射区为主穴，如肝脏病，以“肝区”为主，再辨证配穴。

三、宇泉罐疗治疗原则

拔罐疗法在发展过程中，积累了丰富的临床治疗经验。在临床治疗时，应根据患者的不同病情、症候、部位，制定不同的治疗原则和选用不同的拔罐手法。

1. **急则治其标**。急性病，以治疗身体局部症状为主。

2. **缓则治其本**。慢性病，以整体治疗全身为主。

3. **未病先防**。发现亚健康，及时预防保健。

四、宇泉罐疗操作手法

宇泉罐疗手法是决定罐疗疗效的关键因素，只有抽气均匀不断气，压力直达到病灶部位，才能达到满意的效果。宇泉罐疗调理时，操作者应站直，手臂放松垂直提拉，做到柔中有刚、刚中有柔，既能减轻疼痛感，加强舒适度，又可以避免操作者腕关节、手指关节的劳损。

罐不是简单的工具，而是手臂的延伸，要赋予罐以充分的灵性，要练到“身罐合一”，意到气到、气到力到，渗透力直达骨髓，外表无痛感，内部有热感，使患者感觉舒适。

（1）补法

【操作方法】右手握住枪，手臂放松，垂直提拉用腕力带动指力，抽气均匀慢三下，不断气，为宇泉罐疗补法。留罐时间在 15 分钟之内。

【使用对象】正气不足、营养不良、气血亏虚、重症患者等。

（2）泻法

【操作方法】右手握住枪，手臂放松，垂直提拉用腕力带动指力，抽气均匀快三下，不断气，为宇泉罐疗泻法。留罐时间在 16 分钟以上。

【使用对象】局部疼痛、气滞血瘀、增生、肿瘤患者等。

（3）调法

【操作方法】右手握住枪，手臂放松，垂直提拉用腕力带动指力，抽气均匀第一下慢抽气啄住皮肤，接下来快速抽气两下，不断气，为宇泉罐

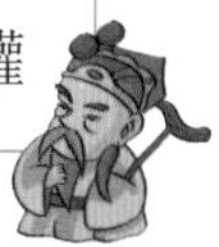

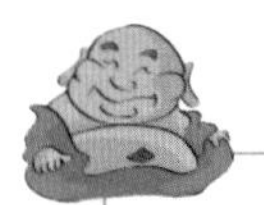

疗调法。留罐时间在 16 分钟。

【使用对象】养生保健者，“亚健康”人群，疏通经络、调节阴阳、调节磁场、调节微量元素等。

（4）大补法

【操作方法】右手握住枪手臂放松，垂直提拉用腕力带动指力，抽气均匀，用左手握住操作的罐具，第一下抽气啄住皮肤，左手与右手同时垂直往上提拉，慢慢的抽气 4 ～ 5 次，不断气，为宇泉罐疗大补法。留罐时间在 15 分钟。

【使用对象】神经衰弱、失眠、气血两虚、神经疼痛症者等。

（5）大泻法

【操作方法】右手握住枪手臂放松，垂直提拉用腕力带动指力，抽气均匀，用左手握住操作的罐具，第一下抽气啄住皮肤，左手与右手同时垂直往下点按，快速抽气 4 ～ 5 次，不断气，为宇泉罐疗大泻法。留罐时间在 18 分钟。

【使用对象】美体塑身、祛瘀排毒及风湿、肿瘤患者等。

第三节　宇泉罐疗适应症与禁忌症

一、罐疗适应症

一般情况下，宇泉罐疗可用于临床各科疾病，适应症广泛，同时具有预防疾病、保健养生和促进康复等方面的作用。下面简要介绍适合以罐疗进行调理、辅助治疗或保健康复的临床各科疾病。

1. 内科

呼吸系统疾病：感冒、气管炎、哮喘、肺气肿、肺炎等。

消化系统疾病：胃肠炎、胃十二指肠溃疡、胃痉挛、胆囊炎、胆结石、结肠炎、慢性腹泻、消化不良、厌食、慢性肝炎、便秘等。

神经系统疾病：三叉神经痛、脑血管意外（脑血栓、脑梗塞及脑出血后遗症）、神经衰弱及部分原因引起的头痛等。

循环系统疾病：冠心病、高血压、低血压、风湿性心脏病、病毒性心肌炎、贫血。

泌尿系统疾病：肾炎、泌尿系感染、前列腺炎、前列腺肥大等。

内分泌系统疾病：甲状腺功能亢进症、糖尿病、单纯性肥胖等。

2. 外科

急腹症、阑尾炎、泌尿系结石、乳腺炎、下肢静脉曲张等。

3. 妇科

痛经、月经不调、闭经、经前期（紧张）综合征、功能性子宫出血、盆腔炎、更年期综合征等，还包括部分产后病，以及中医所说的带下病（通常指出现白带异常的妇科疾病）等。

4. 儿科

百日咳、消化不良、腹泻、厌食、遗尿（一般指儿童尿床）等。

5. 皮肤科

痤疮、荨麻疹、神经性皮炎、皮肤干燥症、皮肤瘙痒症、带状疱疹等。

6. 五官科

结膜炎、溢泪症、鼻炎、口腔溃疡、慢性咽喉炎，以及部分原因引起的耳鸣和牙痛等。

7. 疼痛科

颈椎病、肌肉疼痛症、四肢关节疼痛、腰痛、落枕、肩周炎、胸背胁痛等。

8. 其他

常用于保健，对消除疲劳、恢复体力、养颜美容，增强性功能、减肥等都有很好的效果。

二、罐疗禁忌症

凡有下列情况（或疾病）之一者，应当禁用或慎用罐疗：

1. 全身剧烈抽搐或癫痫正在发作者不宜罐疗。
2. 精神失常、精神病发作期不宜罐疗。
3. 久病体弱致全身极度消瘦、皮肤失去弹性者，不宜施用罐疗。
4. 平时容易出血，或患有出血性疾病，如过敏性紫癜、血小板减少性紫癜、血友病、白血病、毛细血管试验阳性者，不宜罐疗。
5. 患有广泛的皮肤病或者皮肤有严重过敏者，不宜罐疗。
6. 患有恶性肿瘤，不宜罐疗。
7. 妇女怀孕期间的腰骶部和下腹部、乳头部不宜罐疗，以免流产。
8. 患有心脏病出现心力衰竭者、患有肾脏疾病出现肾功能衰竭者，不宜罐疗。

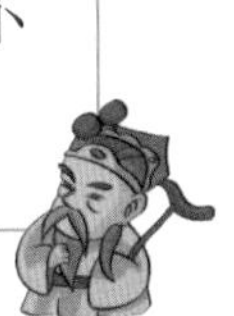

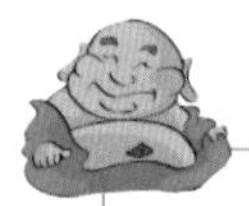

第四节 宇泉罐疗注意事项与宇泉罐保养维修

一、宇泉罐疗注意事项

1. 不同的体质、不同的病症以及不同的叩罐手法，都可能使皮肤局部出现小水泡、小水珠、出血点、瘀血现象，或有时局部出现瘙痒，均属正常排毒反应。如出现白水泡，说明体内有寒气；出现黄水泡，说明体内有药毒；出现紫红血泡，说明体内有瘀肿。无须停止调理，用消毒针把水泡、血泡刺破挤出液体即可，随着身体好转，瘀斑、水泡会慢慢消失。

2. 拔罐后 6 小时之内不宜洗澡，不宜喝冷饮、吃冷食。饭前饭后半小时内不宜调理。

3. 调理过程中出现身体发痒、疼痛、乏累、嗜睡等，均属于正常现象，不必惊慌，要坚持调理。调理期间饮食要清淡，适当运动，心态平稳，睡眠充足（早睡早起），避免性生活，尤其肿瘤病人，应逐步改变不良的生活习惯，以确保疗效。

4. 拔罐过程中，患者出现面色苍白、出冷汗、头晕目眩、心慌心悸、恶心呕吐、四肢发冷等症状，此为晕罐。遇到晕罐现象时，应立即停止拔罐，让患者平卧，饮温开水或糖水，休息片刻，多能好转。晕罐严重者，叩拔内关、三阴交即可缓解。

5. 临床调理反应（宇泉罐疗法每 10 天为 1 个疗程）

第一疗程身体反应明显，因身体处于不健康状态，通过罐疗的作用将身体经络打通后，体内能量消耗加快、加大，施罐 3 ～ 5 天，身体感到乏力、有困倦感，这种反应叫“瞑眩反应”，是病灶好转反应，可通过饮食来补充能量，再继续调理到 8 ～ 9 天，会出现兴奋感，精神状态好转，夜晚兴奋期延长 2 ～ 3 小时，这是正常现象，是体内建立新健康平衡的开始；第二疗程，疗效上升缓慢，身体感觉不明显，因为身体经络的疏通，体内机能达到了一个新的平衡，病症逐渐消失，细胞代谢加快，此阶段为体能增长过渡期；第三疗程是体能恢复新平衡期，自我感觉食量增加，睡眠质量提高，精神愉悦，身体轻松有力，过去的不健康状态基本消失，基本恢复健康；第四疗程为巩固调理期。以调补为主，使长期的瘀积、亏缺得到更好消除和调养，从而走上健康之路。

6. 经过调理，身体恢复到最佳状态后，平时还要注意休养，以保证调理效果，并最好在每季季初，再进行1～2个疗程、每年4～6个疗程的调理，达到健康长寿的目的。

7. 宇泉罐疗系列产品应专人专用，避免交叉感染。

二、宇泉罐保养维修

1. 真空枪的定期保养维修

（1）将枪拆卸开，用纸巾将筒内壁、弹簧、拉杆、黑皮垫上的污垢擦干净。

（2）将黑皮垫上滴入少许油脂以起到润滑作用，然后将真空枪安装好并将表面擦净。

2. 宇泉罐的定期保养维修

（1）准备一盆温水，滴入适量消毒液。

（2）将罐内各零部件拆卸并分类，泡入兑好消毒液的温水中。

（3）用毛巾将罐体及小部件的各个表面擦洗干净。

（4）用温水再清洗一遍。

（5）自然风干或用干净的毛巾把配件擦净重新组装，组装时若发现有损坏的零件应及时更换。

第五节　宇泉罐疗脏腑综合调理法

人体是由五脏六腑、四肢百骸、五官七窍、筋骨肌肉等很多部分组成的，它们之间是紧密相连的统一整体，在生理上相互支持，在病理上相互影响。

无论是外感风邪，还是内伤情志，只要殃及一脏一腑，令其功能失调，与其相关的脏腑组织便会受到影响，因此，在患者诸多的症状中，应查找出所有与疾病相关的脏腑组织，分析其中的病理关系，分清主次轻重，有针对性地进行综合调治，才能达到较理想的治疗效果。这便是传统中医治病的整体观，而综合调理法恰恰是宇泉罐疗的特色之一。

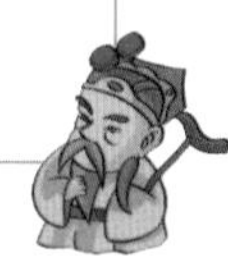

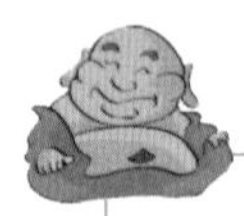

一、宇泉肺功能区调理法

宇泉肺功能区调理能使肺脏功能健旺，气血输送畅达，抵抗力增强，脏腑安和。

【调理范围】咳嗽气短、喘促、呼吸困难、痰多、呼吸道炎症、咽喉肿痛、气粗胸闷、慢性上呼吸道炎症、感冒、畏寒发热、鼻塞流涕、肢体酸痛等。

【调理选穴】体后：大椎、肺俞、身柱、命门；体前：天突、中府、膻中、神阙、内关、解溪。

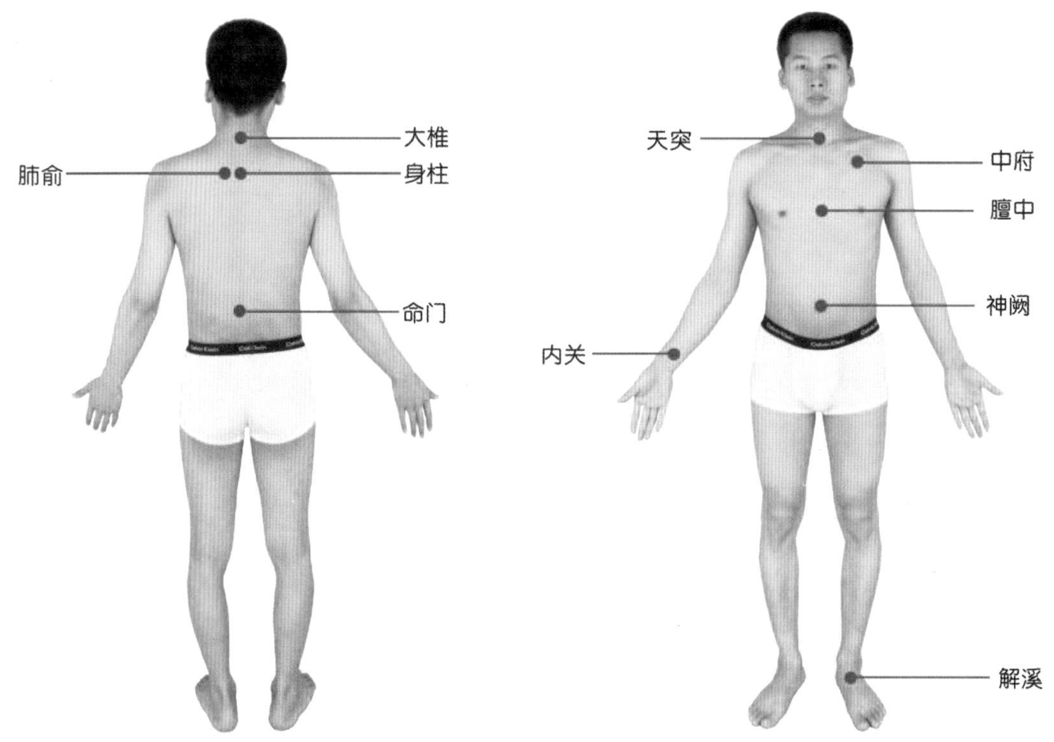

【调理时间】体后 16 分钟 / 次；体前 15 分钟 / 次。

【调理疗程】10 次 / 疗程，建议 3 个疗程。

【温馨提示】

（1）秋天肺气最旺，而秋燥又容易犯肺，所以秋天务必在饮食、锻炼等方面多加注意，以滋阴养肺。

（2）笑能宣发肺气，调节人体气机的升降，还能消除疲劳，驱散抑郁，解除胸闷，但必须适度。

（3）心肺都属于上焦，气由鼻进入，先藏于心肺，当呼吸不畅时，心肺应同调。

二、宇泉心功能区调理法

宇泉心功能区调理能使心气旺盛，血液顺畅流注并营养周身，精神焕发，神采奕奕，面色也会变得红润有光泽。

【调理范围】心肌缺血、心悸、头晕、气短、心肌炎、心率不齐、冠心病、胸闷、胸憋气短、心前区隐痛等。

【调理选穴】体后：风池、大椎、身柱、命门；体前：锁骨、膻中、神阙、内关、三阴交。

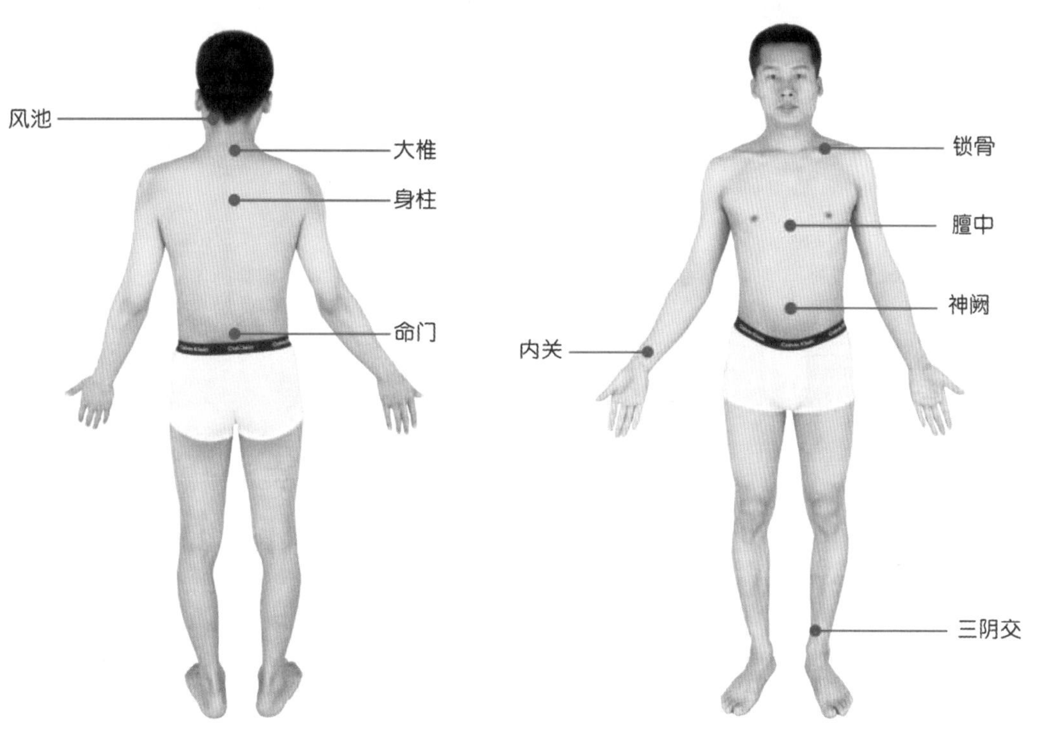

【调理时间】体后 16 分钟 / 次；体前 15 分钟 / 次。

【调理疗程】10 次 / 疗程，建议 3 个疗程。

【温馨提示】

（1）生活中要学会释放压力，饮食有度、喜怒有节，注意这些小细节便能很好地养护一身之君主。

（2）可以闭目静坐，舌尖轻抵上颚，调和气息，可对心脏形成良性刺激，使心功能保持良好的状态。

（3）夏天主心，是适合养心的季节，所以夏天心绪要平稳，不可过于贪凉，以防为暑邪所伤。

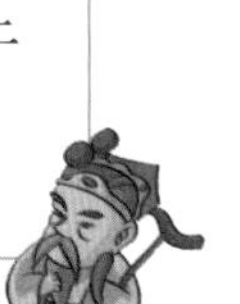

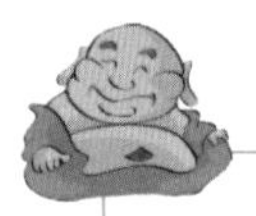

三、宇泉胆功能区调理法

宇泉胆功能区调理能促进消化功能，使人判断事物果断，胆气勇壮。

【调理范围】神经衰弱、失眠、善惊易恐、恶闻声响、胆囊炎、口干、口苦、食后腹胀、胆气不舒、噩梦纷纭、胆排泄功能差、纳呆等。

【调理选穴】体后：背部胆右侧功能区，肾俞、命门、殷门；体前：胸前胆右侧功能区，神阙、内关、阳陵泉、阴陵泉、丘墟。

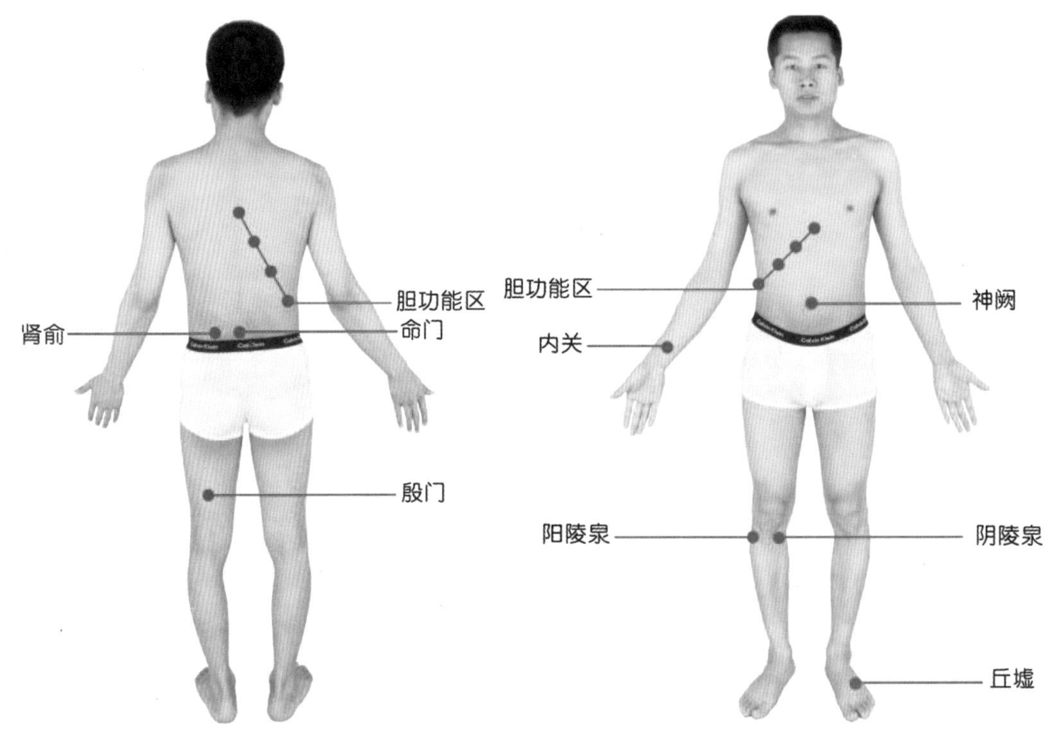

【调理时间】体后 16 分钟 / 次；体前 15 分钟 / 次。

【调理疗程】10 次 / 疗程，建议 3 个疗程。

【温馨提示】

（1）人体都有生物钟，所以要定时、定量进餐，最好两餐间不要吃零食，以防过度刺激增加胆囊收缩和胆汁过度分泌。

（2）避免食用过硬的食物，软、稀、易消化的食物，可减轻胆囊等消化器官的负担。

（3）疏通胆经会直接刺激胆汁的分泌，增加胆经的气血流量，也缓解了肝脏的压力，可以有效排出肝胆的毒素、浊气。

四、宇泉脾功能区调理法

宇泉脾功能区调理，能使脾的运化功能正常，使食欲旺盛、口味正常、肌肉丰满、壮实有力。

【调理范围】消化不良、低血压、头晕、口苦、口腻、口唇起疮、灼热痒痛、脾功能失调、食欲不振、腹胀、腹泻、脾气瘀积、胃胀满等。

【调理选穴】体后：大椎、脾区包围、脾俞、胃俞、命门、大肠俞、外关；体前：上脘、中脘、神阙、天枢、足三里。

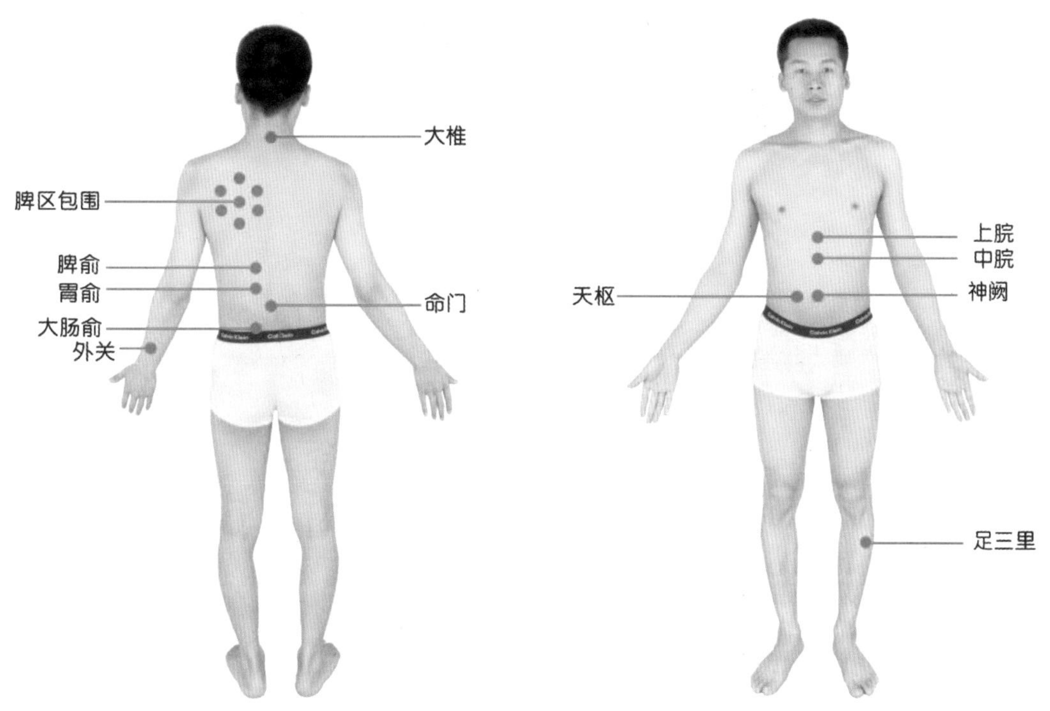

【调理时间】体后 16 分钟 / 次；体前 15 分钟 / 次。

【调理疗程】10 次 / 疗程，建议 3 个疗程。

【温馨提示】

（1）注意饮食、起居、情志的调摄，做到顺四时、适寒暑，饮食有度、起居有常，心境豁达。

（2）饮食失调、劳倦过度、七情内伤或六淫外邪以及误治所伤等因素，都会损伤脾胃，治疗疾病应调养脾胃，保持心态平和、乐观、豁达。

（3）脾肾两虚会引起肥胖，这类患者食量并不大，节食对他们的身体有害，调理减肥应注重补益脾胃。

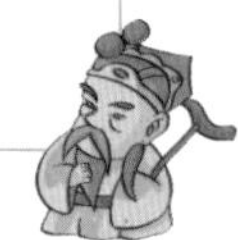

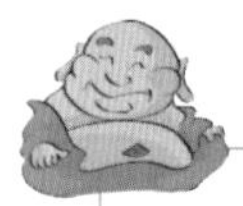

五、宇泉肝功能区调理法

宇泉肝功能区调理，能使情绪稳定、乐观豁达，明目养颜，养一身之气血。

【调理范围】精神萎靡不振，膝软无力、不耐疲劳，肝火上升，易怒、头晕眼花、迎风流泪、腰酸膝软、抽筋、脂肪肝、眼眶痛、两胁胀痛、视物模糊等。

【调理选穴】体后：风池、大椎、肝区包围、命门、肾俞、殷门、涌泉；体前：天突、中府、膻中、神阙、阳陵泉、阴陵泉、丘墟。

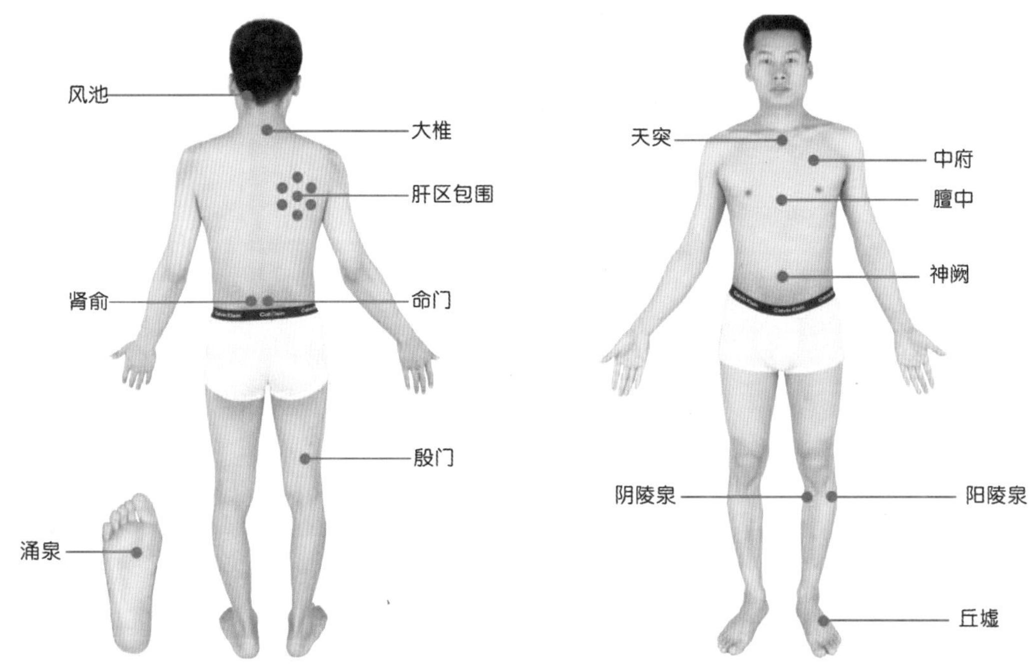

【调理时间】体后 16 分钟 / 次；体前 15 分钟 / 次。

【调理疗程】10 次 / 疗程，建议 3 个疗程。

【温馨提示】

（1）眼睛是肝之窍，眼疲劳，往往预示着肝脏可能发生病变，所以不可忽视眼疲劳。

（2）秋天金风送爽、草木凋零，肝气多虚，所以春秋两季，养生保健应以养肝、护肝为主。

（3）保持心情舒畅，避免由于生气、发怒而损伤肝脏。

六、宇泉胃功能区调理法

宇泉胃功能区调理能使胃消化食物、受纳腐熟水谷的功能正常，气血充足。

【调理范围】消化不良、胃寒（遇冷则痛）、胃炎、消谷善饥、胃脘灼痛、牙齿红肿痛、胃积食致食欲不佳、胃胀等。

【调理选穴】体后：大椎、脾俞、胃俞、命门、大肠俞；体前：上脘、中脘、胃脘、神阙、天枢、足三里。

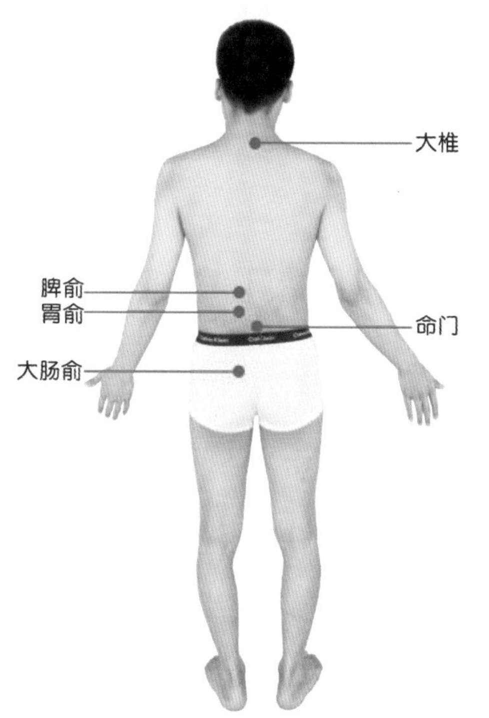

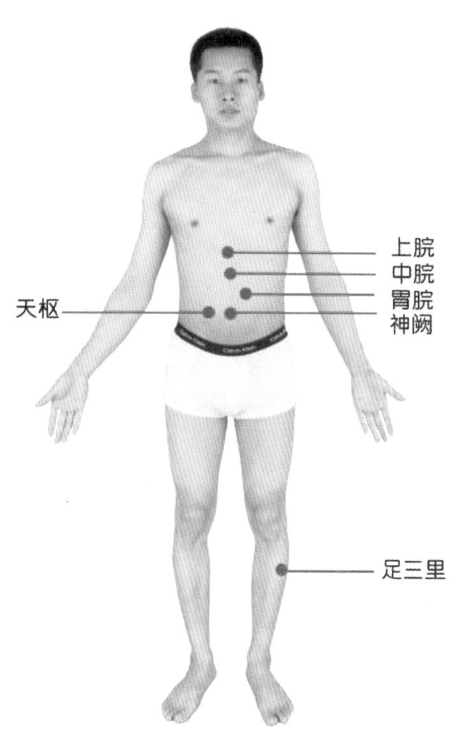

【调理时间】体后 16 分钟 / 次；体前 15 分钟 / 次。

【调理疗程】10 次 / 疗程，建议 3 个疗程。

【温馨提示】

（1）坚持适度运动，促进消化、增进食欲，使气血化源充足，脏腑功能不衰。

（2）不可嗜酒无度，否则会损伤脾胃。

（3）保持稳定心境和乐观的心态，不要整日忧思愁闷，以免思虑伤损脾胃。

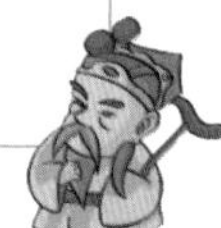

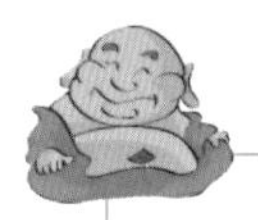

七、宇泉大、小肠功能区调理法

宇泉大小肠功能区调理能帮助机体吸收精微、水分，使食物残渣顺利排出体外。

【调理范围】大便溏、腹胀、大便干燥、腹泻、大便不成形、口有异味、头晕、大便不正常、小便黄等。

【调理选穴】体后：大椎、脾俞、胃俞、命门、大肠俞、外关；体前：上脘、中脘、神阙、天枢、中极、足三里。

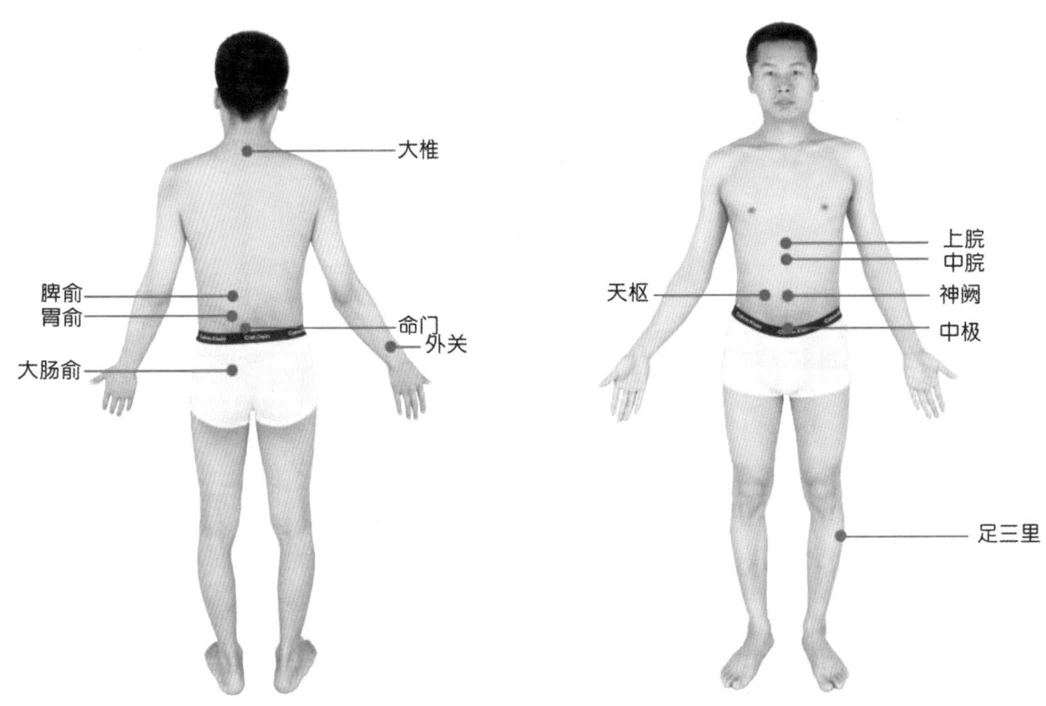

【调理时间】体后 16 分钟 / 次；体前 15 分钟 / 次。

【调理疗程】10 次 / 疗程，建议 3 个疗程。

【温馨提示】

（1）避免外在的六淫及内在的七情对小肠功能的影响。

（2）保持心情舒畅，合理膳食、合理健身，使小肠的升降功能处于相对平衡的状态，才能很好地完成其受盛化物之职，这也是健康长寿的关键。

（3）便秘会造成头晕、食欲不振、情绪烦躁、黄褐斑、痤疮和腹痛，所以每天都要保证大便通畅，肠道干净。

八、宇泉肾功能区调理法

宇泉肾功能区调理能使肾中精气充足，生长发育正常，生殖功能正常，记忆力强、思维敏捷、耳目聪明，调节全身阴阳平衡。

【调理范围】肾功能低下、腰酸、下肢浮肿、腰肌劳损、腰困、腰疼、头晕、耳鸣等。

【调理选穴】体后：大椎、命门、肾俞、长强、膀胱俞、环跳、承扶、涌泉；体前：神阙、关元、足三里、三阴交。

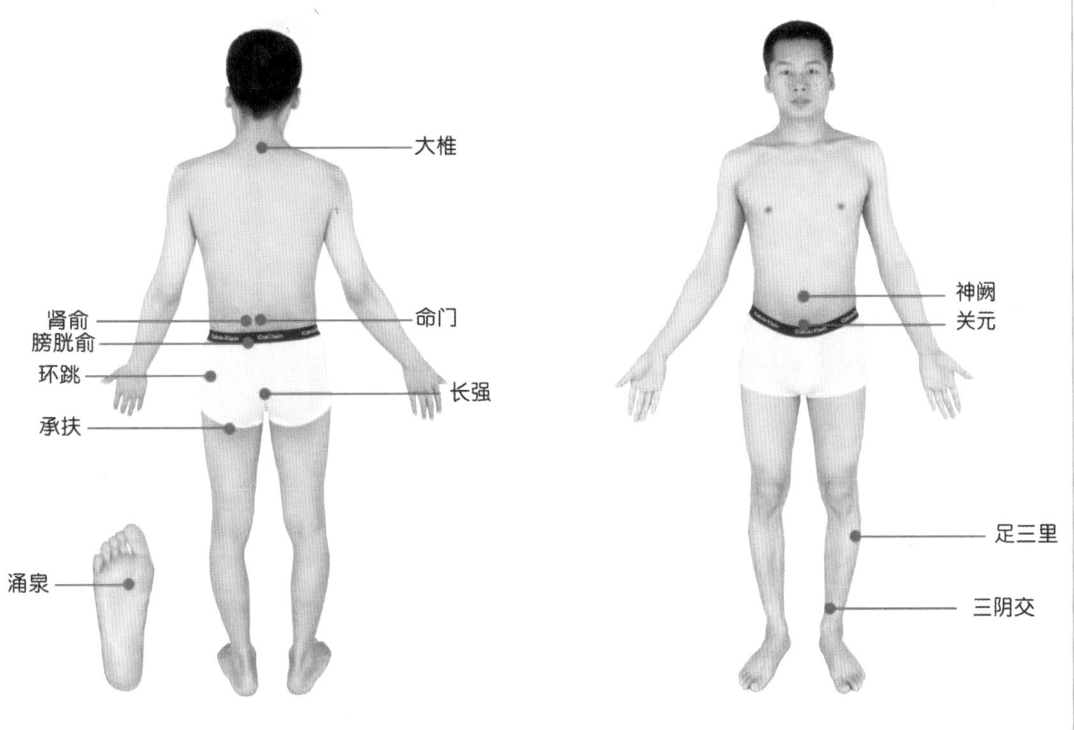

【调理时间】体后 16 分钟 / 次；体前 15 分钟 / 次。

【调理疗程】10 次 / 疗程，建议 3 个疗程。

【温馨提示】

（1）日常饮食可选择羊肉、狗肉、牛肉、韭菜、龙眼等能够温补肾阳的食物。

（2）生活中可通过按摩或击打肾俞穴，来增强肾脏的血流量，改善肾功能，保护肾脏。

（3）房事过度易导致精气虚冷、命门火衰，容易引起性功能低下，出现阳痿等情况，所以应节制房事。

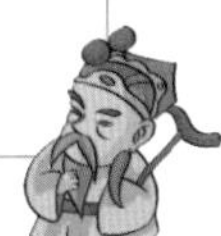

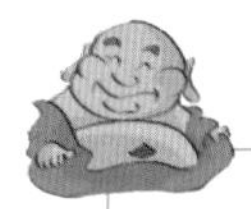

九、宇泉膀胱功能区调理法

宇泉膀胱功能区调理能使肾脏与膀胱气化正常，排尿、贮尿功能正常。

【调理范围】性功能低下、尿频、前列腺肥大、尿淋漓不尽、前列腺炎、尿不畅、前列腺增生、尿痛；宫寒、手脚冷、附件炎、尿灼热感、宫寒血瘀、月经不调。

【调理选穴】体后：大椎、命门、肾俞、膀胱俞、长强、殷门、涌泉；体前：中府、膻中、神阙、中极、子宫双穴、血海、足三里、三阴交。

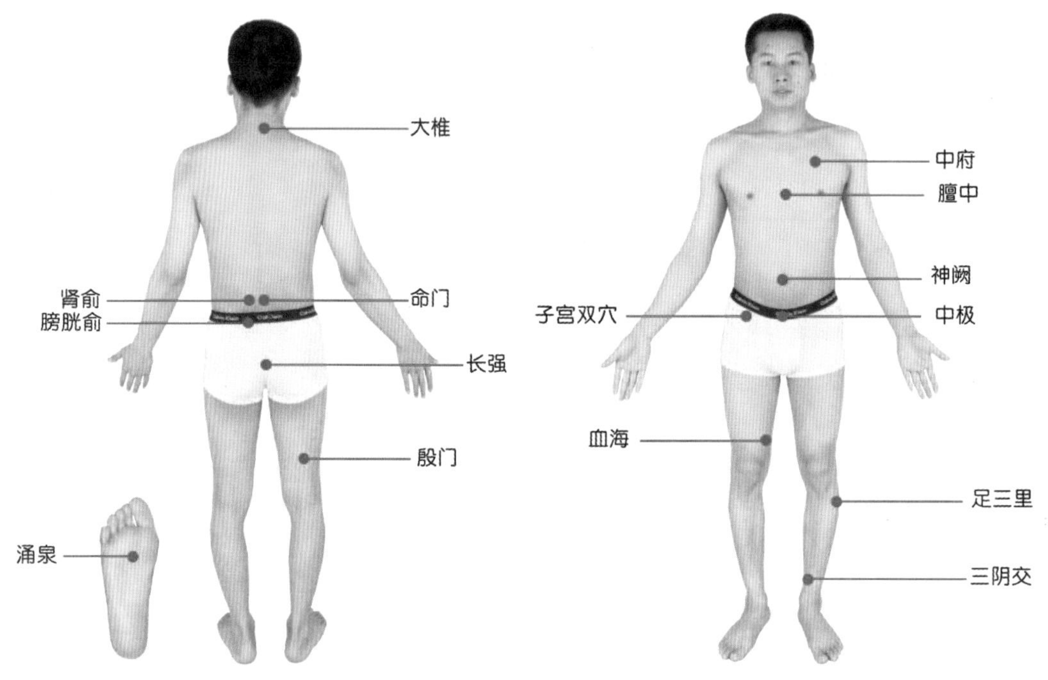

【调理时间】体后 16 分钟 / 次；体前 15 分钟 / 次。

【调理疗程】10 次 / 疗程，建议 3 个疗程。

【温馨提示】

（1）尿液是身体代谢出的废弃物，憋尿会使尿液中的有毒物质不能及时排出体外，进而对膀胱造成损害，所以生活中应避免憋尿。

（2）肺脏有通调水液代谢的作用，对膀胱的功能有制约、调节作用，无论外感还是内伤导致的肺气亏虚，都会令制约作用失常，进而出现咳而遗尿等现象，临床调理就需要辨证。

（3）外邪侵犯膀胱经会导致很多病症，如经气上冲导致的头痛、颈项疼痛、背痛等，都可以在膀胱功能区求治。

第六节 宇泉罐疗特色调理法

宇泉罐疗特色调理，是在大量临床实践中，不断总结、完善、创新的罐疗法。宇泉罐疗理论，是在传统中医理论和现代医学理论的双重指导下发展起来的，因此既有与中西医学理论一致的方面，又有自己独特诊病、治病的经验和见解，并已在长期的实践过程中，探索出了一系列被临床实践证明行之有效的特色调理法。这些特殊的疗法，为不少在医学上尚无有效治疗手段的常见病、慢性病和疑难杂症等，从新角度找到了有效的解决方案，为中医内病外治法增添了活力。

一、宇泉特色调理糖尿病

糖尿病是一种由遗传和环境因素相互作用而引起的、以高血糖为主要标志的临床综合征。由于胰岛素分泌绝对或相对不足，以及靶细胞对胰岛素敏感性降低，引起糖、蛋白质、脂肪、水和电解质等代谢紊乱，造成多系统的损害。临床上的典型病例，可出现多尿、多饮、多食、消瘦等表现，即“三多一少”症状，糖尿病（血糖）一旦控制不好，会引发并发症，导致肾、眼、足等部位的衰竭病变。

传统医学认为：本病属于中医学“消渴”范畴，其病因是五脏柔弱、素体阴虚、饮食不节、情志失调、劳欲过度，基本病机是阴虚燥热。

【宇泉对糖尿病的认知】糖尿病是脏腑功能失调引起的慢性消耗性疾病，常需终身服药。宇泉罐疗调理法，找到了胰腺的功能区，通过点压提拉手法，刺激胰腺的胰头和胰尾，把沉睡不工作的胰腺重新激活，恢复它的本能。再通过罐诊，找到引起脏腑功能失调的原因，针对相应脏腑综合调理，不吃药、不打针，调节血糖达到康复目的。

【调理选穴】体后：风池、大椎、肝区、脾区、命门、肾俞、膀胱俞、长强、环跳、殷门、承山、涌泉；体前：膻中、胰腺功能区、神阙、天枢、关元、血海、足三里、三阴交、太白。

【调理时间】体后 16 分钟 / 次；体前 15 分钟 / 次。

【调理疗程】15 次 / 疗程，建议 6 ～ 9 个疗程。

【注意事项】

（1）不暴饮暴食，生活有规律，吃饭要细嚼慢咽，多吃蔬菜。

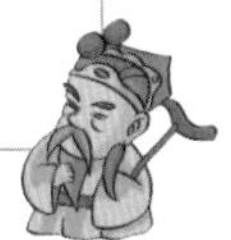

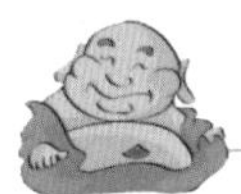

（2）性生活有规律，防止感染性疾病；避免吃过量的抗生素。某些病毒感染和抗生素过量会诱发糖尿病。

（3）多加锻炼，少熬夜。少食含高糖、高淀粉的食物。

（4）长期服药者，在罐疗时应根据疗效逐渐减量，待血糖稳定后方可停药。停药后虽血糖稳定，仍需定期治疗以巩固疗效。

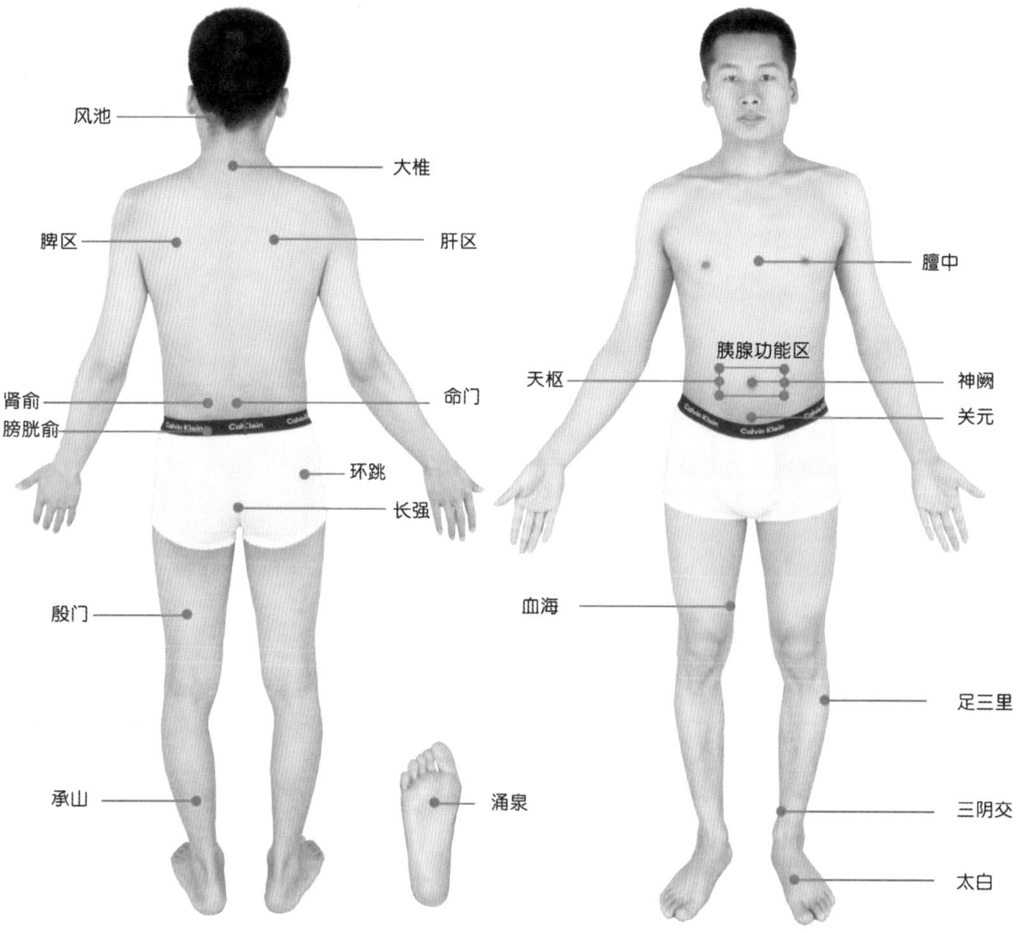

二、宇泉特色调理股骨头坏死

股骨头坏死，又称股骨头缺血性坏死，为常见的骨关节病之一。大多因风湿病、血液病、潜水病、烧伤等疾患引起，首先破坏邻近关节面组织的血液供应，进而造成坏死。其主要症状，表现为从间断性疼痛，逐渐发展到持续性疼痛，再由疼痛引发肌肉痉挛、关节活动受到限制，最后造成严重致残而跛行。另外，激素类药物的滥用，亦会导致本病的发生。

传统医学认为：本病发生的原因分为外因和内因两种，且内外因相互作用，使人体阴阳失去平衡，气血失衡，从而生疾，亦称“髀枢痹”、“骨痹”、“骨萎”。

【宇泉对股骨头坏死的认知】股骨头坏死是由于多种原因引起骨密度空洞，造成囊内压增高，使股骨头缺血缺氧而引起一系列症状的疾病。宇泉罐疗通过大泻手法，使叩罐力度直达骨髓，加速局部血流量，快速供血供氧，然后通过罐体上的备用孔，注入可活血化瘀、止痛的药液，并使药液通过张开的毛孔磁性渗透到病灶部位。释放骨囊内压，修复骨密度，使症状改善，坚持调理能达到康复。

【调理选穴】体后：玉枕、大椎、身柱、胃俞、命门、肾俞、膀胱俞、长强、环跳包围、殷门、委中、承山、涌泉；体前：神阙、天枢、中脘、关元、风市、膝三罐、足三里、三阴交。

【调理时间】体后 16 分钟 / 次；体前 15 分钟 / 次。

【调理疗程】10 次 / 疗程，建议 3 个疗程。

【注意事项】

（1）加强髋部的自我保护意识，运动前做好准备活动，小心摔跤，特别在冬季冰雪地行走时，要注意防滑摔倒。

（2）髋部受伤后应及时治疗，切不可在病伤未愈情况下，过多行走或扛、背重物，以免反复损伤髋关节。

（3）在治疗某些疾病，特别是一些疼痛性疾病时，应尽量不用或少用激素类药物。

（4）不要饮酒，少吃辣椒，脱离致病因素的接触环境，清除酒精的化学毒性，防止组织吸收。

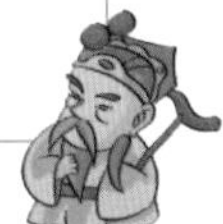

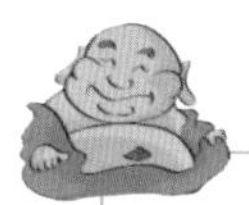

（5）增加钙的摄入量，食用新鲜蔬菜和水果，多晒太阳。

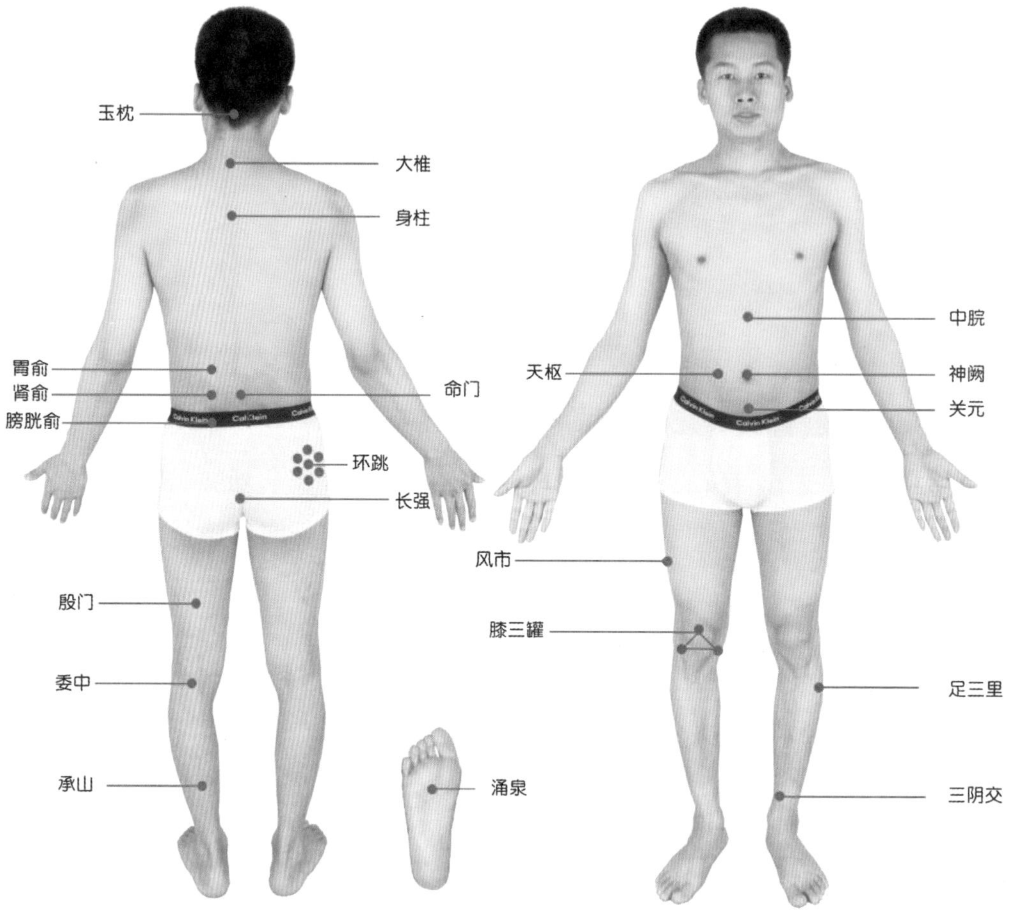

三、宇泉特色调理腰椎间盘突出

腰椎间盘突出是指腰椎间盘受到挤压、牵拉、扭转等因素的作用，致使腰椎间盘的纤维环破裂，髓核突出，刺激或压迫相应的神经根，引起以单侧或双侧腿痛为表现的综合征。腰部椎间盘为多发部位，其中以第 4 至第 5 腰椎之间最为多见。

临床表现为腰部疼痛，严重者可影响翻身和坐立。一般休息后症状减轻，咳嗽、喷嚏或大便时用力均可使疼痛加剧。有自觉麻木感、患肢温度下降等。

传统医学认为：本病属“痹症”、“腰痛”范畴，与外感风寒湿邪、跌仆劳损，致使气血凝滞、筋脉不利、肾气不足、腰膝不坚有关。

【宇泉对腰椎间盘突出的认知】当风寒入体，寒湿如不及时排除，就会使肌肉变得僵硬，挤压到脊椎的组织神经，引起腰痛、腿疼等一系列症状。宇泉在临床调理中，采用独特的罐疗八字牵引法，做到腰椎复位，使疼痛症状明显减轻。通过局部加强疏通补肾调理，达到康复的目的。

【调理选穴】体后：大椎、胃俞、命门、肾俞、膀胱俞、长强、环跳、殷门、委中、涌泉；体前：膻中、中脘、神阙、天枢、关元、足三里、三阴交。

【调理时间】体后 18 分钟 / 次；体前 16 分钟 / 次。

【调理疗程】10 次 / 疗程，建议 3 个疗程。

【注意事项】

（1）注意腰部保暖，避免着凉，睡觉以硬板床为宜。

（2）避免咳嗽、打喷嚏，防止便秘。

（3）症状好转后，可逐步进行背肌锻炼，并在腰围保护下，下地做一些较轻微活动，但是一定要注意避免过度负重，注意休息，以免影响腰突症状复发。

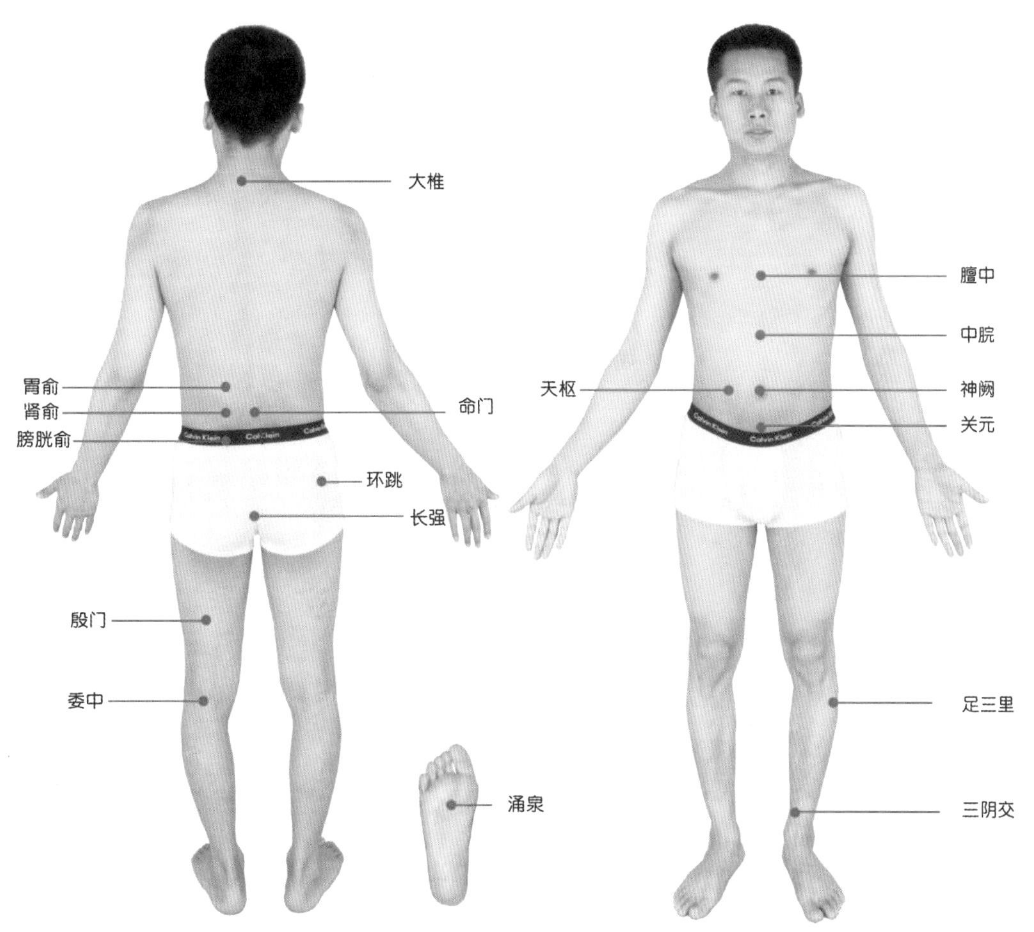

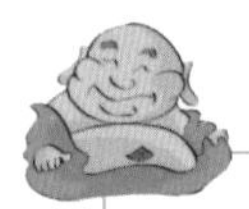

四、宇泉特色调理强直性脊柱炎

强直性脊柱炎以骶髂关节和脊柱关节的慢性进行性炎症为主，炎症侵犯四肢关节、内脏及其他组织器官，是进展性、全身性、慢性疾病。因本病会导致椎间盘纤维环及附近结缔组织钙化、骨化，所以病人最终会出现脊柱的骨性强直，故根据其发病特点、部位等，被形象的称为强直性脊柱炎。此病可以造成患者全身骨骼、关节变形，关节屈伸功能障碍，造成残疾，丧失劳动能力，严重者会导致瘫痪，生活不能自理。

本病受累的组织器官并非仅仅限于脊柱、髋、膝踝、腕肩等四肢大关节，而且还累及眼睛、心脏、肺脏、肾脏等很多脏器，强直性脊柱炎是一种破坏免疫系统、破坏骨骼的全身性疾病。

传统医学认为：本病属寒湿范畴。多因卫阳不固，外感风寒湿邪，流注于经络关节，使气血瘀阻不畅所致。

【宇泉对强直性脊柱炎的认知】通过加强五罐调理提高自身免疫力，再运用罐灸脊柱排罐法进行调理，罐灸脊柱祛风祛湿，同时能快速刺激脊柱黏连强直部位，通经活络，改善循环，改善症状，坚持调理能达到康复的目的。

【调理选穴】体后：大椎、身柱、命门、长强、环跳、殷门、承山、涌泉；体前：膻中、中脘、神阙、天枢、关元、内关、足三里、三阴交。

【调理时间】体后 18 分钟 / 次；体前 15 分钟 / 次。

【调理疗程】10 次 / 疗程，建议 9 个疗程。

【注意事项】

（1）避免传染病、流行病入侵，预防感冒、腹泻及生殖卫生。注意饮食结构。戒掉烟酒。

（2）强直性脊柱炎病人长期患病对骨密度有影响，可发生骨质疏松，轻微的挫伤即有可能会引起骨折或引起本病。

（3）保暖，尤其要注意腰背部的保暖，冬季应选择向阳的房子居住，出汗时切忌吹风，因汗出时毛孔开放风邪易入侵。

（4）疾病复发早期会有症状，但病人往往思想麻痹，不留意，抱着挺一挺的态度，最终致使病情加重，造成复发，要切记，一旦发现马上治疗。

（5）根据体力状况适当锻炼身体，增加户外活动，深呼吸和有氧运动有助于保持胸廓的弹性，增加肺活量。

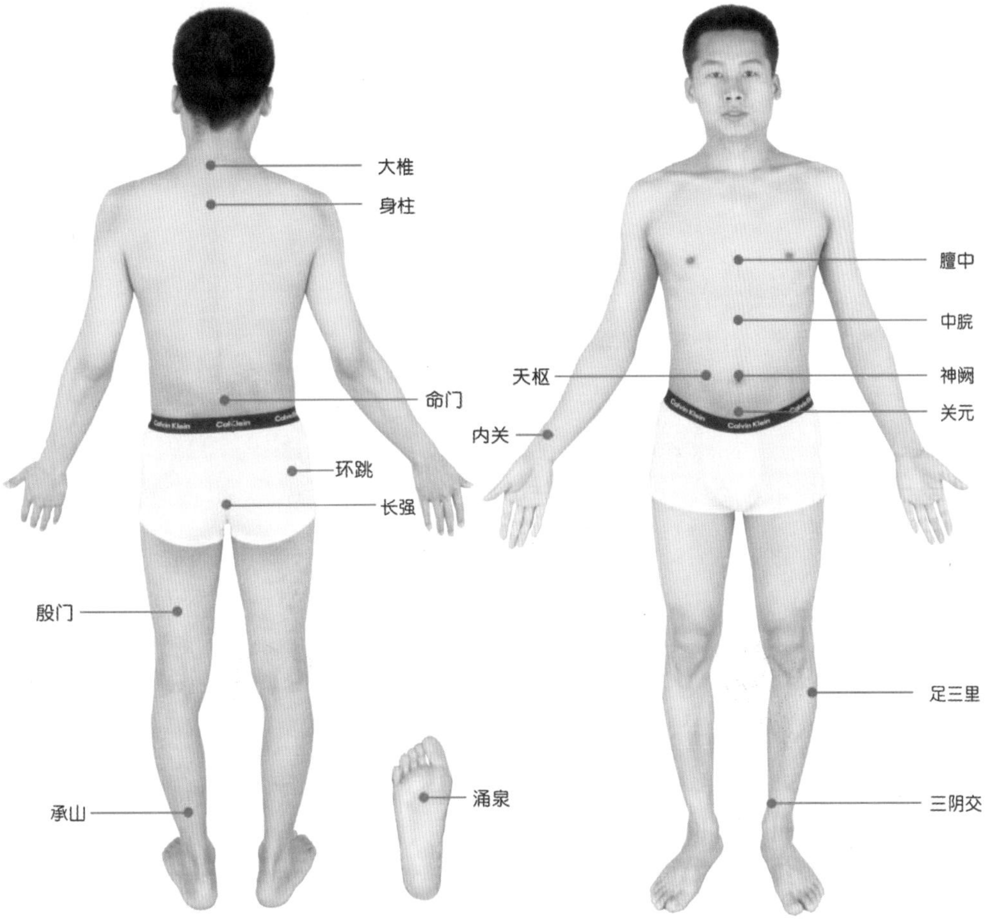

五、宇泉特色调理脂肪肝

脂肪肝是一种肝组织脂肪积蓄过多所致的肝脏疾病。临床上，轻度脂肪肝可无症状或仅觉肝区闷胀感。中、重度脂肪肝则有肝区闷胀，甚或疼痛、疲乏无力、消化不良、肝脏肿大、腹部胀满、肝功能异常、高脂血症等。约 6% ～ 8% 的患者可转化为肝纤维化、肝硬化，部分患者可并发糖耐量异常、高黏血症、高血压、冠心病等疾病。

传统医学认为：脂肪肝属于中医“积证”。是指体内肥脂之气过多地蓄积于肝脏。由于过食油腻肥甘饮食，食而不运，脂膏留积于肝，从而导致肝脏功能失调，疏泄不利的一系列病症。

【宇泉对脂肪肝的认知】脂肪肝的形成是因为肝内瘀积、疏散失调，从而引发肝脏一系列的问题。宇泉罐疗在临床调理中，通过在肝功能区包

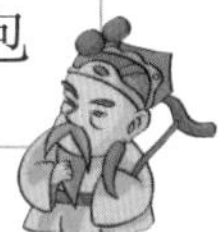

围、刺络疗法，把肝区的多余脂肪排出体外，使肝功能正常，血液循环畅通，从而达到康复目的。

【调理选穴】体后：大椎、肝区包围、命门、肾俞、膀胱俞、长强、殷门、委中、承山、涌泉；体前：中脘、神阙、天枢、关元、足三里、三阴交。

【调理时间】体后 16 分钟 / 次；体前 15 分钟 / 次。

【调理疗程】10 次 / 疗程，建议 3 个疗程。

【注意事项】

（1）找出病因，对症调理。饮酒者应戒酒。营养不良性脂肪肝应适当增加营养，特别是蛋白质和维生素的摄入。

（2）调整饮食结构，提倡高蛋白质、高维生素、低糖、低脂肪饮食。多吃青菜、水果和富含纤维素的食物，以及高蛋白质的瘦肉、河鱼、豆制品等，不吃零食，睡前不加餐。

（3）适当增加运动，促进体内脂肪消耗，积极治疗，都能痊愈。

（4）预防工作应从儿童做起。

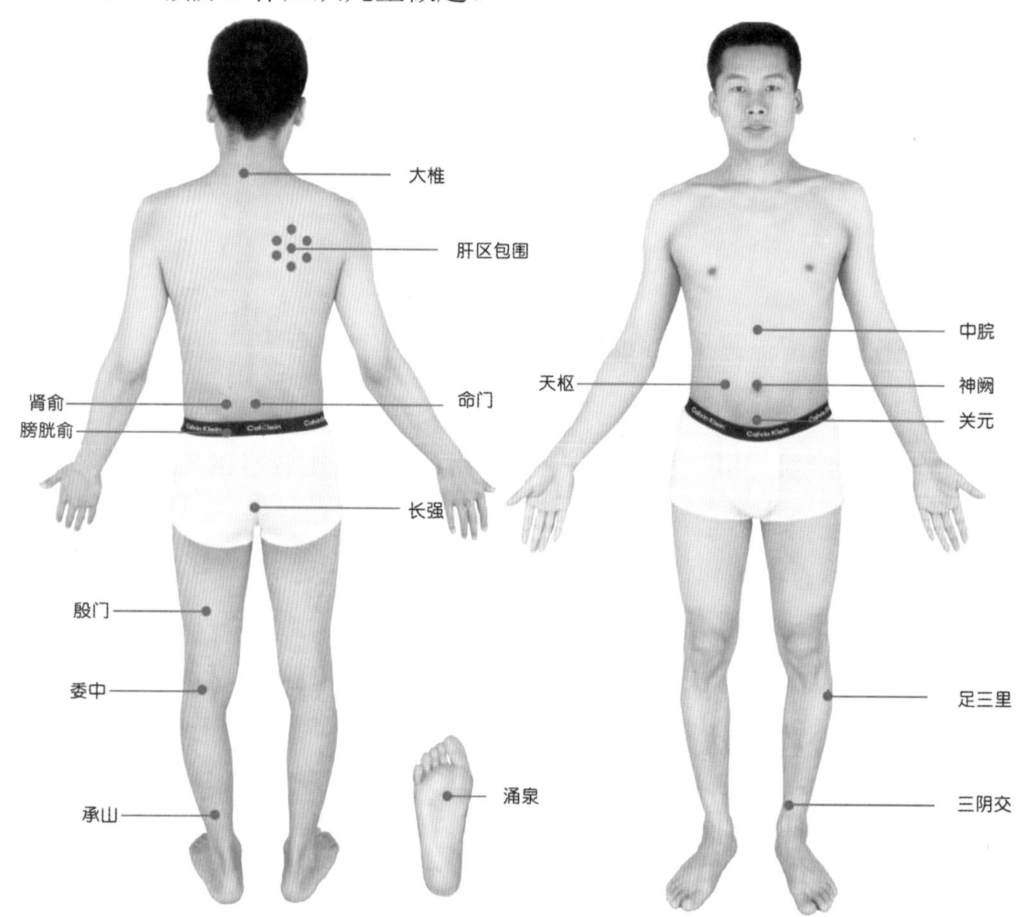

六、宇泉特色调理前列腺肥大

前列腺肥大是前列腺的逐渐增大对尿道及膀胱出口产生压迫作用，临床上表现为尿频、尿急、夜间尿次增加和排尿费力，性功能减退，并能导致泌尿系统感染、膀胱结石和血尿等并发症，对老年男性的生活质量产生严重影响。诱发因素是过度饮酒、会阴部损伤、慢性前列腺炎、房事过多等引起的前列腺长期充血。

传统医学认为：本病为欲火妄动，所愿不遂，或忍精不泄，肾火郁而不散，离位之精化成白浊；或房事不节，精室空虚，湿热从精道内侵，湿热壅滞，气血瘀阻而成。病久伤阴，肾阴暗耗，可出现阴虚火旺证候。

【宇泉对前列腺肥大的认知】前列腺外包有一层膜，致使药力吸收率较低，药物治疗效果一般。但前列腺肥大并不是不可逆转的，**临床发现，在直肠和前列腺之间正好有 0.5mm 左右的空间。根据中医的临床经验，拔罐注药法能够透过这 0.5mm 打开“尿门”**。宇泉罐疗法则是通过在功能区并配合特效穴位拔罐，用大泻手法打开“尿门”，达到疏通和临床康复的目的。

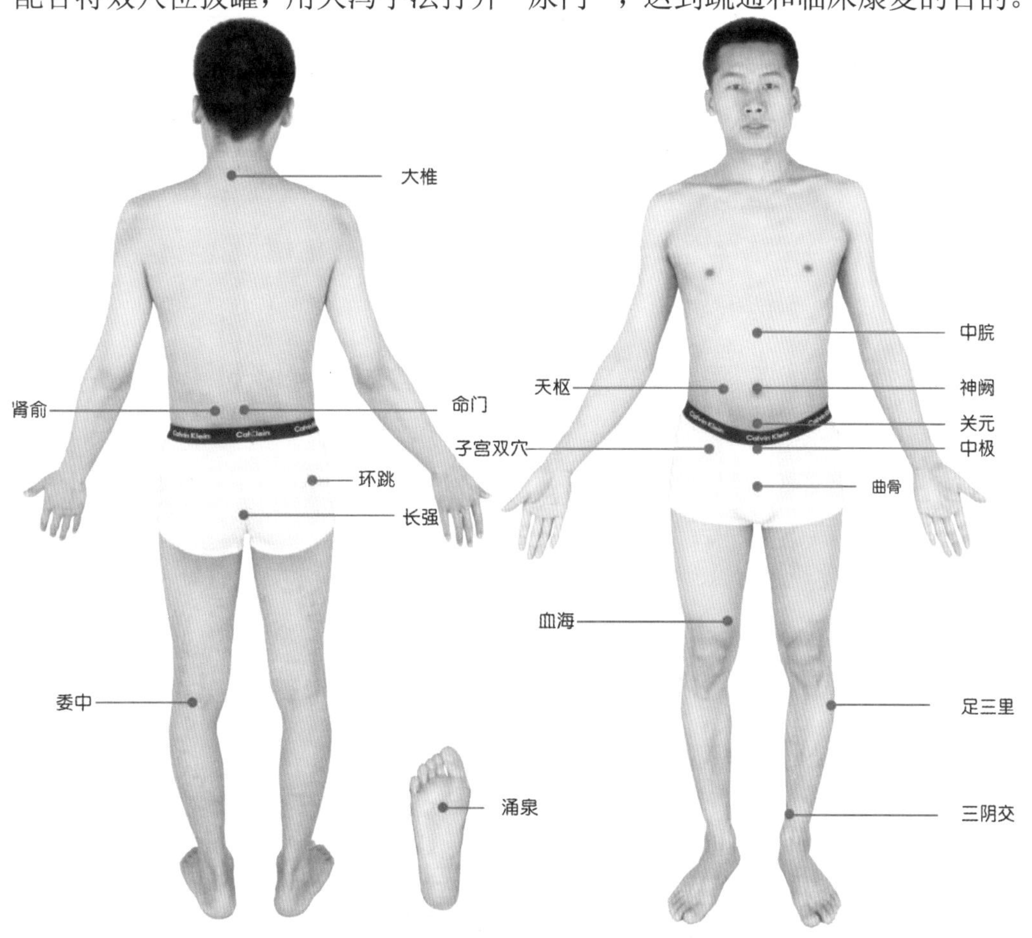

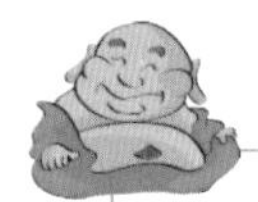

【调理选穴】体后：大椎、命门、肾俞、长强、环跳、委中、涌泉；体前：神阙、中脘、天枢、关元、中极、子宫双穴、曲骨、血海、足三里、三阴交。

【调理时间】体后 16 分钟 / 次；体前 15 分钟 / 次。

【调理疗程】10 次 / 疗程，建议 3 个疗程。

【注意事项】

（1）禁止吸烟、饮酒、嗜辛辣食品。

（2）避免久坐，否则会引起前列腺长期充血和盆底肌肉长期慢性挤压。

（3）受凉、疲劳等导致机体抵抗力下降或特异体质等也会引起此病。

七、宇泉特色调理子宫肌瘤

子宫肌瘤是女性生殖器最常见的良性肿瘤，多无症状，少数表现为经量增多及经期延长，下腹包块，白带增多，压迫症状，腹坠胀，腰酸背痛，不孕或流产等，多发于生育年龄，青春期前少见。

传统医学认为：子宫肌瘤多为经产不慎，六淫乘袭，七情内伤，饮食劳逸等致气血不和，脏腑失调，进而损伤冲任，血、瘀、痰、湿相结，阻于胞宫，日久积而成癥瘕。瘀血内停是其病机关键。

【宇泉对子宫肌瘤的认知】子宫肌瘤主要是气滞血瘀形成的。宇泉罐疗通过负压牵拉挤压的作用，把子宫肌瘤细胞的积液和炎性细胞挤出，随血流量的加速而排出体外，同时罐内注药直达病灶部位，达到化瘀散结的效果，使子宫肌瘤消失，恢复到健康状态。

【调理选穴】体后：大椎、胃俞、命门、肾俞、长强包围、环跳、承山、涌泉；体前：神阙、中脘、天枢、中极包围、血海、足三里、三阴交。

【调理时间】体后 16 分钟 / 次；体前 15 分钟 / 次。

【调理疗程】10 次 / 疗程，建议 3 ～ 5 个疗程。

【注意事项】

（1）防止过度疲劳，经期注意休息，多吃蔬菜、水果，少食辛辣、刺激性食品。

（2）保持外阴清洁、干燥，内裤宜宽大。若白带过多，应注意随时冲洗外阴。

（3）患子宫肌瘤的妇女在做人工流产后，子宫恢复差，常会引起长时间出血或慢性宫颈炎症。

（4）如果月经量过多，要多吃富含铁质的食物，以防缺铁性贫血。

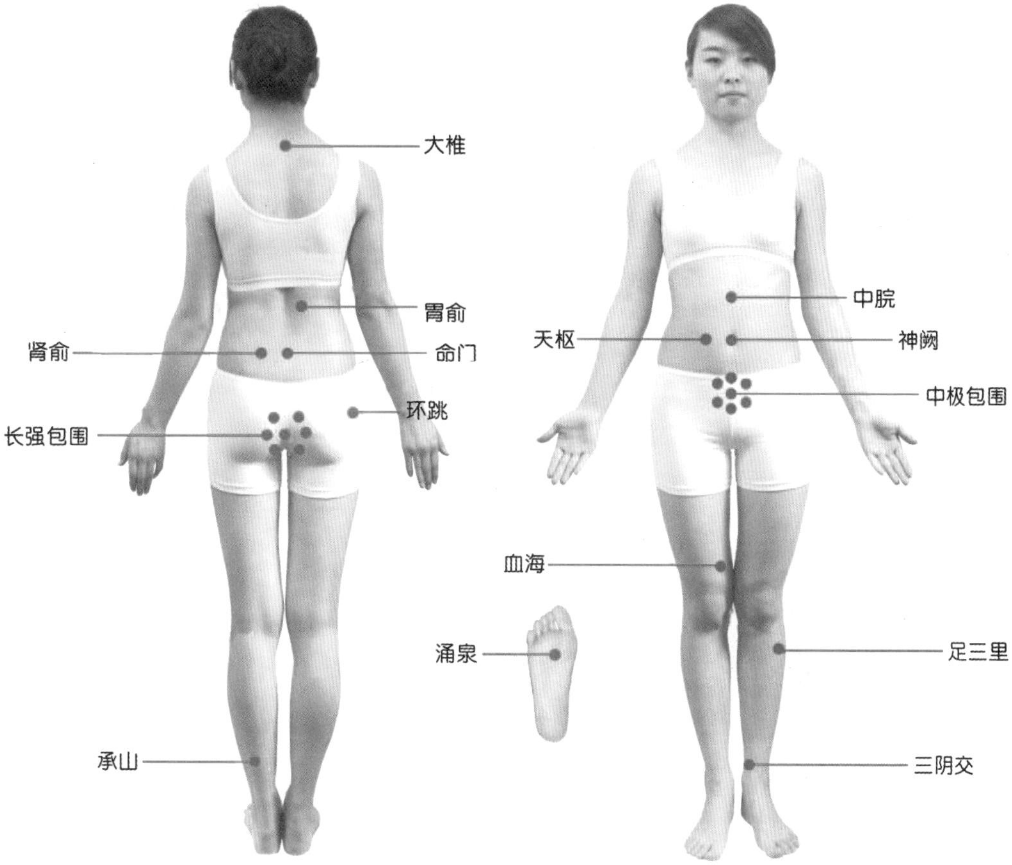

八、宇泉特色调理高血压

高血压病以体循环收缩压和（或）舒张压持续增高为主要临床症状，并伴有血管、心、脑、肾等组织器官功能性或器质性改变的全身性疾病。主要有头疼、眩晕、耳鸣、心悸气短、失眠、肢体麻木等症状。严重高血压患者可出现眼底动脉变窄、左心室肥大或衰竭、脑出血、肾功能衰竭、视网膜出血、中风等症状。

传统医学认为：此病属于“头痛”、“眩晕”范畴，皆因内伤虚损、肝肾阴虚、肝阳上亢、肝风上扰、饮食不节、情志失调所致。

【宇泉对高血压的认知】在临床中发现，一部分高血压的形成与脑毛细血管发炎有密切关系。脑毛细血管血流循环受到阻碍，脑压增高，血压增高，出现一系列高血压反应症状。调理主要用升阳降阴法结合调理五脏

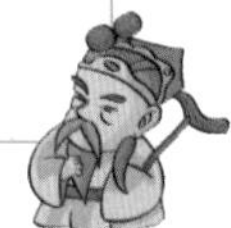

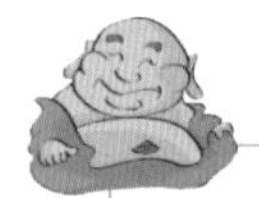

六腑，达到控制血压的目的，不吃药，把血压调到正常状态。

【调理选穴】体后：百会、风池、大椎至长强排 9 罐、肾俞、命门、环跳、殷门、委中、承山、涌泉；体前：锁骨、中脘、神阙、关元、曲池、内关、血海、阴陵泉、阳陵泉、足三里、三阴交、太冲。

【调理时间】体后 16 分钟 / 次；体前 15 分钟 / 次。

【调理疗程】10 次 / 疗程，建议 3 ～ 5 个疗程。

【注意事项】

（1）注意劳逸结合，保持足够的睡眠，参加力所能及的工作、体力劳动和体育锻炼。

（2）注意饮食调节，以低盐、低动物脂肪饮食为宜，并避免吃含胆固醇高的食物。

（3）肥胖者适当控制热量，适当减轻体重，不吸烟。

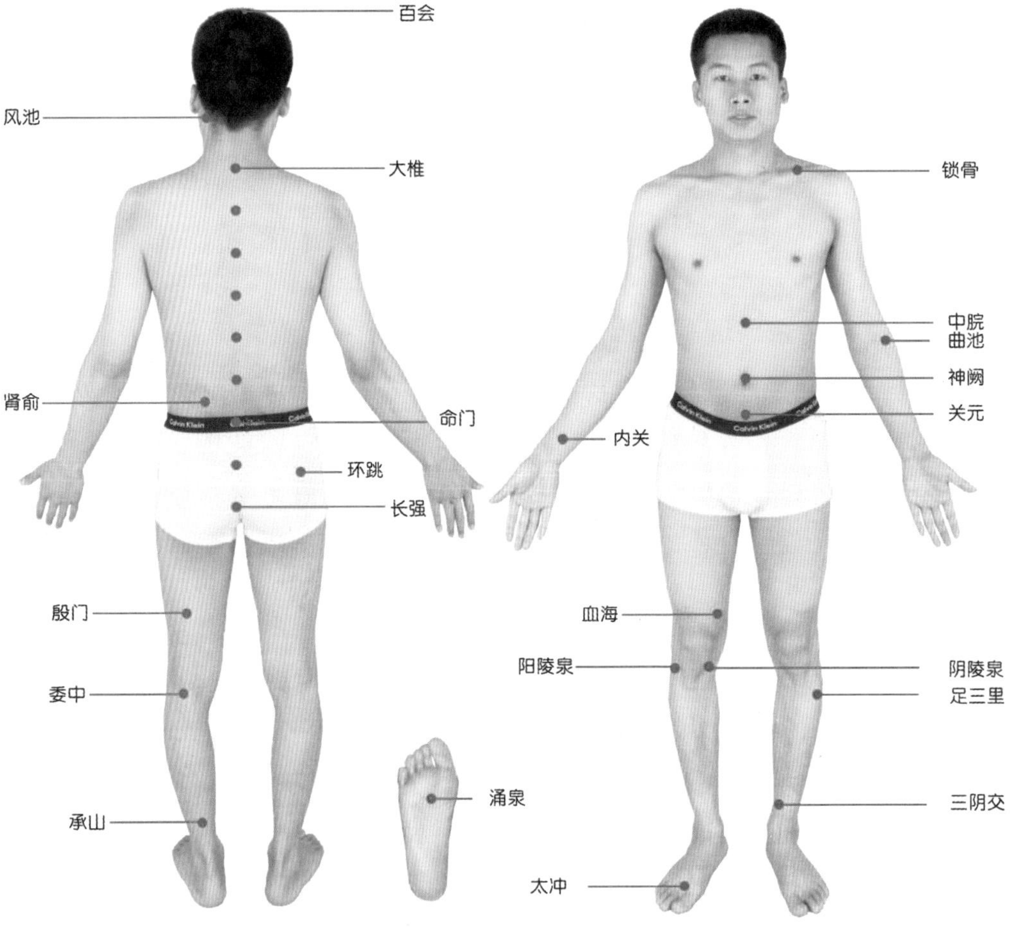

九、宇泉特色调理脑萎缩

脑萎缩是指由于各种原因导致脑组织本身发生器质性病变而产生萎缩的一类神经性疾病。脑萎缩包括小儿脑萎缩、成人脑萎缩。以老年人多见。

传统医学认为：脑萎缩属中医“痴呆”、“健忘”、“眩晕”、“痿证”、“震颤”等范畴。虽病位在脑，但与各脏腑功能密切相关，病理机制属本虚标实。

【宇泉对脑萎缩的认知】宇泉罐疗在临床中发现，一部分脑萎缩与先天性脑动脉血管狭窄有密切关系，导致大小脑的供氧、供血不足，脑细胞营养不良。如果调理能给大小脑足够氧气，疾病就可得到缓解。**临床主要采用独创的六针串连疗法，给脑部大量供氧供血，**从而减轻脑萎缩的临床症状。

【调理选穴】体后：百会、风池、玉枕、大椎、身柱、命门、涌泉；体前：锁骨、膻中、中脘、曲池、内关、神阙、天枢、关元、足三里、三阴交。

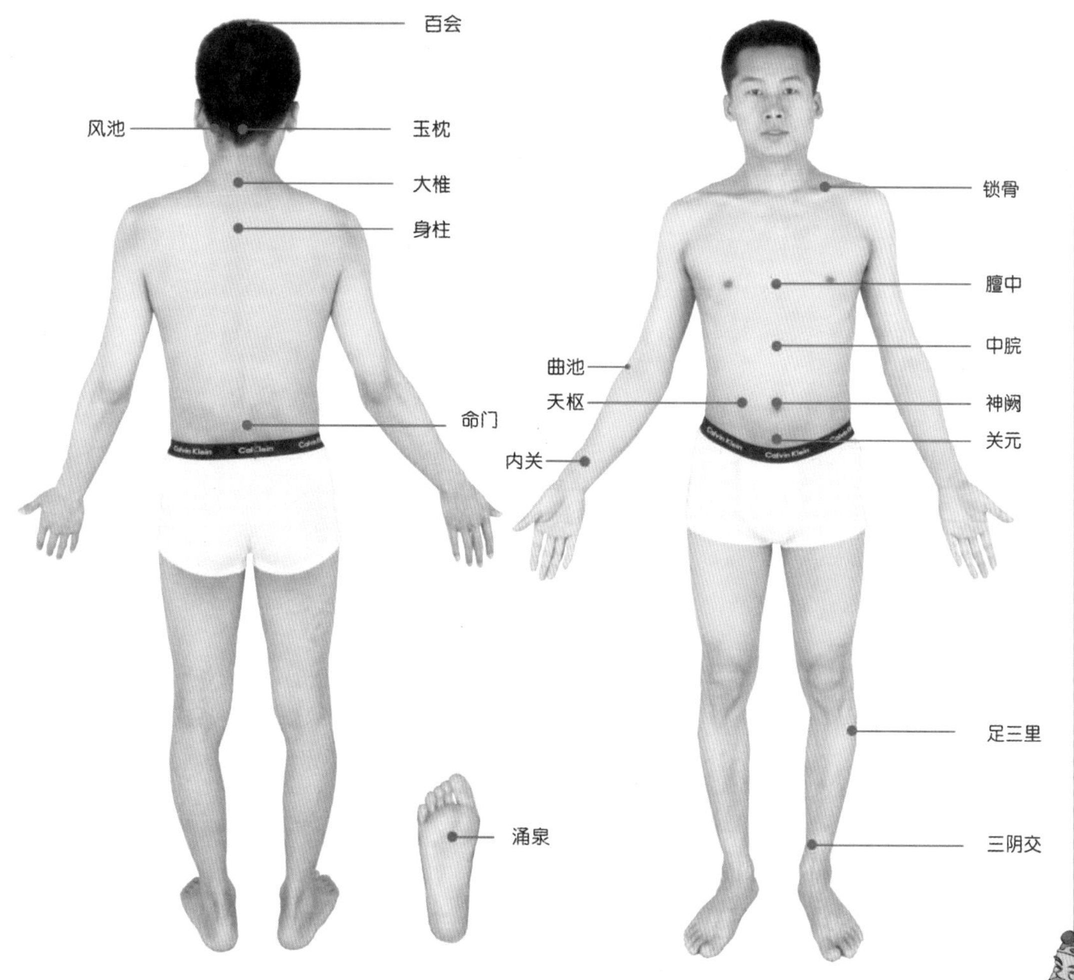

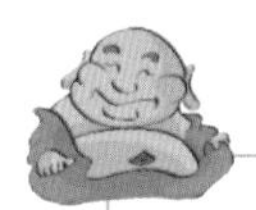

【调理时间】体后 16 分钟 / 次；体前 15 分钟 / 次。

【调理疗程】10 次 / 疗程，建议 9 ～ 12 个疗程。

【注意事项】

（1）防治某些全身性疾病，纠正不良生活习惯，早发现、早治疗，积极地采取正确的措施，把一些危险因素控制在萌芽状态。

（2）经常读书看报、写写算算，有规律地运转大脑，不断促进大脑神经及感官信息运动的活跃，有利于改善脑部的血液循环，推迟脑细胞的老化，延缓脑萎缩的进程。

（3）多增加外出活动机会、刺激大脑皮层，不断有新的兴奋点产生，从而可以延缓衰老，减慢脑功能衰退。

（4）清淡饮食，保持大便通畅。调理循序渐进、持之以恒。

十、宇泉特色调理类风湿关节炎

类风湿关节炎，是一种以关节病变为主要特征的慢性、全身性、免疫系统异常的疾病。早期有游走性的关节疼痛、肿胀和关节功能障碍，晚期则出现关节僵硬、畸形、肌肉萎缩和功能丧失。本病发展缓慢，初期有反复性的上呼吸道感染史，而后先有单个关节疼痛，发展成多个关节疼痛；病变常从四肢远端的小关节开始，且左右基本对称；病程大多迁延多年，在进程中有多次缓解和复发交替的特点，有时缓解期可持续很长时间。

传统医学认为：本病属“痹症”范畴，多因身体虚弱、卫阳不固，外感风寒湿邪，流注于经络关节，使气血瘀阻不畅所致。

【宇泉对类风湿关节炎的认知】风湿类风湿是风寒入体引起全身性免疫系统异常反应，导致全身所有关节部位疼痛变形的疾病。宇泉罐疗用大泻手法和三罐强治调理，能把深层血液里的风寒排出体外，改善症状，提高免疫力达到康复。

【调理选穴】体后：大椎、肩三罐、天宗、命门、肾俞、环跳三罐、殷门、委中、承山、涌泉；体前：肩井、肩前、神阙、中脘、天枢、关元、膝三罐、足三里、三阴交。

【调理时间】体后 16 分钟 / 次；体前 15 分钟 / 次。

【调理疗程】10 次 / 疗程，建议 6 ～ 9 个疗程。

【注意事项】

（1）加强锻炼，增强身体素质，避免受风、受潮、受寒。注意保暖。

（2）要劳逸结合，活动与休息要适度，疲劳会使人的免疫力下降，容易引发疾病。

（3）要善于节制不良情绪，努力学习，积极工作，心胸开阔，生活愉快，进而使身体健康，“正气存内，邪不可干”。保持正常的心理状态，对维持机体的正常免疫功能是重要的。

（4）预防和控制感染。

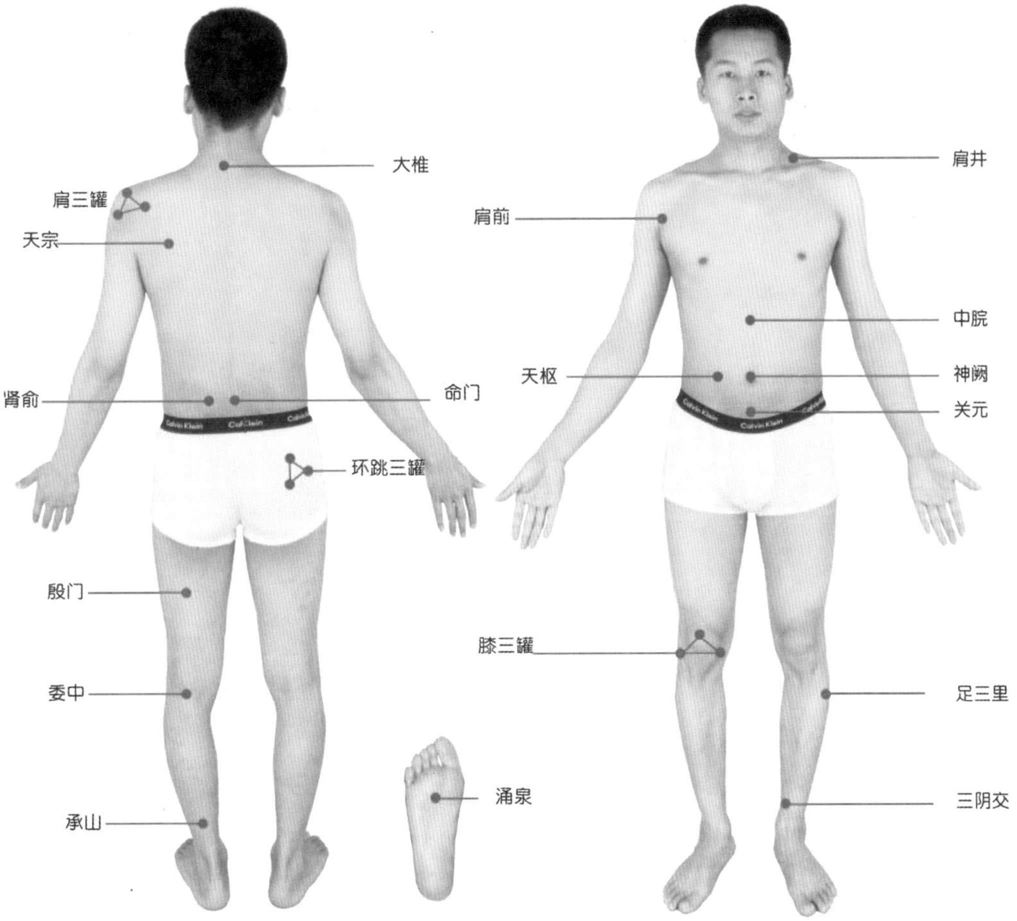

十一、宇泉特色调理失眠

失眠以睡眠时间不足，睡眠深度不够，不能消除疲劳、恢复体力与精力为主要特征。并常伴有精神不振，反应迟钝，体倦乏力，甚者心烦懊恼。严重影响生活、工作、学习和健康，并能加重或诱发心悸、胸痹、眩晕、头痛、

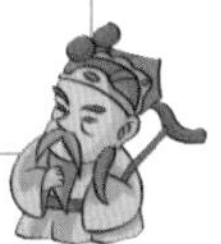

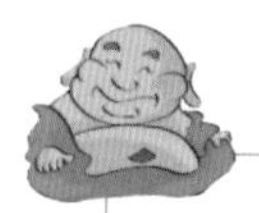

中风等症。

传统医学认为：本病属“不寐”范畴，常因肝气郁结、血不归肝；或饮食不节、胃中不和；肾阴耗伤、心肾不交；或思虑劳倦、惊恐伤神所致。

【宇泉对失眠的认知】现代医学发现人在失眠时神经处于亢奋状态，在嗜睡犯困时神经处于抑制状态，这都是自律神经紊乱的表现，严重影响工作和生活。宇泉罐疗调理就是在人体背部的外膀胱经和内膀胱经用大补手法叩罐，使兴奋、紊乱的神经调节到正常状态，使睡眠正常。

【调理选穴】体后：安眠穴、玉枕、大椎、身柱、膀胱俞、长强、外关、殷门、承山、涌泉；体前：锁骨、中脘、天枢、关元、劳宫、足三里、三阴交。

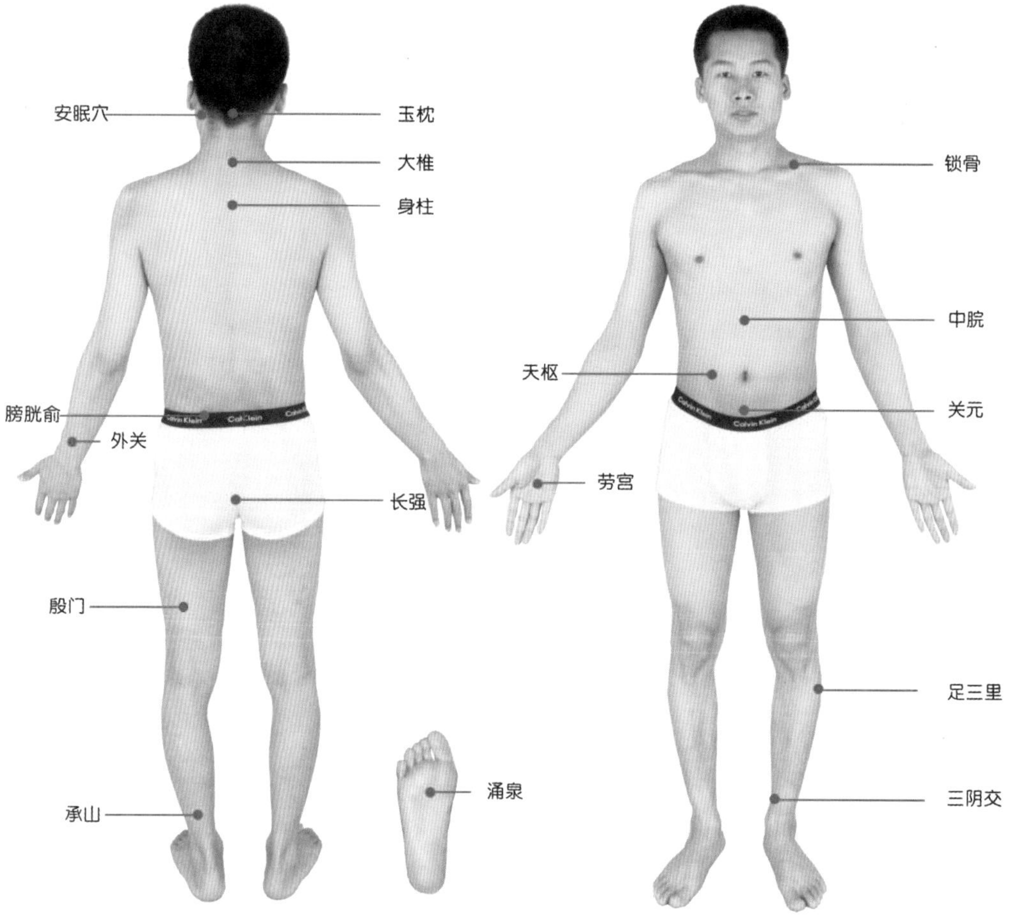

【调理时间】体后 16 分钟 / 次；体前 15 分钟 / 次。

【调理疗程】10 次 / 疗程，建议 3 ～ 5 个疗程。

【注意事项】

（1）卧室内最佳温度为 18 ～ 22℃。人体在这个温度内感觉最舒适，比较容易入睡。

（2）卧室墙壁的色调以绿色为主。红色等凝重的色彩容易让人兴奋，无法入睡，对于焦虑型失眠者更是大忌。抑郁型失眠者则应避开蓝色、灰色等使人消沉的暗淡颜色。

（3）合适的枕头。高 15 ～ 20cm 的枕头最合适。枕头过高不但睡不安稳，长久使用还会增加皱纹。

十二、宇泉特色调理女性不育不孕

育龄夫妇双方同居一年以上，有正常性生活，没有采用任何避孕措施的情况下，未能成功怀孕者称不孕症。虽能受孕但因种种原因导致流产、死胎而不能获得存活婴儿的称为不育症。

传统医学认为：其主要病因是肾虚。肾阳虚，命门火衰、冲任不足、胞宫失于温煦、宫寒不能摄精成孕；肾阴虚，冲任失滋、子宫不能摄精成孕。女子以肝为先天，肝气郁结、疏泄失常、气血不调、冲任不和、胞宫不能摄精成孕等。

【宇泉对不育不孕的认知】宇泉认为不育不孕的女性，是由于宫内寒湿不能排出体外，子宫内膜薄等原因，不能摄精成孕所致，宇泉特色调理主要实施功能区包围法进行调理，可达到驱寒祛湿、通经活络的效果，临床调理 5 ～ 6 个疗程可达到正常怀孕。

【调理选穴】体后：大椎、命门、肾俞、膀胱俞、长强、委中、承山、涌泉；体前：神阙、中脘、天枢、关元、子宫双穴、足三里、三阴交。

【调理时间】体后 16 分钟 / 次；体前 15 分钟 / 次。

【调理疗程】10 次 / 疗程，建议 5 ～ 6 个疗程。

【注意事项】

（1）要保持愉快心情，培养广泛兴趣，注意自我保护，避免吸烟饮酒。

（2）节制性生活有利孕育，选用女方排卵期同房，以增加受孕机会。

（3）要积极参加体育锻炼，保证充足的睡眠。避免不良生活习惯和不健康的饮食习惯。

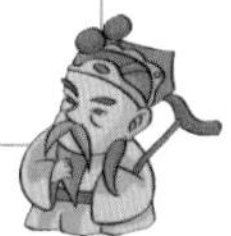

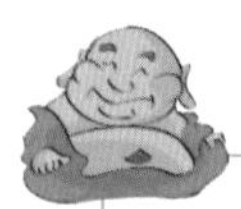

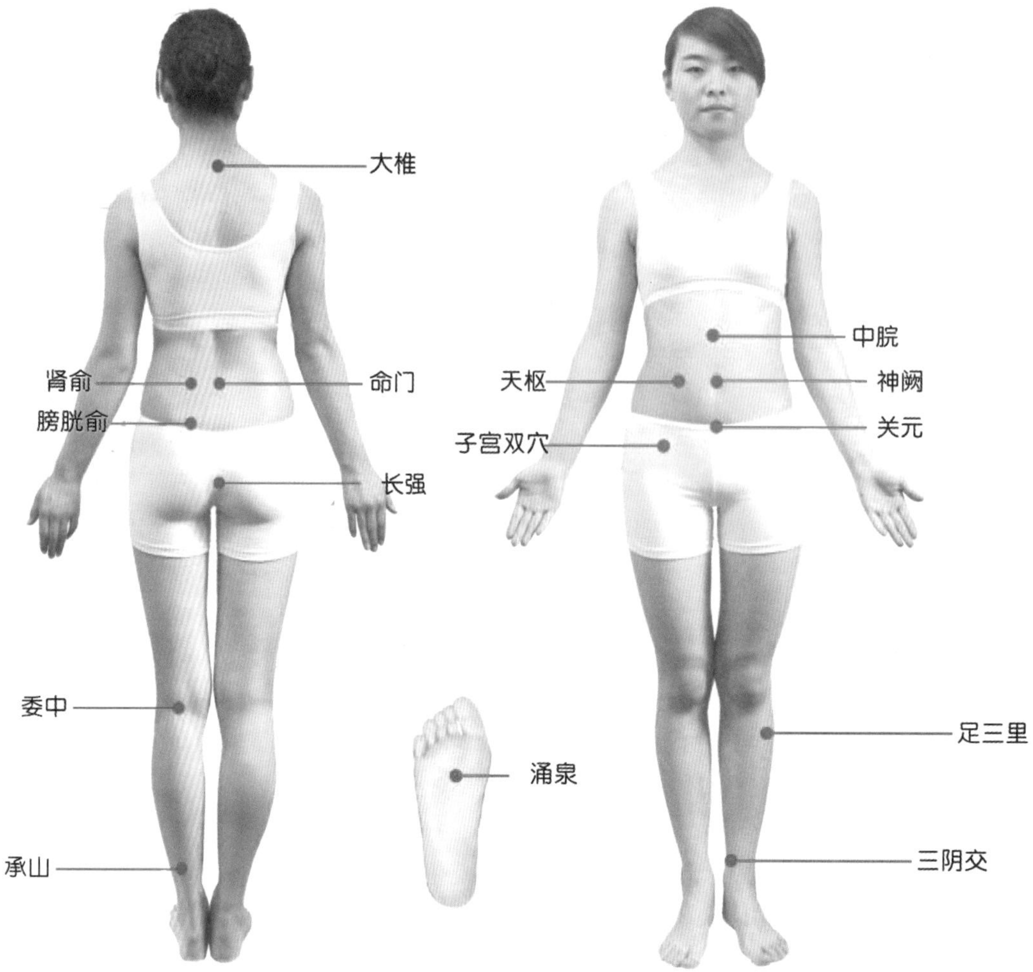

大椎
肾俞
命门
膀胱俞
长强
委中
承山
涌泉
中脘
天枢
神阙
子宫双穴
关元
足三里
三阴交

十三、宇泉特色调理帕金森综合征

帕金森综合征是一种多见于老年人中的非遗传性神经系统疾病，主要病理改变是脑内多巴胺减少。多数人认为，帕金森病的发生与年龄增大，遗传易感性和环境因素有关。临床症状包括震颤、肌强直、运动减少或运动消失以及四肢平衡紊乱，重者有发音障碍，痴呆，抑郁，口水过多等。

传统医学认为：帕金森是风、寒、痰、瘀、精少、脏虚引起的，从本质上阐述了震颤的病因与病机。肾不足补之以精，精不足补之以味，血不足补之以气，气不足补之以脾。大脑是最高的指挥机构，营养成分不能缺失，脏腑和血液之精气必须营养脑海，使大脑髓海得到营养。

【宇泉对帕金森综合征的认知】临床发现是因为脑部缺血缺氧及肝风内动所致，通过特有的六针串联配合疏肝祛风的方法进行调理，能有效调理帕金森综合征。

【调理选穴】体后：大椎至长强 9 罐（包括玉枕、大椎、命门、长强），风池、肩髃、肾俞、环跳、承山、涌泉；体前：锁骨、膻中、曲池、内关、神阙、中脘、天枢、关元、子宫双穴、足三里、三阴交。

【调理时间】体后 16 分钟 / 次；体前 15 分钟 / 次。

【调理疗程】10 次 / 疗程，建议 3 个疗程。

【注意事项】

（1）坚持锻炼，多散步，举举手，伸伸腿，以运动自己的双手或双臂，每天要有一定量的运动。

（2）保持乐观心态，多参加户外活动和社会活动，避免加速肌强直的发生。

（3）户外活动不要选择在清晨或傍晚，当天气湿热时要穿着宽松，老年人应预防中暑。

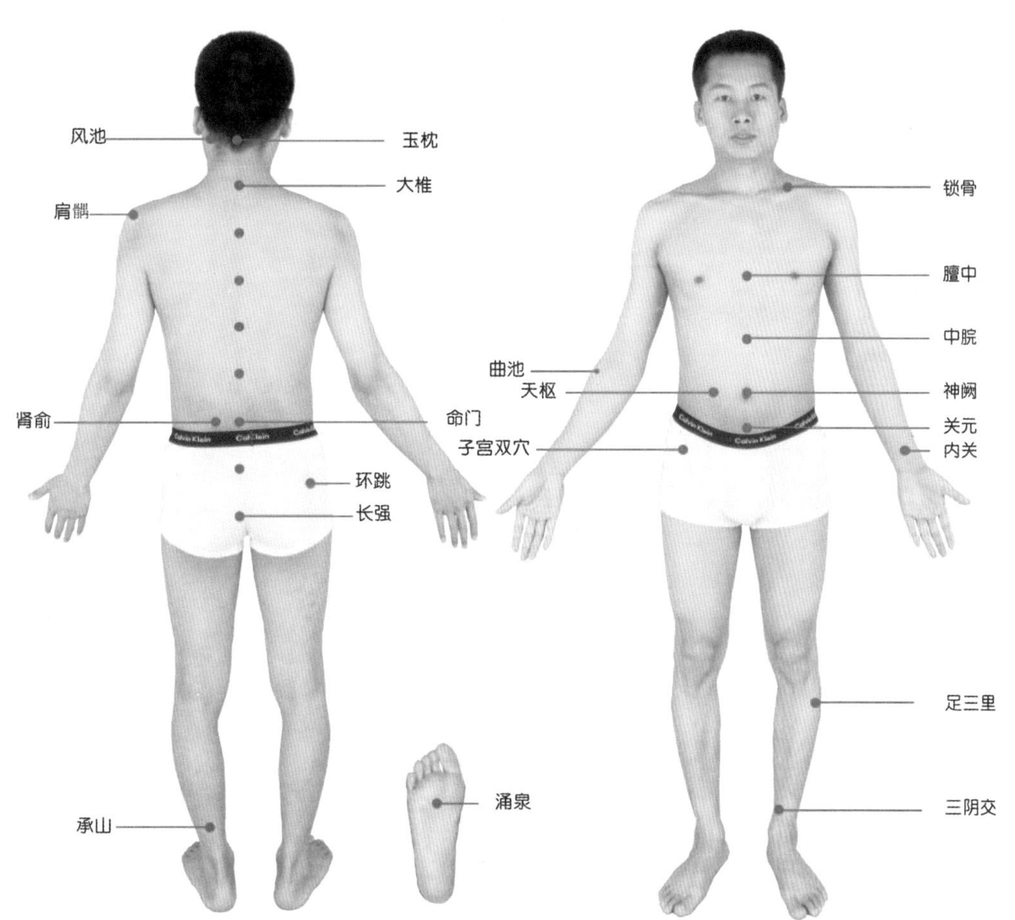

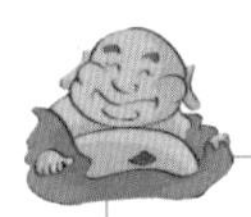

十四、宇泉特色调理受惊吓

人体本身具有预防疾病的预警装置，在受到外界突发事件的情况下，由于人的大脑处于极度兴奋、紧张状态，对突发事件不能发挥人体应有的保护系统，人就会受到惊吓。人体受到惊吓时，会使人的机体生理功能被抑制，有的处于睡眠状态，严重的时候生理功能就会失调，在这样的状态下，将会引起人体生理功能紊乱。也就是说，由于受惊吓，生理功能活动受阻，将引起人的五脏六腑功能失调。

【宇泉对受惊吓的认知】宇泉罐疗调理能将被抑制的生理功能激活，疏通经络，提高免疫力。

【调理选穴】体后：风池、大椎、身柱、命门、涌泉；体前：锁骨、神阙、中脘、天枢、关元、内关、足三里、三阴交。

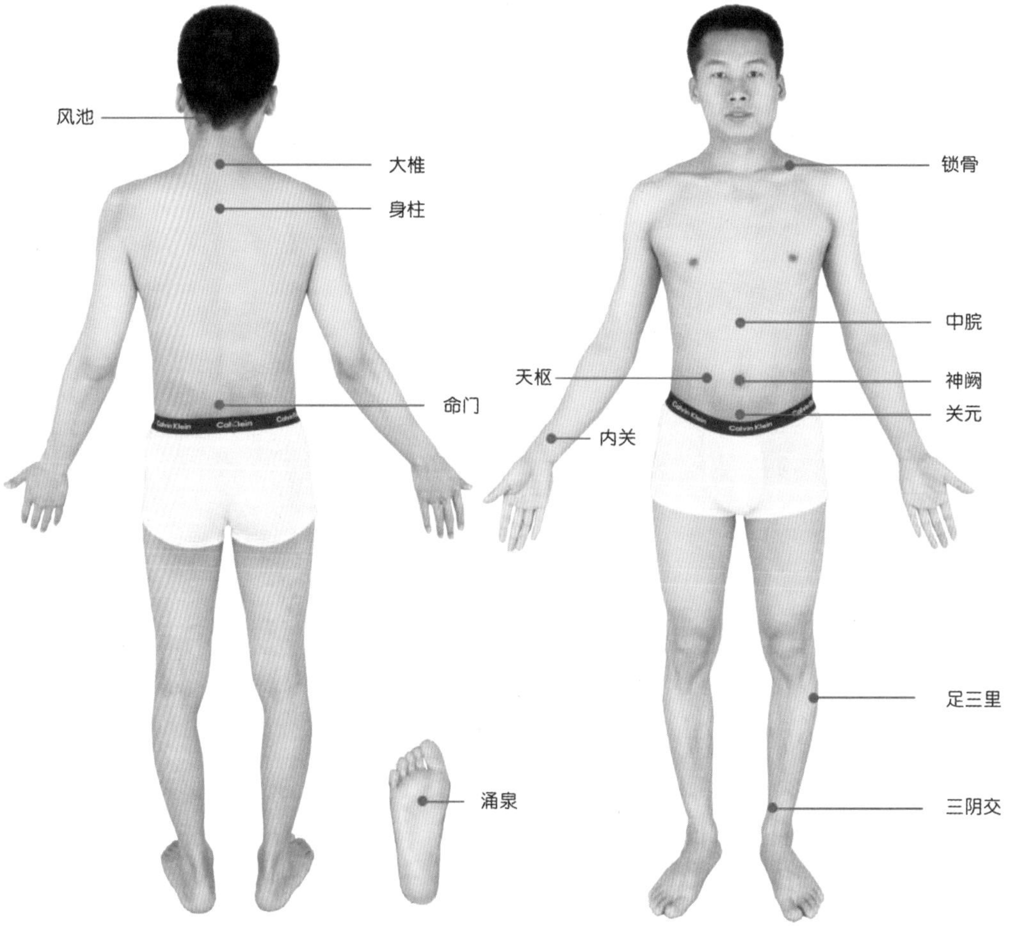

【调理时间】体后 16 分钟 / 次；体前 15 分钟 / 次。

【调理疗程】10 次 / 疗程，建议 3 个疗程。

【注意事项】

（1）加强营养，合理膳食，多食水果、蔬菜等含粗纤维的食物，保持大便畅通。

（2）保持乐观的心态，多参加户外运动，提高自身的免疫力。

（3）不宜看恐怖影片和情绪波动太大。

（4）在人体自然放松和入静时，避免外来突然的强烈刺激和惊扰。

十五、宇泉特色调理冠心病

冠心病是由于冠状动脉发生粥样硬化或痉挛，使管腔狭窄或闭塞，导致心肌缺血、缺氧而发病。临床表现为心绞痛、心肌受损、心律不齐、心力衰竭、心脏扩大等，常伴有胸骨后阵发性疼痛，可放射至肩、上肢或背，以左肩或左上肢由前臂内侧直达小指与无名指为多见，有时还伴有四肢厥冷或气短等表现。

传统医学认为：冠心病属“胸痹”、“心痛”、“真心痛”等病的范畴。心气不足、寒邪凝滞经脉，或七情内伤、气滞不通、血脉堵塞等均可导致此病。

【宇泉对冠心病的认知】在临床中找到了全身气血的交汇点“锁骨穴”，通过刺激锁骨穴，加内关、三阴交。能刺激心脏，改善冠状动脉血回流不畅的状态，有效的调理冠心病。

【调理选穴】体后：风池、大椎、身柱、命门、胃俞、肾俞、膀胱俞、长强、涌泉；体前：锁骨、华盖、膻中、中脘、神阙、天枢、关元、足三里、三阴交。

【调理时间】体后 16 分钟 / 次；体前 15 分钟 / 次。

【调理疗程】10 次 / 疗程，建议 3 个疗程。

【注意事项】

（1）早睡早起，避免熬夜工作，选择量力而行的体育锻炼，使全身气血畅通，减轻心脏负担。

（2）身心愉快，忌暴怒、惊恐、过度思虑以及过喜。

（3）吸烟是造成心肌梗塞、中风的重要因素，应戒烟。少量饮低度酒

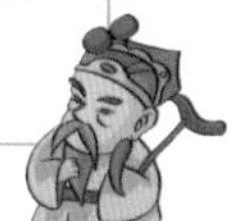

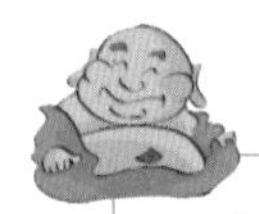

可促进血脉畅通，调和气血，但避免饮用烈性酒。

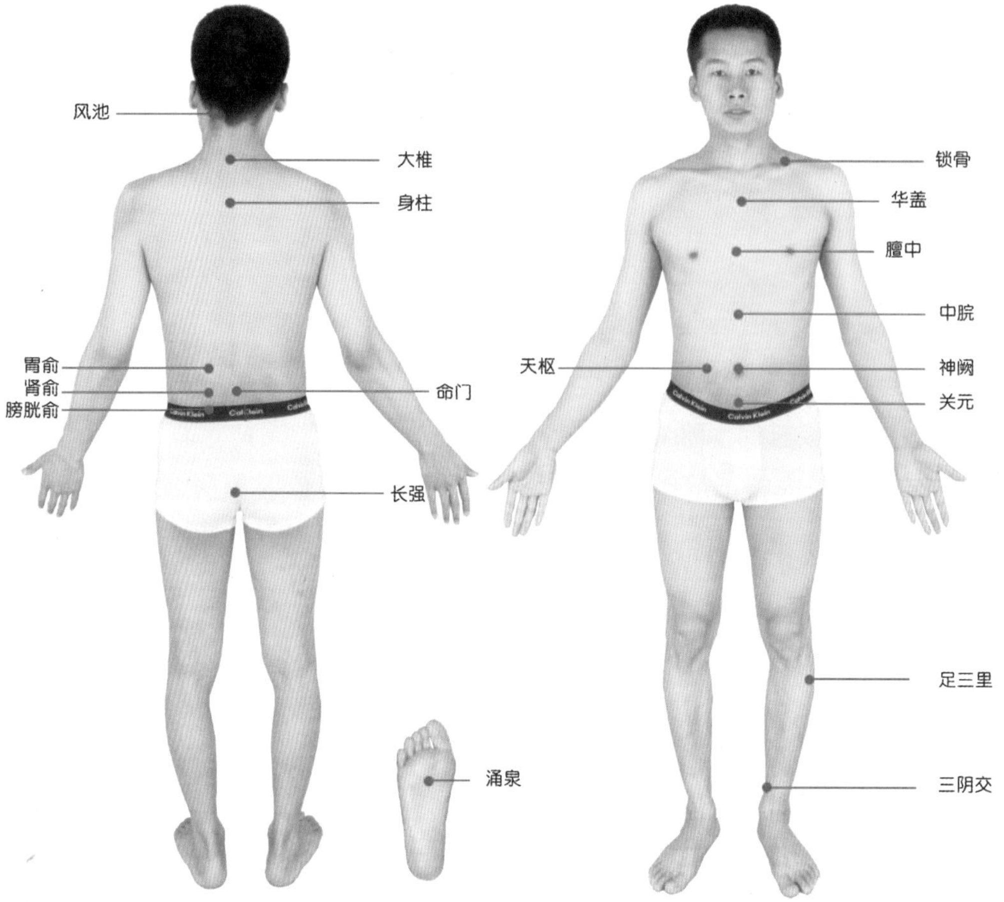

第七节 宇泉脏腑功能区常见病调理法

宇泉罐疗常见病调理法，是根据宇泉背部脏腑功能反射区定位顺序进行分类的，即按照每个脏腑器官常见的病理表现排列，并提供相应的调理方法，不同于现代医学的疾病分类方式。

一、宇泉罐疗肺功能区常见病调理法

1. 支气管炎调理法

支气管炎有急、慢性之分。急性支气管炎是指病毒或细菌感染，物理和化学因素刺激或过敏反应所致。慢性支气管炎是由于感染或非感染因素引起的气管、支气管黏膜及周围组织的慢性非特异性炎症变化，黏液分泌增多。临床以咳嗽为主要症状，常伴咳痰、呼吸困难、喘鸣、发热，胸部

疼痛，有时疲劳乏力。

【罐疗选穴】体后：风池、大椎、定喘、身柱、肩髃、命门、涌泉；体前：天突、中府、华盖、膻中、中脘、天枢、关元、足三里、解溪。

2. 感冒调理法

感冒又称伤风，是由多种病毒引起的上呼吸道感染性疾病。男女老幼均易感染，四时均可发生，以冬春季多见，气候骤变时发病增多，受寒凉、淋雨等可诱发。临床表现为发热、恶寒、头疼、鼻塞、流涕、打喷嚏、咳嗽、咽喉肿痛、怕冷、周身疼痛等。若不及时治疗可发展或诱发其他疾病。

【罐疗选穴】体后：风池、大椎、定喘、肩俞、天宗、肾俞、命门、环跳、委中、涌泉；体前：天突、中府、神阙、膻中、劳宫、中脘。

3. 肺炎调理法

肺炎是指肺部的炎症渗出及实变，是由多种病原体（如细菌、真菌、病毒、寄生虫等）引起的肺部炎症，其他如放射线、化学、过敏因素等亦能引起肺炎。临床主要表现为寒战、高热、咳嗽、咳痰、胸痛等。多发于冬春两季，以青壮年多见，本病男性发病多于女性。

【罐疗选穴】体后：大椎、定喘、肩髃、身柱、肺俞、脾俞、肾俞、涌泉；体前：天突、中府、华盖、膻中、中脘、天枢、关元、足三里、三阴交。

4. 支气管哮喘调理法

支气管哮喘是一种常见的发作性的肺部过敏性疾病。过敏源有细菌、病毒、尘埃、化学气体、花粉。常见喷嚏、咽喉发痒、胸闷等先兆症状，如不及时治疗可迅速出现哮喘，严重者可并发阻塞性肺气肿、肺不张或气胸。本病有季节性发病或季节性加重的特点，

【罐疗选穴】体后：大椎、定喘、身柱、胃俞、肾俞、膀胱、长强、涌泉；体前：天突、中府、膻中、中脘、天枢、关元、内关、足三里、三阴交。

5. 肺气肿调理法

肺气肿是指呼吸性支气管、肺泡管、肺泡囊和肺泡的持久性膨胀，并伴有气腔壁的破坏。临床常见且危害性较大者为阻塞性肺气肿，是细小支气管阻塞所致。肺气肿多继发于慢性支气管炎、肺结核、支气管哮喘、支气管扩张、慢性肺化脓症及矽肺等。早期主要表现有气喘，劳则加剧，甚

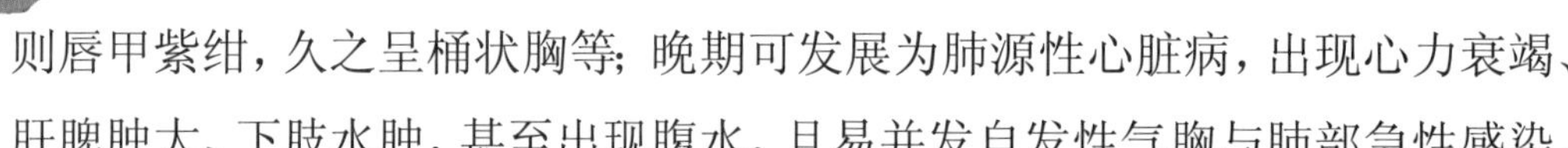

则唇甲紫绀，久之呈桶状胸等；晚期可发展为肺源性心脏病，出现心力衰竭、肝脾肿大、下肢水肿，甚至出现腹水，且易并发自发性气胸与肺部急性感染。

【罐疗选穴】体后：风池、大椎、定喘、身柱、命门、肩俞、涌泉；体前：天突、中府、华盖、膻中、中脘、天枢、关元、足三里、解溪。

6. 胸膜炎调理法

胸膜炎是由感染、肿瘤、变态反应及物理、化学等因素引起的脏壁两层胸膜的炎症性病变。临床分为两种：一种继发于胸部疾病，是原有病变在胸膜上的一种表现，如感染性、变态反应性、肿瘤等疾病波及胸膜而致。另一种为独立性的病症，其绝大多数是结核性的，往往由肺结核蔓延所致。临床上以结核性胸膜炎多见。

【罐疗选穴】体后：大椎、定喘、身柱、命门、涌泉；体前：天突、中府、内关、膻中、神阙、足三里、三阴交。

7. 慢性鼻炎调理法

慢性鼻炎是一种常见的鼻腔黏膜和黏膜下层的慢性炎症，常伴有功能障碍，通常包括慢性单纯性鼻炎和慢性肥厚性鼻炎，临床主要有鼻塞、涕少，伴有头胀痛、精神不振、鼻咽干燥、鼻出血、嗅觉障碍、鼻臭等症状。本病属于“鼻窒”范畴。病因病机为脾肺气盛，郁滞鼻窍或邪毒久留，气滞血瘀。

【罐疗选穴】体后：百会、大椎、风池、玉枕、定喘、殷门、涌泉；体前：天突、中府、膻中、中脘、风市、血海、足三里、三阴交。

8. 急性咽炎调理法

急性咽炎是咽黏膜、黏膜下组织及淋巴组织的急性炎症。本病主要是由于外感风热邪毒，熏灼肺系，或肺胃二经郁热上扰，而致咽喉肿痛，属实热证。

【罐疗选穴】体后：大椎、定喘、肺俞、身柱；体前：天突、中府、中脘、足三里。

9. 百日咳调理法

此病是由百日咳嗜血杆菌所引起的急性呼吸道传染病，以阵发性痉挛性咳嗽和咳嗽终止时出现喉鸣样吸气声为特征，反复发作。本病分炎症期、痉咳期和恢复期三个阶段。

中医认为此病是“顿咳”、“天哮”、“疫咳”、“痉咳”，多因内蕴伏痰，外感时行疫邪，邪袭肺卫，而致肺气郁闭，肺气受伤与伏痰搏击，或气郁化热，酿液成痰致肺失肃降，肺气上逆，遂发本病。

【罐疗选穴】体后：大椎、定喘、身柱；体前：天突、膻中、中府。

10. 甲状腺结节肿大调理法

甲状腺结节肿大是由多种病因引起的甲状腺素分泌过多所致的一种常见内分泌疾病。本病多见于 20 ～ 40 岁的女性，表现为神经过敏性急躁、精神紧张、思想不集中等，双手平举伸展时有手指震颤腱反射亢进、食欲亢进、多食善饥、体重减轻、乏力。甲状腺肿大、突眼、目光有神、心悸、心动过速、收缩压无增高、舒张压降低、阳痿、闭经、肌肉无力或萎缩等。

【罐疗选穴】体后：风池、大椎、心俞、肩井、委中、涌泉；体前：天突、膻中、中脘、天枢、神阙、关元、血海、足三里、三阴交。

11. 流行性腮腺炎调理法

流行性腮腺炎是指由腮腺病毒所致的急性呼吸道传染病。临床主要表现为耳以下腮部发热、肿胀疼痛。一般预后良好，但有时可并发脑炎、睾丸炎或卵巢炎，后两者并发症可能导致成年后不育。春冬季节多见，小儿发病率较高。

【罐疗选穴】体后：大椎、风池、肺俞、肝俞、命门、长强、承山、涌泉；体前：天突、膻中、内关、中脘、天枢、关元、子宫双穴、足三里、三阴交。

二、宇泉罐疗心功能区常见病调理法

1. 心率失常调理法

心律失常是指心脏收缩的频率或节律发生异常。心律失常可因单纯的功能障碍引起，如自主神经功能障碍；也可因多种器质性病变引起，临床中以冠心病、肺心病、心肌炎为多见。其表现不一，轻者可无不适感，或偶有心悸；严重者，可有血压下降、昏厥、抽搐、心绞痛或心力衰竭等。

【罐疗选穴】体后：大椎、心功能区、身柱、命门、膀胱俞、长强、委中、涌泉；体前：锁骨、膻中、中脘、天枢、关元、内关、足三里、三阴交。

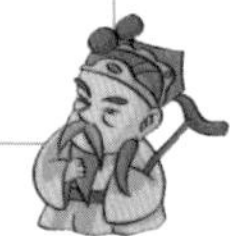

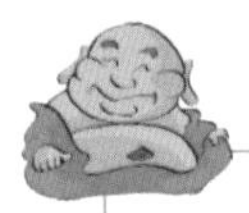

2. 风湿性心脏病调理法

风湿性心脏病是由于风湿病的反复发作，累及心瓣膜所引起的慢性心瓣膜的损害，形成瓣膜口的狭窄或关闭不全，导致血液动力改变，最后出现心功能活动异常，发生充血性心力衰竭。临床表现主要有心率不齐、心前区隐痛、乏力、气急、呼吸困难，有时还伴有肺水肿、肺瘀血和肝肿大等症。

【罐疗选穴】体后：大椎、风池、心功能区、肩井、肝俞、脾俞、身柱、肾俞、委中、涌泉；体前：锁骨、膻中、中脘、天枢、关元、内关、膝三罐、足三里、三阴交。

3. 心绞痛调理法

心绞痛是由于冠状动脉发生粥样硬化或痉挛，使管腔狭窄或闭塞导致供血不足，造成心肌暂时性和可逆性缺血、缺氧所引起的疾病。临床主要症状为心胸部持续憋闷，劳累时胸骨后部有压迫性疼痛感觉，可放射至心前区与左上肢，持续数分钟，休息片刻后便缓解。

【罐疗选穴】体后：大椎、身柱、命门；体前：锁骨、膻中、中脘、天枢、神阙、关元、内关、三阴交。

4. 头痛调理法

头痛是临床上最常见的一种自觉症状，一般是指头的上半部自眼眶以上至枕下之间的疼痛，可见于现代医学内、外、神经、精神、五官等各科疾病中。临床上常见的头痛多见于感染性疾病、发热性疾病、高血压、颅内疾病、神经官能症、偏头痛等。

【罐疗选穴】体后：大椎、风池、玉枕、命门、大肠俞、涌泉；体前：印堂、太阳穴、神阙、中脘、天枢、关元、内关、足三里、三阴交。

5. 脑动脉硬化症调理法

脑动脉硬化症指脑动脉粥样硬化、小动脉硬化、玻璃样变等动脉管壁变性所引起的非急性弥漫性脑组织改变和神经功能障碍。患者常头痛、头晕或眩晕、耳鸣、疲乏无力、嗜睡或失眠多梦，注意力不集中，记忆力减退，特别是近事易忘，情绪不稳，急躁，多疑固执，喜怒无常，肢体麻木、震颤，表情淡漠或盲目乐观，性情孤僻，沉默寡言或自言自语，语无伦次，反应迟钝，理解力或判断力差，计算困难，二便失禁，严重时产生动脉硬化性痴呆。

【罐疗选穴】体后：风池、大椎、心功能区、肾俞、涌泉；体前：膻中、中脘、天枢、关元、内关、足三里、三阴交。

6. 记忆力减退（健忘）调理法

记忆力减退是指大脑皮层功能减弱，脑力减退，出现记忆力差、健忘等症状。临床表现为头昏脑胀、反应迟钝、思维能力下降，随着年龄的增大，症状会更加严重。

【罐疗选穴】体后：风池、大椎、身柱、命门、肾俞、膀胱俞、长强、涌泉；体前：中府、中脘、神阙、天枢、关元、足三里、三阴交、内关。

7. 中风后遗症调理法

中风后遗症是由急性脑血管病后所遗留的症状，中风是指脑部局部病灶性血液循环发生障碍，导致以不同程度的意识障碍及神经系统局部受损为特征的一种疾病。如脑出血、蛛网膜下腔出血、脑血栓、脑梗塞等。本病以半身不遂，口眼歪斜，舌强语謇为主要症状。兼见口角流涎，吞咽困难等表现。本病多发于中年以上，尤其多见于高血压和动脉硬化患者。

【罐疗选穴】体后：大椎、风池、天宗、肝俞、胆俞、膈俞、肾俞、环跳、委中、承山；体前：尺泽、曲池、手三里、合谷、阳陵泉、风市、膝眼、解溪。

8. 癫痫调理法

癫痫是以在病程中有反复发作的，神经元异常放电引起暂时性突发性大脑功能失常为特征的疾病。大脑功能失常可表现为运动、感觉、意识、行为、植物神经等不同障碍，或兼而有之。

【罐疗选穴】体后：风池、大椎、肩俞、天宗、命门、殷门、承山、涌泉；体前：印堂、颊车、天突、锁骨、膻中、曲泽、内关、中脘、天枢、关元、神阙、足三里、三阴交。

9. 面神经麻痹调理法

面神经麻痹是指由于面神经受损而引起的面部肌肉运动功能障碍。在西医学中是指茎乳孔内非化脓性炎症所引起的周围性面神经麻痹，临床表现主要是眼睑闭合不全，口角歪邪，有的伴有下颌角或耳后疼痛。任何年龄均可发病，但以青壮年为多见。

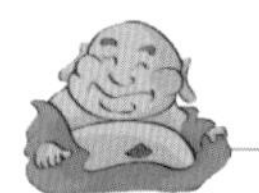

【**罐疗选穴**】体后：大椎、百会、风池、肩井、天宗、命门、环跳、承山、涌泉；体前：印堂、太阳、颊车、中府、中脘、关元、合谷、足三里、三阴交。

10. 三叉神经痛调理法

三叉神经痛是指三叉神经分支范围内反复出现短暂的阵发性、闪电样、刀割样疼痛，无感觉缺失等神经功能障碍的一种病症。临床上分为发作期与缓解期，发作期起病急骤，疼痛为阵发性疼痛，多为上下唇、鼻翼、眼眶等处，向外放射，痛如刀割、锥刺、电击样阵痛，其来去突然，持续时间仅数秒至数分钟。频率自一天数次至一分钟多次，多深夜发作；在发作数周或数月后常可自行缓解数月至数年，即为缓解期。

【**罐疗选穴**】体后：大椎、风池、玉枕、身柱、肝功能区、脾功能区、耳根、命门；体前：颊车、膻中、中脘、神阙、内关、足三里、三阴交。

11. 颈椎病调理法

颈椎病是指因颈椎退行性病变引起颈椎管或椎间孔发生变形、狭窄，刺激、压迫颈部脊髓、神经根、交感神经，从而造成其结构性或功能性损害，临床主要症状为颈、肩、臂疼痛僵硬，疼痛可放射至前臂手指，指尖有麻木感等症状。本病多见于40岁以上的成年人。

【**罐疗选穴**】体后：大椎、风池、玉枕、肩井、大椎至天宗排四罐、命门；体前：肩三罐、曲池、神阙、内关。

12. 肩周炎调理法

肩周炎是肩周肌肉、肌腱、滑囊及关节囊等组织的一种慢性退行性炎性无菌疾病，上述结构的慢性损伤主要表现为增生、粗糙及关节内、外黏连，从而产生疼痛和功能受限。临床主要表现为逐渐出现患者侧肩关节疼痛和肩关节活动受限，夜间尤甚，也可为双侧性，多发生在40岁以上的中年人。

【**罐疗选穴**】体后：大椎、风池、肩三罐、肩井、身柱、命门；体前：神阙、曲池、内关。

13. 落枕调理法

落枕又称“失枕”、“失颈”，是颈项部常见的软组织损伤疾患，是急性单纯性颈项部强痛，活动受限的一种病症。此病多因体质虚弱，劳累过度，睡眠时头颈部姿势不当，或枕头过高、过硬，或因跌仆闪挫，或受寒凉引起颈项强硬，导致经气不畅，气血瘀滞，肩颈疼痛。

【罐疗选穴】体后：大椎、风池、风门、肩井、肩中俞、肩外俞、阿是穴；体前：神阙、中脘、天枢、关元。

14. 梅尼埃综合征调理法

梅尼埃综合征又称“内耳眩晕症”。是由于内耳迷路产生积液而引起的疾病。临床表现为发作性眩晕（自觉周围物体旋转，眼花缭乱，因体位变动而加重，且持续时间较短），波动型听力减退（或耳聋）或耳鸣。常伴有胸闷、纳呆、恶心呕吐、心悸、畏寒、肢冷、口苦、咽干、遗精滑泄或经闭不行等症状。

【罐疗选穴】体后：大椎、风池、风门、肩井、肩中俞、肩外俞、肩髃、身柱；体前：中府、中脘、神阙、关元、天枢、内关、足三里、三阴交。

三、宇泉罐疗胆功能区常见病调理法

1. 胆囊炎调理法

胆囊炎是细菌性感染或化学性刺激引起的胆囊炎性病变。主要症状有右上腹疼、恶心、呕吐和发热、口干、口苦等。

【罐疗选穴】体后：大椎、胆功能区、脾俞、胃俞；体前：膻中、中脘、天枢、期门、合谷。

2. 胆绞痛调理法

胆绞痛常发生在胆囊炎、胆石症的急性发作期间。多由于结石刺激或胆道阻塞，胆囊收缩时胆汁排出受阻而浓缩，其中的胆盐刺激胆囊黏膜而发生剧烈疼痛。临床表现为上腹疼痛伴恶心、呕吐等症，常在饱饭或进食高脂肪食物后发作，腹部疼痛剧烈，坐卧不安，绞痛难忍。

【罐疗选穴】体后：胆功能区、大椎、天宗、胆俞、肝俞、外关；体前：膻中、中脘、期门、天枢、中极、内关、合谷、足三里、阳陵泉、阴陵泉、丘墟。

3. 胆结石调理法

胆结石是指发生在胆囊内的结石所引起的疾病，是一种常见病。随年龄增长，发病率也逐渐升高，女性明显多于男性。随着生活水平的提高，饮食习惯的改变，卫生条件的改善，我国的胆石症已由以胆管的胆色素结

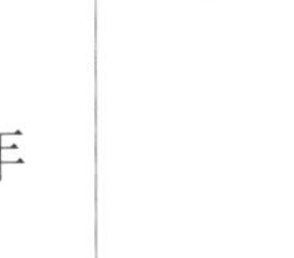

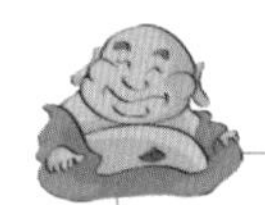

石为主逐渐转变为以胆囊胆固醇结石为主。临床表现可无症状，但如嵌顿于胆道则可见胆绞痛，阻塞性黄疸或胆道感染。痛剧时常伴恶心，呕吐和饮食减少。

【罐疗选穴】体后：大椎、胆功能区、脾俞、胃俞、大肠俞、外关；体前：膻中、中脘、期门、天枢、内关、合谷、足三里、三阴交、丘墟。

4. 胆息肉调理法

胆息肉，即胆囊息肉，胆囊息肉病变是指胆囊壁向腔内呈息肉状生长的所有非结石性病变的总称。多数胆囊息肉的症状与慢性胆囊炎相似，主要表现为右上腹不适，但也有相当数量的患者并无症状，只是在做健康体检时才被发现。

【罐疗选穴】体后：大椎、胆功能区、脾俞、胃俞、大肠俞、外关；体前：膻中、中脘、期门、天枢、内关、合谷、足三里、三阴交、丘墟。

5. 胆壁粗糙调理法

胆壁粗糙是胆囊炎的影像表现。是胆囊壁由于胆囊炎症而由光滑变为粗糙，在影像学下显示出胆囊壁粗糙不光滑，可以根据胆囊壁粗糙厚重程度而判断胆囊炎症的严重程度。临床常见口干、口苦、两胁隐痛等症。

【罐疗选穴】体后：胆功能区、肝俞、脾俞、胃俞、身柱；体前：膻中、中脘、神阙、天枢、期门、阴陵泉、足三里、三阴交。

6. 胆管狭窄调理法

胆管狭窄是由于胆管损伤或复发性胆管炎或是先天性而导致的胆管腔瘢痕性缩窄。由于一些胆道疾病，比如胆囊炎、胆囊结石、胆管结石或是寄生虫疾病导致胆管内腔出现炎症，炎症反复发作使其胆管壁的纤维组织增生、变厚向内扩张。

【罐疗选穴】体后：大椎、胆功能区、身柱、胆俞、肝俞；体前：膻中、中脘、中脘、神阙、天枢、阴陵泉、足三里、三阴交、丘墟。

四、宇泉罐疗肝功能区常见病调理法

1. 慢性肝炎调理法

慢性肝炎是由病毒、药物等多种原因引起的肝脏慢性炎症性病变的疾病。慢性肝炎的病原学以感染乙型、丙型、丁型肝炎病毒为主。导致急性肝炎演变成慢性肝炎的原因有失治、误治、过劳等多种原因，但机体免疫功能失调是其主要因素。慢性肝炎临床表现为食欲不振、头晕乏力、口苦、肝区胀痛、腹胀、低热等。

【罐疗选穴】体后：大椎、肝功能区、肝俞、胆俞、脾俞、胃俞；体前：膻中、期门、中脘、阴陵泉、阳陵泉、足三里、三阴交、丘墟。

2. 肝硬化调理法

肝硬化是长期肝脏损伤导致的一种严重的疾病。病因包括病毒、遗传缺陷、长期接触药物和毒物，但大多数患者的病因是酗酒。临床表现为食欲不振、上腹满胀、体重减轻、疲倦乏力、恶心、腹痛、无性欲、男性乳房增大、女性月经失调，晚期可见精神症状及黄疸、发热、腹水、脾肿大等。

【罐疗选穴】体后：大椎、肝功能区、肝俞、胆俞、脾俞、胃俞、肾俞、大肠俞；体前：膻中、期门、中脘、神阙、关元、内关、合谷、足三里、阴陵泉、三阴交、丘墟。

3. 近视眼调理法

近视眼是以视近物较清楚，视远物模糊不清为特征的一种眼病。多见于青少年。临床表现为眼外观良好，近看清楚、远看模糊、喜眯眼视物。

【罐疗选穴】体后：百会、玉枕穷、大椎、风池、肝俞、命门；体前：印堂、中脘、期门、内关、阳陵泉、三阴交、丘墟。

4. 白内障调理法

白内障是指眼球晶状体混浊且影响视力的眼科疾病，可分为先天性和后天性两大类。本病临床表现为自觉眼前有蝇飞蚊舞或视物模糊等症。

【罐疗选穴】体后：玉枕、大椎、风池、肝俞、身柱；体前：印堂、太阳、膻中、期门、关元、内关。

5. 结膜炎调理法

结膜炎是眼结膜由细菌或病毒感染而引起，具有传染性或流行性的炎症性疾病，一般分为流行性结膜炎、急慢性结膜炎和泡性结膜炎四种。临床表现为患者眼红、磨痛、畏光、流泪、分泌物多，睁不开眼。

【罐疗选穴】体后：玉枕、大椎、风池、肝俞、身柱；体前：印堂、太阳、

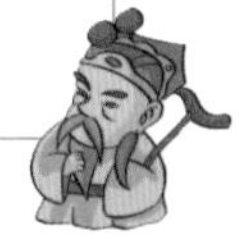

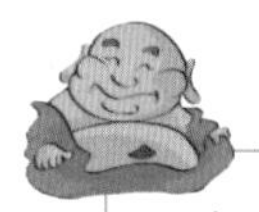

膻中、期门、关元、内关。

6. 视神经萎缩调理法

视神经萎缩是指视神经纤维在各种疾病影响下，发生变性和传导功能障碍而使视力减退。临床表现为二目干涩、双眼酸胀，视物不清、渐至失明。

【罐疗选穴】体后：大椎、风池、脾俞、肝俞、身柱、命门、涌泉；体前：印堂、中脘、神阙、关元、阳陵泉、足三里、三阴交。

7. 麦粒肿调理法

麦粒肿是由细菌感染引起的眼睑部急性化脓性炎症，亦称睑腺炎。根据被感染的腺组织的不同部位有内外麦粒肿之分。临床表现为眼睑局限性红肿硬结，发痒，疼痛、触痛，继而红肿热痛加剧等。

【罐疗选穴】体后：大椎、风池、耳根、身柱、肝俞；体前：中脘、期门、神阙、合谷、阴陵泉、阳陵泉。

8. 青光眼调理法

青光眼是指眼球内压增高引起的疾病，有原发、继发、先天性之分，眼科常见病，是致盲率最高的眼病之一。临床表现为眼球充血，视物骤降，怕光、流泪、喜揉眼，患者看白炽灯周围会出现彩色晕轮。

【罐疗选穴】体后：大椎、风池、耳根、身柱、肝俞；体前：锁骨、内关、中脘、神阙、关元、阴陵泉、足三里、三阴交。

9. 肝癌调理法

肝癌是指发生于肝脏的恶性肿瘤，包括原发性肝癌和继发性肝癌两种，人们日常说的肝癌多是原发性肝癌。原发性肝癌是临床上最常见的恶性肿瘤之一。原发性肝癌在我国属于高发病，一般男性多于女性。临床表现：两胁隐痛、食欲不佳、眼睛干涩、厌油、腹胀、腹痛等。

【罐疗选穴】体后：大椎、肝功能区、胆俞、脾俞、胃俞、肾俞、大肠俞、外关、承山、涌泉；体前：锁骨、内关、三阴交、中脘、神阙、天枢、关元。

10. 肝血管瘤调理法

肝血管瘤是一种较为常见的肝脏良性肿瘤，临床上以海绵状血管瘤最多见，多数病例临床无症状或症状轻微，病程长、生长缓慢，预后良好。常见食欲不振、嗳气、两胁胀痛等症状。

【罐疗选穴】体后：大椎、风池、玉枕、身柱、肝功能区（包围）、脾俞、胃俞、命门、长强、殷门、承山、涌泉；体前：锁骨、内关、三阴交、中脘、神阙、天枢、关元、血海、足三里、三阴交、丘墟。

五、宇泉罐疗脾功能区常见病调理法

1. 贫血调理法

贫血是指循环血液的红细胞数或血红蛋白量低于正常值，临床症状有面色苍白、呼吸急促、心跳加快、疲乏无力、腹泻、闭经、性欲下降等症状。

【罐疗选穴】体后：大椎、脾俞、胃俞、命门、殷门、涌泉；体前：内关、膻中、神阙、关元、血海、足三里。

2. 乳腺炎调理法

乳腺炎是指乳腺和乳腺管组织被细菌感染后引起的急性化脓性炎症。此病多发于哺乳期妇女。发病多在产后 3 ～ 4 周。临床表现是以乳房部结块肿胀疼痛，继而发热、发红为特征的乳房疾病。

【罐疗选穴】体后：大椎、肝俞、脾俞、命门、膀胱、长强、涌泉；体前：膻中、乳根、中脘、天枢、中极、血海、足三里、三阴交。

3. 乳腺增生调理法

乳腺增生是指乳腺上皮和纤维组织增生，乳腺组织导管和乳小叶在结构上的退行性病变及进行性结缔组织的生长。它既非炎症，又非肿瘤，而是内分泌功能失调引发乳腺结构异常的一种妇女常见病。临床症状为乳房胀痛，且有月经前期加重、经后减轻的周期性特征。本病多发于中青年女性，常见有月经不调，不孕或流产的病史。

【罐疗选穴】体后：大椎、肝功能区、脾功能区、命门、肾俞、殷门、涌泉；体前：乳根、期门、神阙、中脘、天枢、关元、子宫双穴、足三里、三阴交。

4. 低血压调理法

低血压是指动脉血压低于 90/60mmHg 而言。低血压的临床症状有：头晕、目眩、耳鸣、乏力、气短、手足发凉、自汗、健忘等，病重者可出现恶心、呕吐、晕厥等症状。

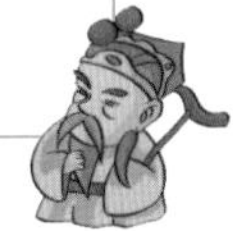

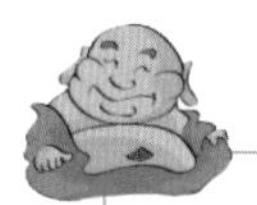

【罐疗选穴】体后：风池、大椎、脾俞、胃俞、承山、涌泉；体前：肩井、膻中、中脘、天枢、关元、内关、足三里、三阴交。

5. 脾肿大调理法

脾肿大通常与肝肿大有关，一般轻度脾肿大常是急性感染，与溶血性贫血、瘀血性心衰、白血症、淋巴瘤、肝硬化、风湿症等有关；严重脾肿大与急性感染、严重溶血、寄生虫感染等有关。临床常见有食欲不佳、腹部隐痛、厌食恶心等症。

【罐疗选穴】体后：大椎、脾功能区、肝功能区、脾俞、肝俞、大肠俞；体前：膻中、乳根、大包、期门、中脘、关元、血海、足三里。

六、宇泉罐疗胃功能区常见病调理法

1. 慢性胃炎调理法

慢性胃炎主要是胃黏膜遇到各种致病因子，发生的慢性持续性炎症性病变，是一种常见的多发病，其发病率居各种胃病之首。慢性胃炎可由急性胃炎转变而来，亦可因不良饮食习惯、长期服用胃刺激药物、幽门螺旋杆菌感染及自身免疫性疾病等原因所致。临床表现以慢性、反复性的上腹部疼痛、食欲不振、消化不良、饱胀、嗳气为主。多见于 20 ～ 40 岁男性。

【罐疗选穴】体后：大椎、脾俞、胃俞、大肠俞、涌泉；体前：上脘、中脘、神阙、中脘、关元、足三里、三阴交。

2. 胃下垂调理法

胃下垂是由于腹腔内脂肪薄弱，腹壁肌肉松弛，导致胃低于正常位置。胃下垂患者的胃在站立时下缘垂达盆腔，胃小弯最低点降到髂脊连线以下。临床表现为上腹胀满、食欲不振、胃痛、消瘦、乏力等，食后症状更为突出，平卧时减轻，立位时有下坠感。

【罐疗选穴】体后：大椎、脾俞、胃俞、肾俞；体前：上脘、中脘、胃脘、天枢、足三里、三阴交。

3. 消化性溃疡调理法

消化性溃疡是指胃肠道与胃液接触部位的慢性溃疡。主要发生在胃和十二指肠，故又称胃溃疡、十二指肠溃疡。临床上以十二指肠溃疡最为多见。

其形成与胃酸和胃蛋白酶分泌过度、幽门螺旋杆菌感染等有关，临床表现为慢性周期性的上腹痛。典型的胃溃疡疼痛多发生于饭后一小时左右，之后逐渐缓解。十二指肠溃疡的疼痛，多发生在夜间或饭前空腹时，少许进食即可缓解。两者均可伴有反酸、烧心、上腹部胀闷感，以及恶心、呕吐、食欲不振等，溃疡并发出血时可出现黑便。

【罐疗选穴】体后：大椎、身柱、肝俞、脾俞、胃俞、大肠俞；体前：中脘、神阙、天枢、关元、内关、阳陵泉。

4. 消化不良调理法

消化不良是消化系统本身的疾病或其他疾病所引起的消化机能紊乱症候群。多因暴饮暴食，时饥时饱，偏食辛辣、肥甘或过冷、过热、过硬的食物所致。临床表现为腹胀不适、嗳气、恶心呕吐、食欲不振、腹泻或便秘、完谷不化等。

【罐疗选穴】体后：身柱、肝俞、脾俞、胃俞、大肠俞、外关；体前：中脘、下脘、天枢、足三里、三阴交。

5. 急性胃肠炎调理法

急性胃肠炎是指由各种原因引起的急性胃肠道黏膜弥漫性炎症，多发于夏秋两季。临床表现为突然的恶心、呕吐、腹痛、腹泻，泻下物呈黄稀水状，但无脓血；重症者常表现为吐泻频繁、腹中绞痛、口唇青紫、四肢厥冷、眼球下陷甚至脱水休克等。

【罐疗选穴】体后：大椎、脾俞、胃俞、大肠俞；体前：上脘、中脘、胃脘、天枢、神阙、关元、内关 、足三里、三阴交。

6. 恶心呕吐调理法

恶心呕吐是常见的一组症状，两者多同时存在。恶心、呕吐是胃神经官能症的主要症状之一，是由于高级神经功能紊乱所引起的胃肠功能失调，但无器质性病变。本病与不良的精神刺激及饮食失调有关，此外还与其他多种疾病如急性肠胃炎、肝炎、胰腺炎、胆囊炎有关。临床表现为呕吐食物残渣，或清水痰涎，纳谷减少，胸脘痞胀。

【罐疗选穴】体后：肝俞、胆俞、脾俞、胃俞、肾俞；体前：天突、中脘、内关、神阙、期门、天枢、足三里、三阴交。

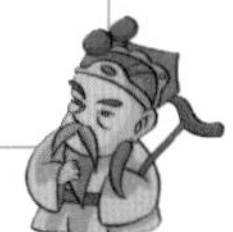

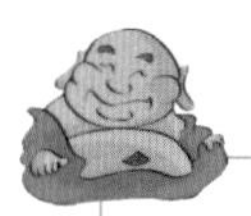

7. 胃痉挛调理法

胃痉挛病因多为胃酸分泌物过多，刺激胃黏膜，导致平滑肌痉挛所致。临床表现为突然发作，其痛如刺、如绞、如灼，以重拳按压可缓解，或伴有恶心、呕吐，甚则颜面苍白，冷汗直流。

【罐疗选穴】体后：脾俞、胃俞、肾俞、大肠俞；体前：膻中、中脘、神阙、胃脘、天枢、足三里、三阴交。

8. 厌食调理法

厌食又称神经性厌食，是较常见的功能性胃肠病。临床表现为厌食，患者多为青春期女性，多数患者自我感觉良好，少数患者出现呕吐，体重减轻。

【罐疗选穴】体后：身柱、肝俞、脾俞、胃俞、肾俞；体前：上脘、中脘、下脘、内关、足三里。

9. 呃逆调理法

呃逆是指膈神经受刺激引起的膈肌不自主痉挛，喉间呃声连连，声短而频，不能自制的一种病症。可见于多种疾病中。常见如：胃、肠、肝胆、腹膜、食道、纵膈疾病引起的膈肌痉挛等。

【罐疗选穴】体后：大椎、肝俞、脾俞、命门；体前：上脘、中脘、期门、天枢、内关、足三里、三阴交。

10. 小儿疳积调理法

小儿疳积即小儿营养不良，是一种慢性营养缺乏症，又称蛋白质、热量不足性营养不良。临床表现为形体消瘦明显，脘腹胀大，面色萎黄，头大颈细，头发稀少，精神萎靡不振等。

【罐疗选穴】体后：身柱、胃俞；体前：下脘、胃脘。

七、宇泉罐疗大小肠功能区常见病调理法

1. 溃疡性结肠炎调理法

溃疡性结肠炎又称慢性非特异性结肠炎，是以结肠黏膜广泛溃疡为主症的结肠炎症。临床症状为腹泻、时有腹痛可伴有食欲减退、上腹饱胀、恶心呕吐及消瘦、贫血、发热等全身症状。本病以 20 ～ 40 岁年龄者居多。

【罐疗选穴】体后：脾俞、胃俞、命门、膀胱俞、长强；体前：中脘、神阙、天枢、关元、足三里。

2. 细菌性痢疾调理法

细菌性痢疾是由痢疾杆菌引起的急性肠道传染病。以结肠化脓性炎症为主要病理改变，是夏秋季流行的常见病，多因饮食生冷、不洁果菜食物所致。临床主要症状为腹痛、腹泻、里急后重、脓血便等。

【罐疗选穴】体后：脾俞、胃俞、大肠俞、外关、涌泉；体前：中脘、神阙、天枢、关元、阴陵泉、足三里、三阴交。

3. 便秘调理法

便秘是指粪便在肠内滞留过久，秘结不通，排便周期延长或周期不长，但粪质干结，排出艰难或粪质不硬，虽有便意，但便而不畅的病症。便秘在临床上可单独出现，也可兼见于其他疾病过程中。临床表现为排便次数减少，粪便干燥，坚硬难以排出，腹内有不适感。

【罐疗选穴】体后：大椎、脾俞、胃俞、大肠俞、外关；体前：中脘、天枢、关元、阴陵泉、足三里、三阴交。

4. 小儿腹泻调理法

小儿腹泻又称小儿肠炎，是由细菌、病毒或不明原因的感染所致的以腹泻为主的胃肠道功能紊乱综合征。临床表现为大便次数增多，粪质稀如水样，常有不消化食物等症。

【罐疗选穴】体前：中脘、神阙、天枢、关元。

5. 腹痛调理法

腹痛是指胃脘部以下、耻骨毛际以上部位疼痛。腹痛是临床上常见症状，可见于许多疾病之中。引起腹痛的常见病因有情志刺激、饮食不节、寒温失调、虫积等。其基本病机为实邪内阻、气血瘀滞或气血亏虚、经脉失荣。腹痛大致包括现代医学的急慢性胰腺炎、急慢性肠炎、肠痉挛、胃肠神经官能症等。

【罐疗选穴】体后：大椎、脾俞、胃俞、命门、大肠俞、涌泉；体前：中脘、天枢、关元、足三里、三阴交。

6. 腹胀调理法

腹胀是指脘腹及脘腹以下的整个腹部胀满的一种症状。多由饮食失节、

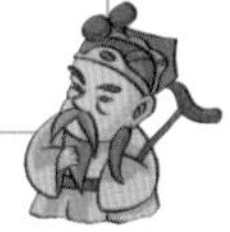

起居失调、湿阻气滞、脾胃虚弱以及外伤、术后等原因引起。本病多见于西医学急、慢性胃肠炎、胃肠神经官能症、消化不良、腹腔手术后出现腹胀感。临床表现为腹胀时轻时重，遇情绪变化腹胀加重。

【罐疗选穴】体后：大椎、脾俞、胃俞、命门、大肠俞、涌泉；体前：中脘、天枢、关元、足三里、三阴交。

7. 阑尾炎调理法

阑尾炎临床上可分为急性阑尾炎、慢性阑尾炎以及特殊类型的阑尾炎。表现为逐渐发生的上腹部或肚脐周围隐痛，数小时后腹痛转移至右下腹部。常伴有食欲不振、恶心或呕吐、腹胀、腹泻、便秘等。发病初期除低热、乏力外，多无明显的全身症状。

【罐疗选穴】体后：胃俞、命门、大肠俞、长强、外关；体前：中脘、天枢、内关、合谷、足三里。

8. 肠梗阻调理法

急性肠梗阻是多种原因所致的肠内容物通过障碍的常见急性腹痛症之一。其临床特点是腹痛、呕吐、腹胀、排便和排气停止等。

【罐疗选穴】体后：肾俞、大肠俞、外关；体前：中脘、神阙、大横、天枢、关元、足三里。

9. 慢性胰腺炎调理法

慢性胰腺炎是指胰腺组织反复发作性或持续性炎性病变。早期仅见上腹部不适，食欲不振，阵发性上腹部疼痛，放射到腰部，食后加重，身体坐位前屈时减轻，临床表现疼痛加剧且呈持续性，常伴有恶心，呕吐，或有持续性、间歇性黄疸，或发热，或呕血，久病以后可有消瘦，衰弱及营养不良。本病男性发病多于女性。

【罐疗选穴】体后：肝俞、脾俞、胃俞、身柱、大肠俞；体前：中脘、天枢、神阙、足三里、三阴交、丘墟。

10. 复发性口腔溃疡调理法

复发性口腔溃疡是口腔黏膜反复发作的大小不等的圆形或椭圆形溃疡，有灼痛感，多发于唇内侧，舌尖、舌缘、舌腰、颊部等部位。本病以周期性反复发作为特点。一般 7 ～ 10 天愈合，病史长可达一二十年之久，多发于青壮年，其发病与中枢神经系统紊乱及内分泌障碍有关，诱发因素有睡眠不足，精神紧张，消化不良，便秘，烦燥等。临床表现可见唇、颊、齿龈、舌面等处黏膜出现黄豆或豌豆大小，圆形或椭圆形的黄白色溃疡点，中间凹陷，周边潮红，一般有 2 ～ 3 个，大小不等，伴有局部烧灼疼痛。

【罐疗选穴】体后：大椎、肝俞、脾俞、胃俞、大肠俞、外关、殷门、委中、涌泉；体前：神阙、中脘、天枢、关元、内关、合谷、三阴交、颊车。

八、宇泉罐疗肾功能区常见病调理法

1. 急性腰扭伤调理法

急性腰扭伤又称为“闪腰”，是指腰部的肌肉、筋膜、韧带、椎间小关节、腰骶关节或骶髂关节因过度扭曲或牵拉超过腰部正常活动范围所致的急性损伤。临床主要表现为腰部活动受限，肌肉疼痛，局部压痛。

【罐疗选穴】体后：大椎、胃俞、命门、肾俞、膀胱、长强、环跳、殷门、承山、阿是穴、涌泉；体前：中脘、期门、天枢、关元、足三里、三阴交。

2. 腰肌劳损调理法

腰肌劳损是指腰部肌肉及其附着点筋膜，甚至骨膜的慢性损伤性炎症，为腰痛常见原因。腰肌劳损的临床症状表现为经常性腰酸腰困，不耐久坐、久站，弯腰时酸困加重，重者腰椎侧弯，下肢酸困。

【罐疗选穴】体后：命门、肾俞、膀胱俞、胃俞、涌泉；体前：神阙、中脘、天枢、关元、足三里。

3. 腰痛调理法

腰痛是指以腰部疼痛为主要症状的一类病症，其疼痛部位或在脊中，或在一侧，或两侧俱痛。因腰为肾之府，故腰痛与肾的关系最为密切。

【罐疗选穴】体后：大椎、胃俞、命门、肾俞、膀胱、长强、环跳、殷门、委中、涌泉；体前：中脘、天枢、关元、足三里、三阴交。

4. 坐骨神经痛调理法

坐骨神经痛是指在坐骨神经通路及其分布区内发生疼痛，为常见的周围神经疾病。临床表现为腰臀部，大腿后侧，小腿后外侧及足背外侧的疼痛，

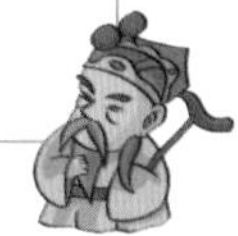

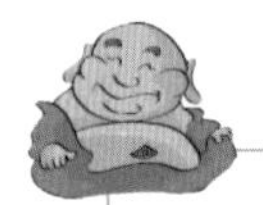

有放射性、烧灼样、针刺样疼痛，活动受限，劳累与寒凉时加重。

【罐疗选穴】体后：命门、肾俞、膀胱俞、环跳、承扶、殷门、委中、承山、涌泉；体前：神阙、中脘、天枢、关元、风市、阳陵泉、足三里、三阴交。

5. 急性肾小球肾炎调理法

急性肾小球肾炎是常见病、多发病，可由多种原因引起，以链球菌感染后的急性肾炎最为多见。临床症状有血尿、水肿、蛋白尿、高血压等。

【罐疗选穴】体后：大椎、命门、肾俞、膀胱俞、长强、涌泉；体前：神阙、中脘、天枢、关元、足三里、三阴交。

6. 慢性肾炎调理法

慢性肾炎是由多种病因引起，通过不同的发病机制，具有不同病理改变、原发于肾小球的一组疾病。其临床特点为病程长，多为缓慢进行性。临床表现为初期只有少量蛋白尿或镜下血尿及管型尿；以后可见水肿、高血压、蛋白尿；最后出现贫血、严重高血压、慢性肾功能不全或肾衰。同时可伴有不同程度的腰部酸痛、尿短少、乏力等症状。

【罐疗选穴】体后：肝俞、脾俞、命门、膀胱俞、肾俞、长强、殷门、涌泉；体前：神阙、中脘、关元、阴陵泉、足三里、三阴交、太溪。

7. 尿毒症调理法

尿毒症是含氮代谢产物和其他毒性物质不能排出，乃在体内蓄积，除造成水、电解质和酸碱平衡紊乱外，并可引起多个器官和系统的病变。

【罐疗选穴】体后：大椎、定喘、肾俞、膀胱俞、命门、肾俞、长强、环跳、委中、涌泉；体前：膻中、中脘、天枢、神阙、关元、曲骨、子宫双穴、内关、阴陵泉、足三里、三阴交。

8. 膝关节疼痛调理法

膝关节痛是指膝关节部位软组织劳损、慢性风湿性关节炎、膝关节骨质增生及良性膝关节炎等引起的膝关节疼痛。主要临床表现为膝关节疼痛无力，走路或上下楼梯时疼痛加重，或放射至腘窝、小腿或踝关节部位，关节活动受限。

【罐疗选穴】体后：大椎、肾俞、命门、膀胱俞、长强、委中三罐、承山、涌泉；体前：中脘、天枢、关元、风市、膝三罐 、足三里、三阴交。

9. 耳鸣调理法

耳鸣是指患者在耳部或头部的一种声音感觉，但周围环境中并无相应的声源存在，是多种耳部病变和全身疾病的症候。

【罐疗选穴】体后：耳根穴、风池、大椎、肩井、命门、涌泉；体前：神阙、关元、足三里、三阴交。

10. 梨状肌综合征调理法

梨状肌综合征是指由于梨状肌的充血，水肿，痉挛以及肥厚等刺激压迫坐骨神经引起的臀部和坐骨神经疼痛的症候群。梨状肌起于第 2、3、4 骶椎前面，穿出坐骨大孔后抵止于股骨大粗隆。临床表现为臀部疼痛伴有坐骨神经痛，风寒、湿可以使症状加重，腰部没有明显的畸形和运动障碍，梨状肌部位有压痛和放射痛。

【罐疗选穴】体后：大椎、肾俞、命门、膀胱俞、环跳、殷门、风市；体前：神阙、关元、阳陵泉、足三里、三阴交。

九、宇泉罐疗膀胱功能区常见病调理法

1. 前列腺炎调理法

前列腺炎是各种原因引起的前列腺组织的炎性疾病。有急慢性之分。急性前列腺炎临床表现有尿频、尿急、尿痛、发热、腰部酸胀、终末尿有血、会阴疼痛等。慢性前列腺炎临床表现为排尿延迟、尿后滴尿或滴出白色分泌物、遗精、早泄、阳痿等症状。

【罐疗选穴】体后：大椎、命门、肾俞、膀胱、长强、殷门、涌泉；体前：中脘、天枢、关元、曲骨、子宫双穴、足三里、三阴交。

2. 遗精调理法

遗精是指无性交而精液自行外泄的一种男性疾病。有梦（睡眠时）而精液外泄者为梦遗；无梦（清醒时）而精液外泄者为滑精。无论是梦遗还是滑精统称遗精。在未婚男青年中 80% ～ 90% 的人有遗精现象。一般一周不超过一次属正常的生理现象。临床表现为精神萎靡、腰酸腿软、心慌气喘。

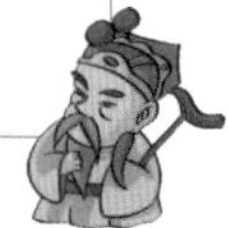

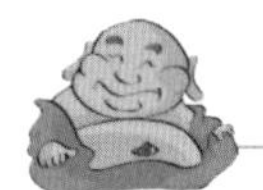

【罐疗选穴】体后：大椎、命门、肾俞、膀胱俞、长强、涌泉；体前：中府、中脘、神阙、天枢、关元、子宫双穴、血海、足三里、三阴交。

3. 阳痿调理法

阳痿是指成年男子性交时阴茎不能勃起或举而不坚，不能进行正常性生活的一种男性疾病。少数患者由器质性病变引起，如生殖器畸形、损伤及睾丸病症等；大多数患者由精神、心理、神经功能、不良嗜好、慢性疾病等因素致病，如手淫、房事过度、神经衰弱、生殖腺功能不全、糖尿病、长期饮酒、过量吸烟等。临床表现为青壮年时期阴茎不能勃起或勃而不坚。

【罐疗选穴】体后：大椎、命门、肾俞、膀胱俞、长强、涌泉；体前：中府、中脘、神阙、天枢、关元、子宫双穴、血海、足三里、三阴交。

4. 精子缺乏症调理法

精子缺乏症指精液内精子缺乏、稀少或精子畸形。多由不同原因引起睾丸组织萎缩、生精细胞退行病变所致。是造成男性不育症的常见原因。

【罐疗调理选穴】体后：大椎、命门、肾俞、膀胱俞、长强、会阴、承山、涌泉；体前：中脘、天枢、关元、神阙、足三里、三阴交。

5. 早泄调理法

早泄是指在性生活中，过早的射精，不能正常进行性交，是男子性功能障碍的一种。临床表现为：阴茎能勃起，但刚接触到女性身体、尚未进入阴道就泄出精液，或虽已进入阴道但时间很短（1 ～ 2 分钟）就射精。早泄影响性生活的质量，也影响生育，同时由于得不到性满足还会影响夫妻关系，发生感情危机。精神因素是引起早泄发生的主要原因，性交时精神越紧张，越怕出现早泄，越容易早泄。此外，频繁手淫、房事不节、纵欲过度，或劳倦伤神、疲劳过度、夫妻不协、关系紧张等，也可导致早泄。

【罐疗选穴】体后：大椎、心俞、肾俞、膀胱俞、涌泉；体前：中脘、神阙、关元、足三里。

6. 慢性盆腔炎调理法

慢性盆腔炎是指盆腔内的生殖器官（包括子宫、输卵管、卵巢）及盆腔周围的结缔组织、盆腔腹膜的慢性炎症所形成的盆腔内瘢痕、黏连、充血，多因急性盆腔炎治疗不彻底而迁延所致。临床表现有下腹部坠胀疼痛，腰骶部酸痛，月经紊乱，白带增多。

【罐疗选穴】体后：大椎、脾俞、命门、肾俞、长强、殷门、承山、涌泉；体前：关元、曲骨、子宫双穴、血海、阴陵泉、足三里、三阴交。

7. 泌尿系统感染调理法

泌尿系统感染又称尿路感染，是由细菌（极少数为真菌、病毒、原虫）等引起的肾盂肾炎、膀胱炎、尿道炎的总称，本病女性多见，有急慢性之分。临床表现为尿频、尿急、尿痛、腰酸、腰痛为主，还可有发热、周身不适、下腹坠胀等。

【罐疗选穴】体后：大椎、脾俞、命门、肾俞、膀胱俞、长强、殷门、涌泉；体前：中极、关元、曲骨、足三里、阴陵泉、三阴交。

8. 更年期综合征调理法

更年期综合征，是指妇女从性成熟期，逐渐进入老年期（年龄一般在45～52岁之间）的过渡时期，包括绝经前期、绝经期、绝经后期。临床表现以月经周期紊乱、阴道不规则出血、经量增多或减少以及外阴、阴道、子宫内膜萎缩为主症；伴有头晕、失眠、烦躁易怒、心悸、面色潮红、出汗、血压升高、以及水肿等症候。

【罐疗选穴】体后：风池、大椎、胃俞、命门、肾俞、长强、环跳、承山、涌泉；体前：内关、膻中、神阙、中脘、天枢、胃脘、关元、血海、足三里、三阴交。

9. 闭经调理法

闭经是指女子超过青春期，而月经仍未来潮，或月经周期建立以后，不因怀孕、哺乳，而又未到绝经期，月经突然停止并超过3个月以上仍未来潮。闭经多与生殖器官发育不良、内分泌失调及某些疾病有关。

【罐疗选穴】体后：大椎、肾俞、命门、膀胱俞、长强、殷门、涌泉；体前：中脘、天枢、关元、神阙、风市、血海、足三里、三阴交。

10. 月经不调调理法

月经不调是指各种原因引起的月经改变，是指月经周期、经量、经色、

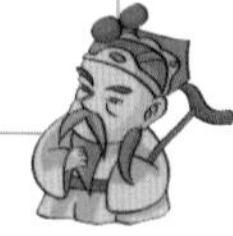

经质等发生异常的病症，包括月经先期、月经后期、月经先后不定期。临床主要表现为经期不定，经量或多或少，淋漓不尽，心烦易怒，夜寐不安，小腹胀痛，大便时秘时溏。

【罐疗选穴】体后：大椎、脾俞、命门、肾俞、膀胱俞、长强、环跳、承山、涌泉；体前：神阙、中脘、天枢、关元、血海、足三里、三阴交。

11. 痛经调理法

痛经是指妇女在月经期间或行经前后，出现下腹部及腰部疼痛，甚则剧痛难忍，随着月经周期持续发作的病症。临床表现为月经前 1 ～ 2 日或月经来潮时，常有下腹部阵发性绞痛，有时也可放射至阴道，肛门及腰部，可同时伴有恶心、呕吐、尿频、便秘等。

【罐疗选穴】体后：脾俞、肾俞、膀胱俞、长强、环跳、涌泉；体前：中脘、天枢、中极、血海、足三里、三阴交。

12. 外阴瘙痒调理法

外阴瘙痒是妇科疾病中常见的一种症状，可由外阴各种不同病变所引起，多见于中年妇女。瘙痒多位于阴蒂、小阴唇，也可波及大阴唇，会阴甚至肛周等皮损区。临床表现为外阴及阴道瘙痒不适，有的可波及整个外阴，有的可局限于某部，常呈阵发性发作，也可为持续性，一般夜间加剧，痒痛难忍，坐卧不安。

【罐疗选穴】体后：大椎、长强、殷门、委中、涌泉；体前：中极、曲骨、风市、血海、足三里、三阴交。

13. 子宫脱垂调理法

子宫脱垂是指子宫从正常位置沿阴道下降，至宫颈外口达坐骨棘水平以下，甚至子宫全部脱出于阴道外口，常合并有阴道前壁和后壁膨出。其最主要的发病原因为分娩损伤和产褥早期体力劳动。临床表现为子宫脱垂，可反复发作，或伴有小腹、阴道、会阴部下坠感，腰腿酸软，小便次数增多，阴道局部糜烂等。

【罐疗选穴】体后：大椎、胃俞、命门、肾俞、膀胱俞、长强；体前：神阙、关元、子宫双穴、足三里。

14. 产后身痛调理法

产后身痛类似于风湿、类风湿引起的关节痛，出现关节酸痛、麻木，关节活动不利，甚则关节肿胀等症状，病久不愈者可见肌肉萎缩，关节变形。临床表现为产妇在产褥期内出现肢体、关节酸麻，麻木重着。

【罐疗选穴】体后：大椎、肩三罐、天宗、脾俞、命门、膀胱俞、环跳、殷门、承山、涌泉；体前：中脘、神阙、天枢、关元、锁骨、内关、足三里、三阴交。

15. 产后尿潴留调理法

产后尿潴留是指妇女产后 8 小时尚不能正常排尿而使膀胱内潴留大量尿液的病症，是产后常见的并发症之一。临床表现为产后膀胱区有阵发性收缩性疼痛和高度尿意，但不能排尿。下腹部中部隆起，膀胱充胀。

【罐疗选穴】体后：大椎、肺俞、脾俞、命门、肾俞、长强；体前：中府、中脘、神阙、天枢、关元、曲骨、足三里、三阴交、太溪。

16. 功能性子宫出血调理法

功能性子宫出血是指由神经内分泌系统调节紊乱引起的异常子宫出血，为内外生殖器均无明显器质性病变的一种常见妇科病。临床主要症状为子宫不规则出血、月经提前或错后，完全失去了规律性；或月经周期缩短，一般小于 21 天，但出血量和出血天数正常，也可能是月经周期正常，但是每次出血量极多，可达数百毫升。

【罐疗选穴】体后：身柱、命门、膀胱俞、承山；体前：膻中、神阙、中极、足三里。

17. 尿失禁调理法

尿失禁又称小便失禁，是指尿液不能自主地排出或不能控制而致尿液滴沥。本病在临床上并不少见，尤以老年人及病后、产后体弱者多见，一般白天频发。临床表现为患者不能控制排尿，致使尿液淋漓不尽，不自主外溢，或在咳嗽，喷嚏等腹压增加时有少量尿液外溢。

【罐疗选穴】体后：大椎、身柱、命门、长强；体前：中府、膻中、中脘、神阙、关元、足三里。

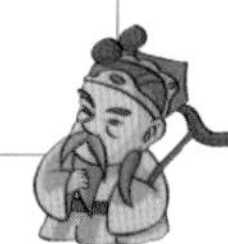

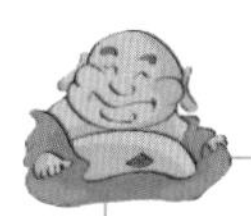

18. 痔疮调理法

痔疮是直肠下端黏膜下和肛管皮肤下扩张曲张的静脉团，多见于成年人，主要是肛门静脉回流发生障碍而引起，如怀孕、便秘、腹泻、久坐均可导致。临床表现为便时肛门部出血，或滴血或射血；便时或劳累后痔脱出肛外能自行复位或需手法复位，便时肛门部不适，伴坠痛，直肠下段有隆起的痔核，痔黏膜充血或伴糜烂。

【罐疗选穴】体后：大椎、命门、肾俞、膀胱俞、长强、委中、涌泉；体前：神阙、中脘、天枢、关元、足三里、三阴交。

19. 脱肛调理法

脱肛是指直肠粘膜、直肠壁全层和部分乙状结肠向下移位、脱出肛门之外的疾病，又称直肠脱垂。临床表现为排便或其他原因使腹内压增高时而发生脱肛，可自行缩回或需用手托回。

【罐疗选穴】体后：大椎、命门、肾俞、涌泉；体前：内关、膻中、中脘、天枢、神阙、关元、阴陵泉、足三里、三阴交。

20. 痛风调理法

痛风又称“高尿酸血症”，嘌呤代谢障碍，属于关节炎的一种。是人体内嘌呤的物质新陈代谢发生紊乱，尿酸的合成增加或排出减少，造成高尿酸血症，血尿酸浓度过高时，尿酸以钠盐的形式沉积在关节、软骨和肾脏中，引起组织异物炎性反应。多见于体形肥胖的中老年男性和绝经期后妇女。随着经济发展和生活方式改变，其患病率逐渐上升。

【罐疗选穴】体后：命门、膀胱俞、长强、殷门、承山、涌泉；体前：关元、曲骨、阴陵泉、阳陵泉、足三里、三阴交。

21. 睾丸炎调理法

睾丸炎多因病菌（湿热）侵入睾丸而发病，由尿道炎症累积发病者为最多。临床表现为睾丸肿大，疼痛，肿甚如拳，疼痛可沿精索向腹下部放散。多一侧患病，两侧均患病者少见。急性多伴有恶寒发热，头痛；慢性则痛剧，经久不消。

【罐疗选穴】体后：大椎、命门、肾俞、膀胱俞、长强、涌泉；体前：

内关、膻中、中脘、天枢、神阙、关元、足三里、三阴交。

十、宇泉罐疗其他病调理法

1. 虫蛇咬伤调理法

蛇毒分为神经毒、血液毒、混合毒三种。诸虫咬伤是指包括蜂、蜈蚣、蜘蛛、蝎等通过其刺，或毒毛刺或口器刺进人体皮肤使毒液流入体内而发病，轻者仅表现为局部的中毒症状，严重的可出现全身性中毒反应。

【罐疗选穴】体后：大肠俞、外关、委中、涌泉；体前：曲骨、血海、阴陵泉、三阴交。

2. 下肢静脉曲张调理法

下肢静脉曲张是一种因静脉壁软弱、静脉瓣缺失和静脉内压升高，使下肢浅静脉系统呈现扩张、伸长、弯曲的病理现象。临床表现为下肢静脉系统处于伸长蜿蜒而曲张的状态，长时间行走和站立后，腿部酸胀不适，踝部和足背水肿。

【罐疗选穴】体后：大椎、肝俞、脾俞、命门、膀胱俞、长强、殷门、委中、承山、涌泉；体前：膻中、中脘、天枢、神阙、关元、内关、风市、阴陵泉、阳陵泉、足三里、三阴交。

3. 产后缺乳调理法

产后缺乳指妇女产后乳汁分泌量少或全无，不能满足喂哺婴儿的需求。乳房检查松软，不胀不痛，挤压乳汁点滴而出，质稀。或乳房丰满，乳腺成块，挤压乳汁疼痛难出，质稠。

【罐疗选穴】体后：大椎、肩井、身柱；体前：膻中、乳根。

4. 血栓闭塞性脉管炎调理法

血栓闭塞性脉管炎是一种主要累及四肢中小动脉和静脉的血管病变，多发于男性。临床表现多有下肢进行性间歇跛行和慢性缺血症状（如麻木，怕冷，疼痛，苍白等表现）患肢疼痛逐渐加剧，肢端皮肤发凉，抬高则颜色苍白，下垂时则皮肤潮红、暗红、青紫。患肢中小动脉的搏动减弱或消失，后期则发生干性或湿性坏死。

【罐疗选穴】体后：脾俞、大肠俞、外关、殷门、承山、涌泉；体前：

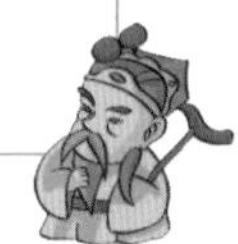

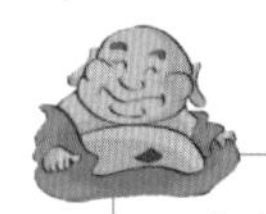

曲骨、内关、血海、三阴交。

5. 牙痛调理法

牙痛是由多种牙体和牙周组织疾病引起的常见病症之一。引起牙痛的常见疾病有龋齿、急性牙髓炎、急性根尖周炎、牙周炎、牙本质过敏、牙龈红肿、牙齿折裂等。临床主要表现为牙龈疼痛，咀嚼困难，遇冷热酸甜疼痛加重。

【罐疗选穴】体后：大椎、命门、委中、涌泉；体前：颊车、中脘、合谷、劳宫。

6. 痈调理法

痈是指发生于皮肉间多个相邻的毛囊及皮脂腺的急性化脓性炎症。多发于皮肤坚厚且皮脂腺分布较丰富的部位，如腰和背部。临床表现为初起微红灼热，迅速向周围扩大剧痛，表面坚硬，边界不清，压痛明显，有红、肿、热、痛、化脓等特点。附近淋巴结肿大，并伴有全身症状，如发热、畏寒、头痛、乏力等症状。

【罐疗选穴】体后：大椎、身柱、命门、大肠俞、外关、委中、涌泉；体前：中脘、中极、内关、血海、足三里、三阴交。

7. 丹毒调理法

丹毒是由溶血性链球菌通过皮肤或黏膜的破损，如足癣、刺伤等侵入，引起皮内网状淋巴管的急性感染，故又称急性网状淋巴炎。临床表现为突然发冷、高热、头痛，患部皮肤红肿，边缘稍高起，与周围正常皮肤之间界限清楚，重者可出现炎性水泡，病变呈跳跃式发展，局部有灼热感和疼痛。

【罐疗选穴】体后：大椎、肝俞、胆俞、脾俞、胃俞、大肠俞、外关、委中、承山、涌泉；体前：中脘、关元、足三里、血海、阴陵泉、三阴交、太溪。

8. 腱鞘炎调理法

腱鞘炎是一种腱鞘损伤性疾病，常发生于手肘、腕及手指等部位，多见于青壮年。本病临床主要表现为病变局部皮肤微红，轻度肿胀疼痛，患肢活动受阻等。若发于肘部者，用力握拳及作前臂旋转动作时，肱骨外上髁等处疼痛加剧；若发生于手指部，当手指伸屈时，其疼痛可向腕部放射，常可发出弹响声。在其病变局部，均可找到压痛点。

【罐疗选穴】体后：大椎、委中、承山、涌泉；体前：内关、外关、劳宫、合谷、足三里。

9. 跟痛症（足跟痛）调理法

跟痛症又叫足跟痛，是由于急性或慢性损伤引起足跟着力部分以疼痛为主的病症。临床表现为足跟部疼痛，行走困难。轻者走路、久立才出现疼痛，重者足跟肿胀，不能站立和行走，甚至平卧时亦有酸胀、针刺、灼热样疼痛，并向小腿后侧放射。

【罐疗选穴】体后：大椎、命门、肾俞、膀胱俞、环跳、承扶、委中、承山、涌泉；体前：中脘、天枢、关元、足三里、三阴交、太冲。

10. 白癜风调理法

白癜风是一种后天性的局限性皮肤色素缺失病，以皮肤出现大小不同、形态各异的局限性白色斑片而得名。临床表现皮损为白色斑片，境界明显，周边与健康皮肤交界处皮色较深，新发生损害周围常有暂时性炎症性星轮，单发或多发，形态各异可互相融合成片，患处毛发可变白。多发于面、颈、手背和额部，皮损处曝晒后可引起灼痛红斑及水泡。

【罐疗选穴】体后：大椎、肝俞、脾俞、胃俞、命门、肾俞、长强、委中；体前：神阙、中脘、天枢、关元、内关、血海、足三里、三阴交。

11. 湿疹调理法

湿疹是由多种内外因素引起的过敏性、炎症性皮肤病。其特点为多发性皮疹，湿润，对称分部，易于反复，自觉剧烈瘙痒。多发在面部、肘窝、四肢屈侧及躯干等处。临床主要表现为周身或胸背、腰腹、四肢、阴囊、肛门处出现红色疙瘩，或皮肤潮红而有集簇或散发性粟米大小之红色丘疹或丘疹水泡，瘙痒，或皮损溃烂，渗出液较多，常伴有便干、溺赤、口渴、心烦等症。

【罐疗选穴】体后：大椎、肝区、脾区、命门、膀胱俞、长强、殷门、承山、涌泉；体前：神阙、中脘、关元、内关、风市、血海、阳陵泉、足三里、

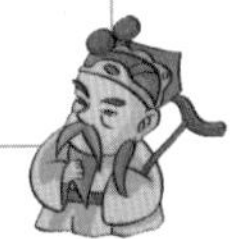

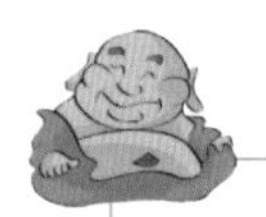

三阴交。

12. 荨麻疹调理法

荨麻疹俗称“风疹块”、“风疙瘩”、“风包”等，它既是一个独立的疾病，又可作为许多疾病的症状，临床主要表现为全身起红色或苍白色风团，发生消退都较快，消退后无任何痕迹，起疹时伴瘙痒。

【罐疗选穴】体后：大椎、肺俞、肝俞、脾俞、胃俞、大肠俞、殷门、委中、承山；体前：神阙、中脘、天枢、关元、风市、血海、足三里、三阴交。

13. 脚气调理法

本病又名湿脚气、足藓，是致病性真菌在足部感染后引起的皮肤病。临床表现为趾间或趾下有以水泡、糜烂、脱屑、角化为主的皮损，病人自觉瘙痒，起病缓慢，易反复发作，入夏加剧。

【罐疗选穴】体后：长强、承山、涌泉；体前：足三里、三阴交。

14. 神经性皮炎调理法

神经性皮炎是一种常见的慢性皮肤神经功能障碍性皮肤病。本病常发于颈后及两侧肘后、骶尾等部位。临床表现为局部瘙痒，皮肤增厚，皮沟加深呈多角形丘疹或苔藓样变。

【罐疗选穴】体后：大椎、脾俞、胃俞、大肠俞、殷门、承山、涌泉；体前：中脘、中极、风市、血海、足三里、三阴交、太冲。

15. 斑秃调理法

斑秃是指头皮部突然发生局限性斑状脱发，多见于青壮年。主要表示为头部出现圆形斑状脱发，境界清楚，脱发部皮肤光滑，无任何异常症状，常在无意中发现。重者会在短期内大片或全头毛发脱落称为全秃。斑秃可能与高级神经活动障碍有关，如长期强烈的精神创伤及过度紧张。亦可与内分泌障碍、局部病灶感染、中毒、肠寄生虫及受惊吓导致的肾脏受损、肾经瘀滞有关。

【罐疗选穴】体后：百会、玉枕、大椎、风池、命门；体前：神阙、中脘、天枢、关元、内关。

16. 皮肤瘙痒症调理法

皮肤瘙痒是指皮肤瘙痒及因瘙痒而引起继发性损害的一种皮肤病，是一种血管神经功能障碍性皮肤病，由于剧烈瘙痒搔抓出现指痕、血痂、色素沉着等继发病变，本病有全身性和局限性两种。一般与患有糖尿病、肝病、肾病、皮肤干燥等有关。同时可与一些外界刺激有关，如：寒冷、湿热、化纤织物等。临床症状为阵发性皮肤瘙痒，此起彼伏，程度不一。

【罐疗选穴】体后：大椎、定喘、天宗、身柱、脾俞、胃俞、大肠俞、环跳、殷门、承山、涌泉；体前：神阙、中脘、期门、关元、风市、血海、足三里、阴陵泉、三阴交。

17. 单纯性肥胖症调理法

单纯性肥胖症是指体内热量的摄入大于消耗，造成体内脂肪堆积过多，导致体重超常，实测体重超过标准体重 20% 以上，称为肥胖。肥胖不仅影响工作、生活、美观，更重要的是对人体健康有一定的危害性。现已证实在肥胖人群中糖尿病、冠心病、高血压、中风、胆石症及痛风等疾病的发病率明显高于非超重者，近年来随着人民生活水平的提高和寿命的延长，肥胖患者有所增多，肥胖病的防治工作已经受到重视。主要表现为皮下脂肪厚，两颊、肩、腹壁皮下脂肪积聚明显。

【罐疗选穴】体后：肝俞、脾俞、胃俞、大肠俞、外关、环跳、殷门、承山、涌泉；体前：中脘、胃脘、神阙、天枢、水道、带脉、风市、足三里、三阴交。

18. 高脂血症调理法

高脂血症是指当血浆脂质浓度超过正常限度时，谓之高脂血症。一般分原发性和继发性两大类。原发性高脂血症多因脂质和脂蛋白代谢先天性缺陷（或遗传性缺陷）所致；而继发者主要继发于糖尿病、饮酒、甲状腺功能减退、痛风、肝病、肾病综合征、肾透析、肾移植、胆道阻塞、口服避孕药等疾病和病因中。临床上常有反复发作的腹痛，有时伴有发热，可出现黄色瘤。

【罐疗选穴】体后：风池、大椎、心俞、肝俞、脾俞、胃俞、大肠俞、外关、环跳、殷门、承山、涌泉；体前：中脘、胃脘、神阙、天枢、水道、风市、血海、足三里、三阴交。

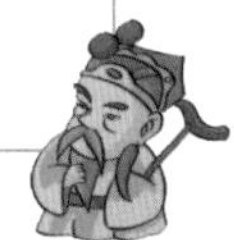

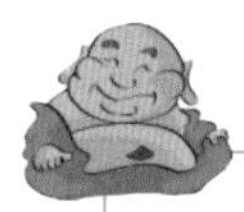

第五章 宇泉罐疗美容美体

第一节 宇泉罐疗美容

宇泉罐疗之所以能美容美体，最根本原因是该罐集磁疗、罐疗、药疗、针灸、点穴、按摩、远红外为一体，可调畅气血、改善微循环、调节人体内分泌、清洁体内环境、清除沉淀在皮肤深层的毒素及其他代谢产物，疏通细胞营养的供应渠道，**激活和恢复面部肌肤自身的生理功能，同时排除气、血、汗、痰、垢、脂、毒七种瘀证，通经活络、调理脏腑、以内养外、标本兼治。宇泉罐疗美容手法独特，不会在面部留下任何印痕**，是宇泉罐疗美容的一大特色。

一、宇泉罐疗美容机理

皮肤是人体最大的器官，覆盖人体表面，是人体的外界屏障，其结构包括皮脂腺、汗腺、淋巴管、血管和末梢神经。具有感知功能、防御功能、呼吸功能、分泌功能以及排泄体内代谢产物、调节体温等功能。罐疗可以增强皮肤的调节作用、排泄作用和代谢作用，使其对外界的刺激更具敏感性、调节性和传导性。

走疗是根据皮肤角质层厚薄的具体情况相应选择的一种手法。在面部顺着肌肉纹理的走向从内向外循序渐进提拉走罐，通过反复叩罐提拉使局部的部分细胞蛋白质分解，产生组胺或类组胺物质，促使皮肤汗孔开泄、毛细血管扩张、血液及淋巴液循环加速，同时使局部血管舒、缩功能的调整反应增强，增加组织的灌流量，可活血化瘀、活化细胞、改善微循环、促进和加快代谢产物的排泄，宣泄病邪，排毒解毒。在走疗的同时，通过罐内磁疗作用还可将面部的色素吸附在磁头上，使面部的色斑淡化并排出体外，起到祛斑祛黄的功效。

闪疗是根据面部长痘部位面积大小，把罐反复交替快速提拉的一种手法，闪疗可将闭塞的毛孔打开，毛囊下的细菌排出体外，使肌肤局部的毛细血管扩张，组织的血容量和血液循环加快，供给皮肤营养的毛细血管循环持续增多而产生热效应。而这种热效应使新陈代谢活跃，皮肤能够吸收足够的营养，自身的分泌和清洁功能不断增强，有利于受损组织的修复、更新与功能的恢复。闪疗可以开泄腠理，排出毛囊的细菌，达到祛斑祛痘的功效。

根据现代医学研究，皮肤感觉器官与机体管理内脏器官活动的自主神经关系密切，皮肤拔罐，可刺激神经末梢，调节神经系统的兴奋与抑制反应，增强其传导功能，改善和增强内脏器官功能活动。中医经络学说和生物全息理论认为，皮肤和脏腑、四肢、五官、九窍都有一定的内在联系，故皮肤也是脏腑功能状态外在的表现部位。罐疗后局部的良性改变会通过体内的传导通路，使相连或相对应的脏腑器官也发生良性调整反应，从而调节脏腑、阴阳气血，改善亚健康，达到以内养外的美容作用。

二、宇泉罐疗美容作用

1. 表里双清：罐疗美容有表里双清的作用，在面部运用闪疗、走疗的手法，可起到疏通面部经络气血、改善肌肤微循环，使面部病理产物得到排泄，肌肤清洁，色斑、痤疮自然减轻或消失，容颜滋润靓丽。

2. 促进新陈代谢：罐疗可以快速排毒解毒、净化体内环境，促进新陈代谢。通过体内淋巴细胞及血液中吞噬细胞的吞噬、分解等生化过程，可激发机体的免疫功能，提高机体自我清洁能力。罐疗不但使皮肤汗孔扩张，宣通毛窍，直接从毛窍排泄病气，还可消炎杀菌。罐疗消炎作用的机制是通过调整全身和局部气血运行，增加血清抗体与白细胞等杀菌能力而达到消炎杀菌的作用，所以罐疗能有效治疗痤疮。

3. 改善微循环：经络瘀滞是细胞缺乏营养的原因。面部皮肤滋润有光泽是营养充足的表现，而面色惨白或萎黄，缺乏光泽，皱纹出现过早、过多，或有黑眼圈等，是肌肤细胞缺乏营养的表现。血液内含有皮肤细胞所需要的全部营养物质。全身皮肤细胞及肌肤深层的微循环正常与否，直接影响面部皮肤细胞的营养和新陈代谢。面部罐疗施以特殊的手法，迅速地通经活络，改善微循环，疏通肌肤细胞营养供应的渠道，同时能激活面部受损的枯弱细胞，恢复和加强肌肤细胞摄取营养的能力，细胞得到充足的营养，肌肤自然会红润光泽、皱纹减少、富有弹性。

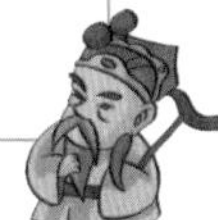

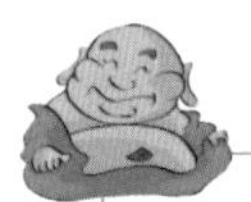

4. 调节脏腑：罐疗有调节脏腑、养颜美容的作用。罐疗刺激功能反射区和经络穴位，能激发和调动经络系统整体的调节功能，通过这一作用，不仅可以治疗经络气血偏盛、偏衰或气机紊乱而造成的该经络循行部位所发生的诸多疾病，还可以增强该经络所属脏腑的功能，恢复和提高脏腑的抗病能力、调节能力与康复能力，从而达到治疗该脏腑疾病的作用。

5. 调节功能：罐疗能增强整体调节功能，以内养外。由于经络的连接作用，脏腑既与五官（目、舌、口、鼻、耳）、五体（筋、脉、肉、皮、骨）相关，又与怒、喜、思、悲、恐等情志变化相关，所以通过体表拔罐调节经络与脏腑功能，可以达到治疗面部皮肤、五官、五体以及情志失调的病症。罐疗刺激体表皮肤，通过经络的传导，实现整体调节作用，进而达到经脏同治、身心同调、养颜美容的治疗效果。例如：叩拔膀胱经的肾俞穴及四白穴，既可以治疗黑眼圈，又可以治疗眼睛疾病，还可以治疗腰痛和肾病等疾病。罐疗与病变脏腑相关的经络穴位或功能反射区，不但能排泄体内毒素，还可以调节脏腑、增强经络的整体调节功能，改善内分泌，正本清源，以内养外，从根本上治疗多种损美性皮肤疾患。加之面部闪罐，促使细胞活化，标本兼治，有效消斑除痘，起到养颜美容的作用。

6. 预防衰老：经常进行罐疗，可畅达气血、延缓衰老。气血是构成人体和维持生命活动的基本物质之一，既是脏腑生理活动的产物，也是脏腑功能活动的物质基础。气血运行畅通，才能维持组织器官的正常生理功能，使人体保持健康。而气血不畅，则组织器官缺氧，细胞早衰，进而导致人体的衰老。面部罐疗行气活血，促进了细胞的新陈代谢，增强了皮肤自身清除衰老细胞和吸收营养物质的能力。罐疗具有疏通经络，畅达气血，激发和调节经络脏腑功能，改变组织、细胞的缺氧状态，加强人体的新陈代谢，促进细胞的再生和活化等作用，从而使人体保持旺盛的活力，达到防衰抗老，提高生命质量的目的。

经常进行保健罐疗，防微杜渐，能够及时发现和改善亚健康状态，净化体内环境，避免大量代谢产物蓄积，使皮肤及时得到水分，促进各种营养素的补充和深层清洁，将皮肤干燥、晦暗、斑痘消灭在萌芽状态，从而保持面部颜色红润光泽。

三、宇泉罐疗美容操作方法

1. 罐具选择：根据面部面积的大小选择适合面部闪疗走疗的罐具，一般闪疗选择 3 号罐具，走疗选择 4 号罐具。

2. 操作前准备：先用温水清洗面部，然后用毛巾包住头发，在面部均匀涂抹润滑剂（选用优质的橄榄油）以起到滋润皮肤的作用，保护皮肤，防治皮肤的损伤。

3. 美容手法：

（1）面部闪罐走罐应从内向外沿肌肉纹理走向（从下颌往上额头方向顺发际线操作）。

（2）闪疗一般 36 次为宜。走疗一般 9 次为宜。

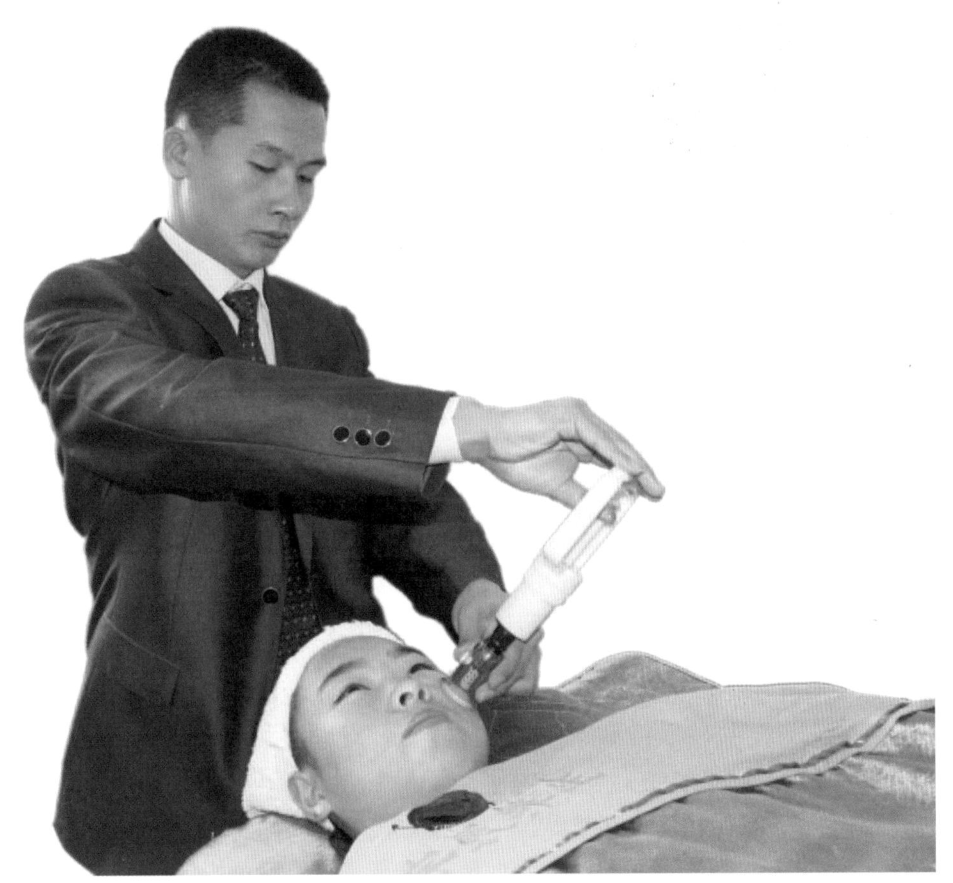

宇泉罐疗美容闪疗图示

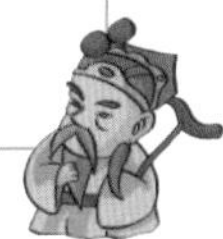

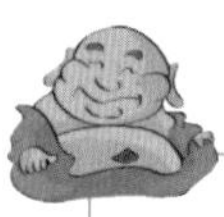

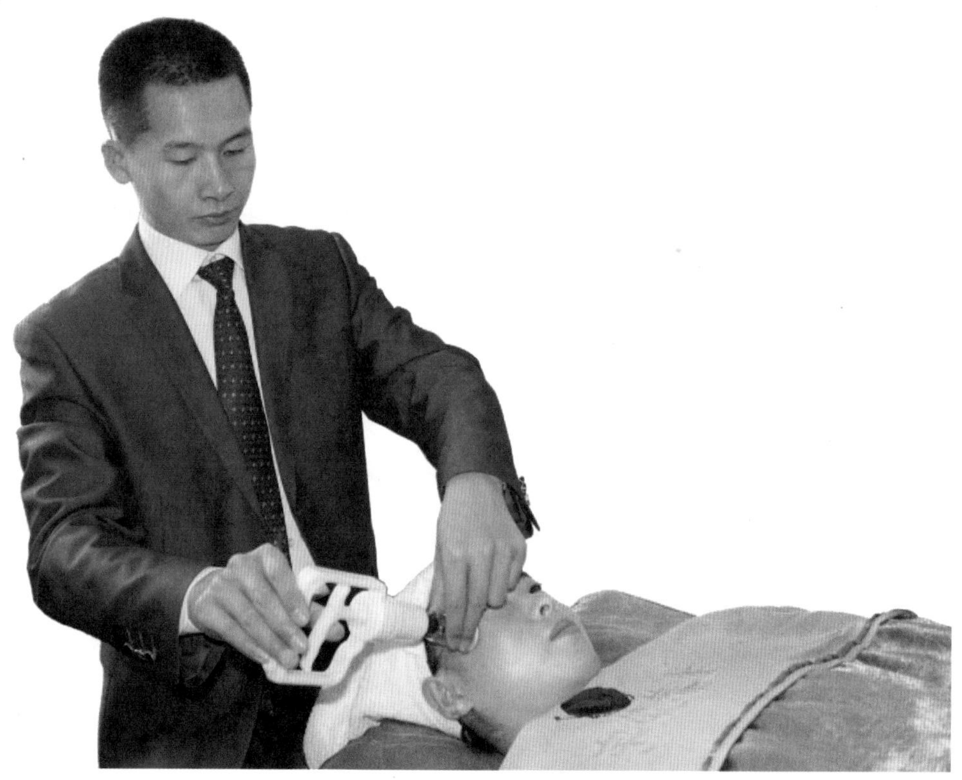

宇泉罐疗美容走疗图示

四、宇泉罐疗美容调理法

1. 痤疮调理法

痤疮俗称“粉刺”、“青春痘”，是一种常见的炎性皮脂毛囊疾病，多发生于男女青春发育期，以面部多见，也可发生在前胸和后背皮脂腺分泌较多的部位，油性皮肤的人更加严重，特点为粉刺、丘疹、脓包、结节和囊肿。多数人认为本病与雄激素、皮脂腺和毛囊内微生物有密切关系，此外，遗传、饮食、胃肠功能、环境因素、化妆品及精神因素亦与本病的发病有关。临床上常分为白头粉刺和黑头粉刺两类。如毛囊口开放，脂栓因氧化及粉尘所染而成黑色，称为黑头粉刺；如毛囊口闭合，丘疹顶端呈白色故称为白头粉刺。

【操作手法】采用闪疗手法将罐具吸拔在痤疮的部位进行闪疗数次，每次把排出物清理干净，共闪疗 36 次。

【罐疗选穴】体后：大椎、肺俞、肝俞、脾俞、胃俞、大肠俞、长强、外关、委中、涌泉；体前：中脘、神阙、天枢、关元、内关、足三里、阴陵泉、三阴交。

【**调理疗程**】一般 7 次为一疗程，建议调理 3 个疗程。

【**温馨提示**】

（1）在病灶部位实施闪罐，直至脓栓和瘀血清净为止。

（2）在治疗期间，应禁食辛辣刺激性食物，切忌挤压尚未成熟的痤疮。切忌用刺激性较强的香皂洗脸。

（3）配合全身调理效果更佳。

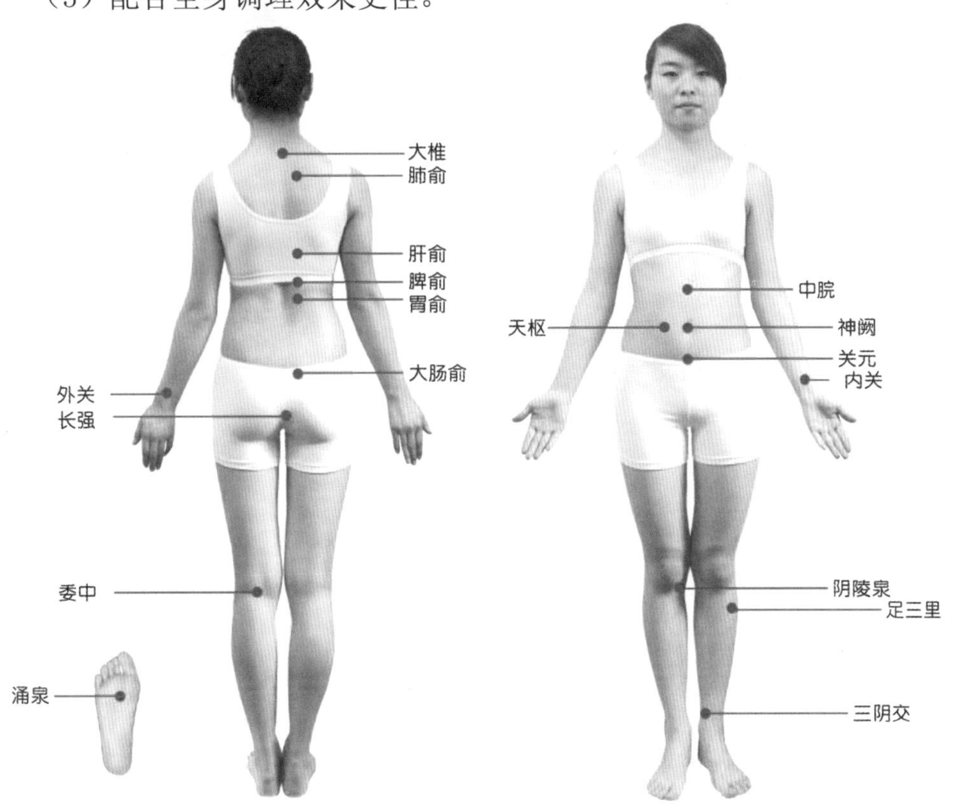

2. 黄褐斑调理法

黄褐斑是发生在面部的黄褐色色素沉着斑。多发于女性，与妊娠、内分泌失调、口服避孕药、慢性疾病、日光久晒、精神刺激、消化功能紊乱及某些接触焦油类职业等有关。临床表现为淡褐色或淡黑色斑，形状不规则，对称分布于额、眉、颊、鼻、上唇等颜面皮肤，一般无自觉症状及全身不适。

【**操作手法**】采用走疗手法，用罐具吸附在长斑的部位进行走疗数次，每次把吸附在磁头上的污垢清理干净，共闪疗 36 次。

【**罐疗选穴**】体后：大椎、肺俞、肝俞、脾俞、肾俞、大肠俞、外关、委中、涌泉；体前：中府、中脘、阴陵泉、足三里、三阴交。

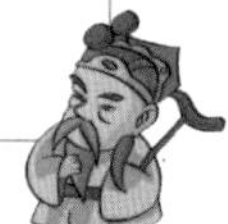

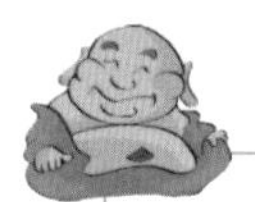

【调理疗程】一般 7 次为一疗程，建议调理 3 ～ 4 个疗程。

【温馨提示】

（1）情绪可诱发或加重黄褐斑，因此应保持愉悦乐观的心情。

（2）继发于其他疾病的黄褐斑，应积极治疗原发病。

（3）配合全身调理效果更佳。

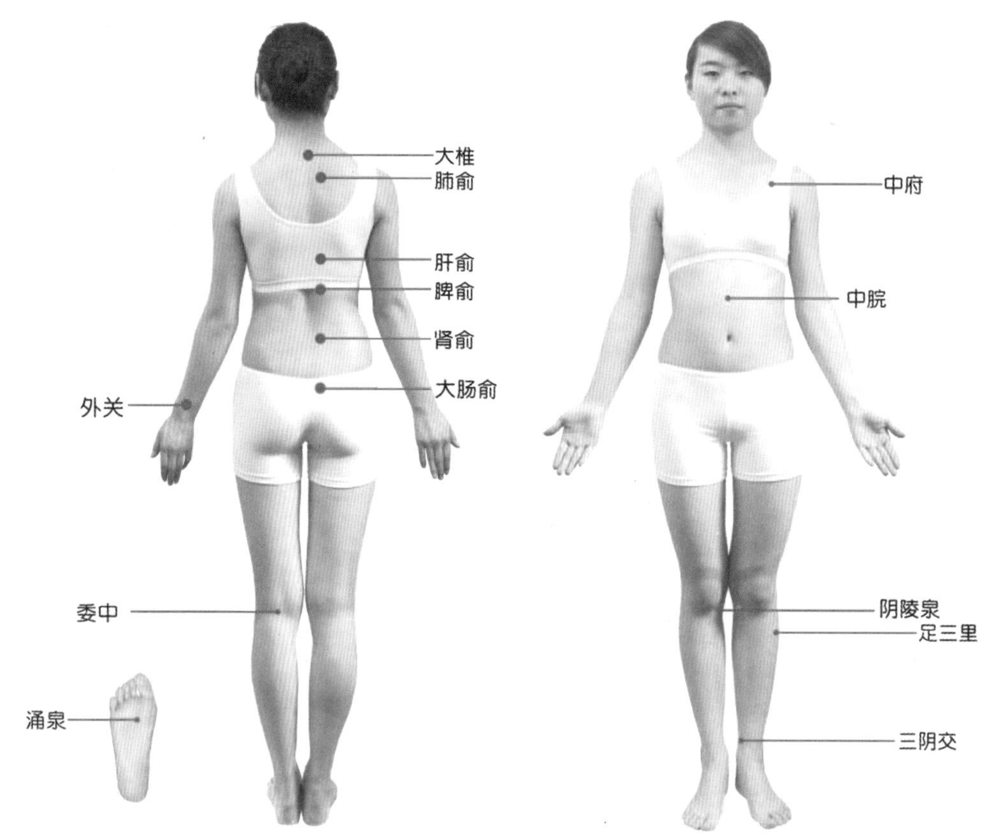

3. 雀斑调理法

雀斑是反应在颜面、颈部、手背等日晒部位皮肤上的黄褐色斑点，数目多少不定，互不融合，无自觉症状。最常见于鼻、面部。始发于学龄前儿童，少数自青春期发病，是一种常见的遗传性色素沉着病，中医认为与肾阴虚、肾阴不足或风邪侵入皮毛腠理，血运不畅，不能荣润肌肤有关。

【操作手法】采用走疗手法，用罐具吸附在有雀斑的部位，进行走疗数次，每次把吸附在磁头上的污垢清理干净，共走疗 36 次。

【罐疗选穴】体后：大椎、肺俞、肝俞、脾俞、胃俞、大肠俞、委中、涌泉；体前：中府、中脘、期门、中极、足三里、三阴交。

【调理疗程】一般 7 次为一疗程，建议调理 4 ～ 5 个疗程。

【温馨提示】

（1）日常生活中少食芹菜、油菜等。

（2）避免使用劣质化妆品，避免太阳光暴晒。

（3）配合全身调理效果更佳。

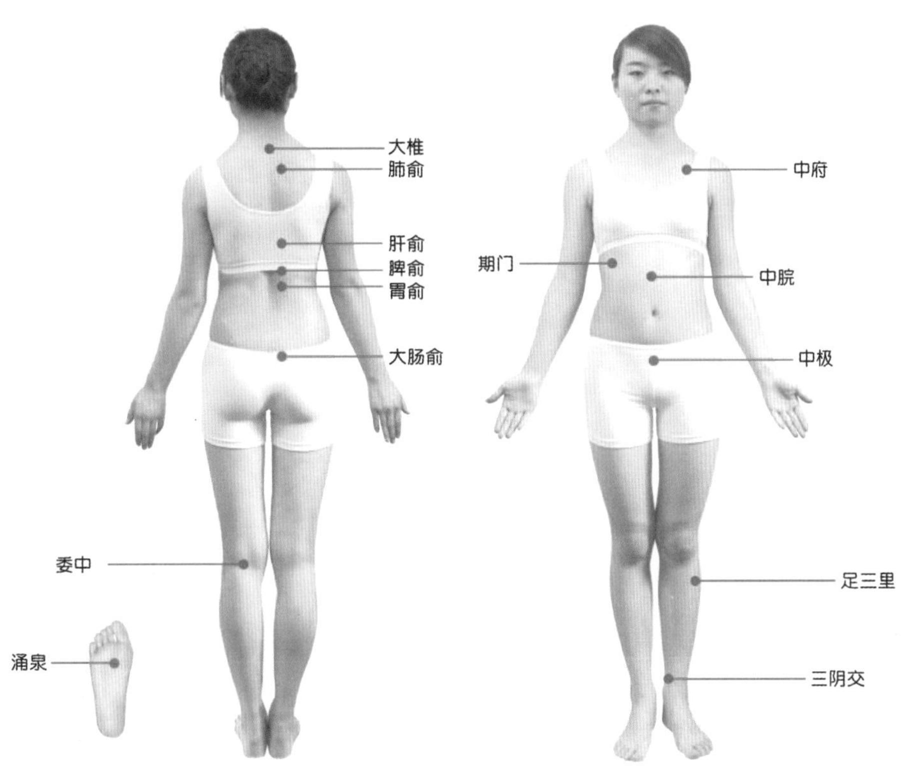

4. 黑眼圈调理法

当眼部因组织代谢不畅，微循环障碍时眼周皮肤色泽发暗，俗称黑眼圈。黑眼圈的形成，除了遗传因素之外，多半是熬夜等不良生活习惯所造成的。神经衰弱、睡眠不足、肾虚以及眼部经常使用眼影等化妆品，卸妆不彻底是形成黑眼圈的重要原因。长期眼周皮肤晦暗，可见于妇科疾病、慢性肠胃病、慢性肝病、肾病等。

【操作手法】采用调的手法，用罐具吸附在眼周局部或黑眼圈部位进行点按闪疗数次，每次把吸附在磁头上的污垢清理干净，共闪疗 36 次。

【罐疗选穴】体后：大椎、肺俞、命门、肾俞、长强、环跳、殷门、承山、涌泉；体前：中脘、中极、血海、足三里、三阴交。

【调理疗程】一般 7 次为一疗程，建议调理 3 个疗程。

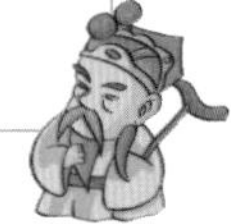

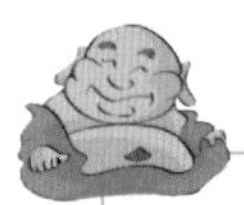

【温馨提示】

（1）保证足够的睡眠时间，避免熬夜。

（2）平时坚持做眼保健操能改善眼疲劳预防黑眼圈。

（3）配合全身调理效果更佳。

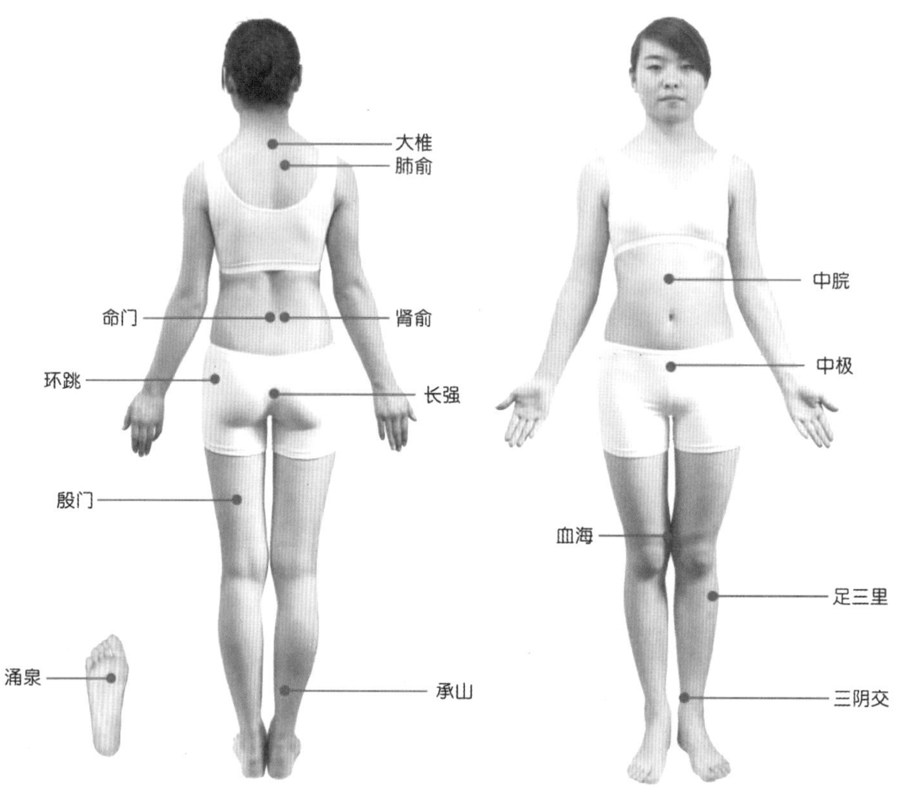

5. 皱纹调理法

人体生理和心理的变化，以及自然界的不良刺激都会在面部皮肤上留下痕迹。面部皮肤缺乏营养、生理功能减退，可见皮肤干燥粗糙、失去润泽、缺乏弹性、出现皱纹，甚至出现黑眼圈、眼袋、皮肤松弛、色素沉着等损容性疾患。罐疗法可以滋润皮肤，为皮肤补充营养，预防面部皮肤疾患，减缓肌肤衰老的速度。宇泉罐疗祛皱法是通过面部闪疗、走疗的特殊手法，在面部循环操作，从而激活细胞再生能力，促使末梢神经的血液循环改善，使断裂角质得到修复，使弹性纤维、胶原蛋白进行重新组合，从而增加皮肤弹性和含水量，使皮肤皱纹鱼尾纹消失，面部皮肤润泽光亮，年轻靓丽，防止皮肤松弛，面肌匀称，消除眼睛疲劳。

【操作手法】采用补的手法，用罐具吸附在皱纹部位进行走疗闪疗数次，每次把吸附在磁头上的污垢清理干净，共闪疗 36 次。

【罐疗选穴】体后：大椎、肺俞、脾俞、肾俞、身柱；体前：中府、中脘、中极、天枢、足三里、三阴交。

【调理疗程】一般 7 次为一疗程，建议调理 3 个疗程。

【温馨提示】

（1）保持健康的身体、睡眠充足、营养均衡、心情愉快。

（2）祛鱼尾纹时一定要将罐具在眼角部位停留 3 ～ 5 秒后再提拉向上走疗。

（3）配合全身调理效果更佳。

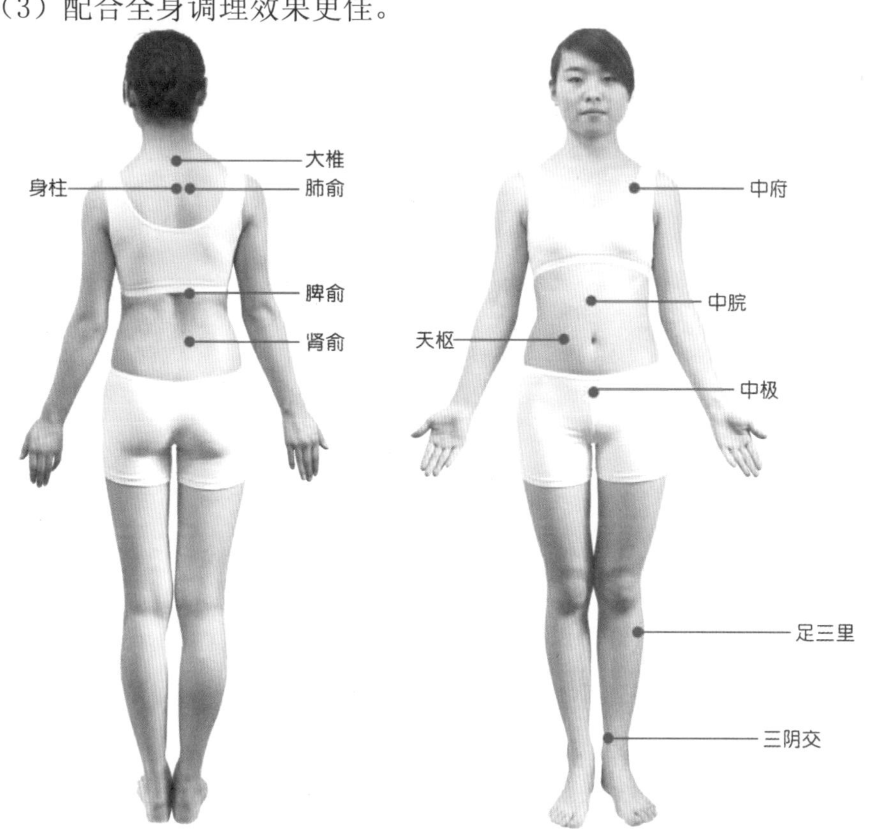

6. 眼袋调理法

眼部周围皮肤较薄，脸部组织疏松。当下睑皮肤，皮下组织老化，下睑支持结构松弛或薄弱，以及眼部组织代谢不畅，造成淋巴、水分和脂肪积聚，而逐渐膨隆外凸呈袋状，即形成下眼袋。眼袋的形成与遗传因素、脾胃功能、饮食习惯有关。脾胃虚弱者眼袋呈松弛皱褶状；或饮食不节制，饮酒、食肉过多者眼袋呈鼓胀饱满状。宇泉罐疗祛眼袋是用罐具在眼袋部位轻重点压交替叩拔，使眼袋多余的水分和脂肪在罐疗的作用下，充分燃烧，

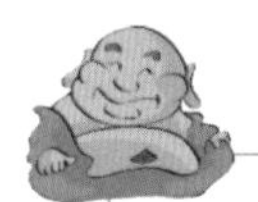

随着眼周围血液循环的加速，把多余的水分带走，让细胞恢复正常形态和功能，消除眼袋。

【操作手法】采用调法，配合抽气点压提拉的手法，用罐具叩拔在眼袋部位进行点压提拉数次，每次把吸附在磁头上的污垢清理干净，共闪疗 36 次。

【罐疗选穴】体后：大椎、肺俞、脾俞、胃俞、大肠俞、殷门、承山、涌泉；体前：中脘、神阙、天枢、关元、足三里、三阴交。

【调理疗程】一般 7 次为一疗程，建议调理 3 个疗程。

【温馨提示】

（1）避免擦眼睛、眯眼睛、眨眼睛的习惯；日光强烈时要戴上太阳眼镜。

（2）配合全身调理效果更佳。

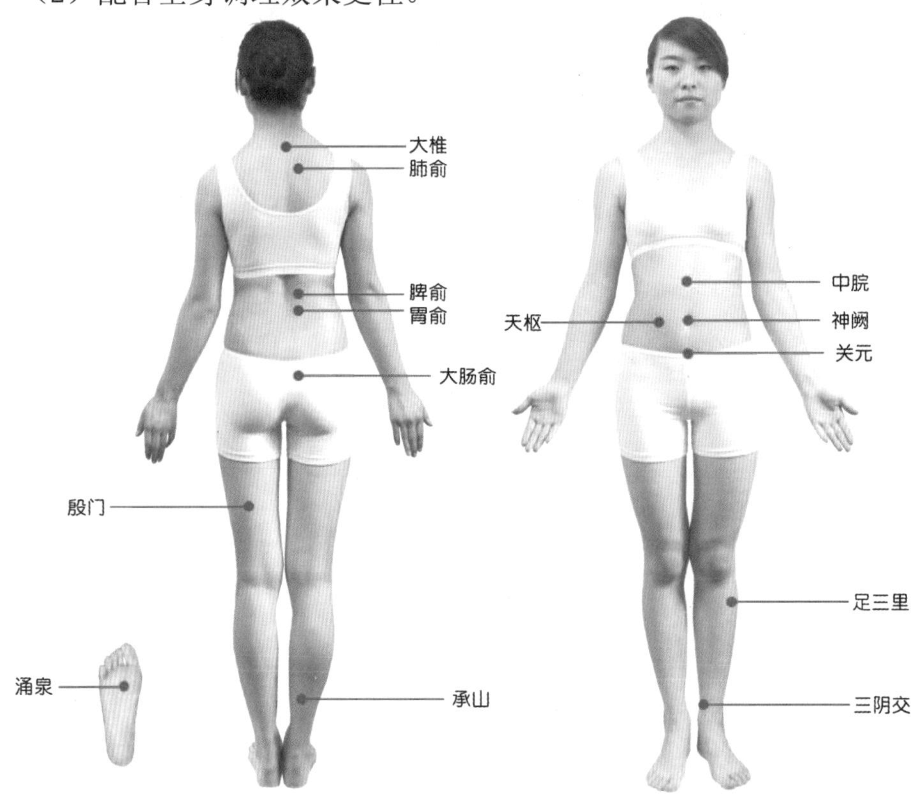

第二节 宇泉罐疗美体瘦身

肥胖是体内脂肪过多的状态。高脂肪膳食，体力活动过少和遗传因素是肥胖的主要原因。肥胖常诱发高血压、高血脂、冠心病、糖尿病等严重危害人体健康的多种疾病。中医认为肥胖主要是脾气虚、运化功能减弱，致使运化水湿功能低下，湿聚而成痰，湿和痰（即指多余的水分与脂肪）

不断蓄积，则形成肥胖病。宇泉罐疗美体瘦身可对机体进行整体调理、恢复和加强自身的愈病能力，扶正祛邪、预防疾病和间接治疗疾病。美体瘦身罐疗过程中，能把自身体质的弱点和亚健康状态的脏腑器官，以及潜伏的病变，在瘦身的同时都调整过来。

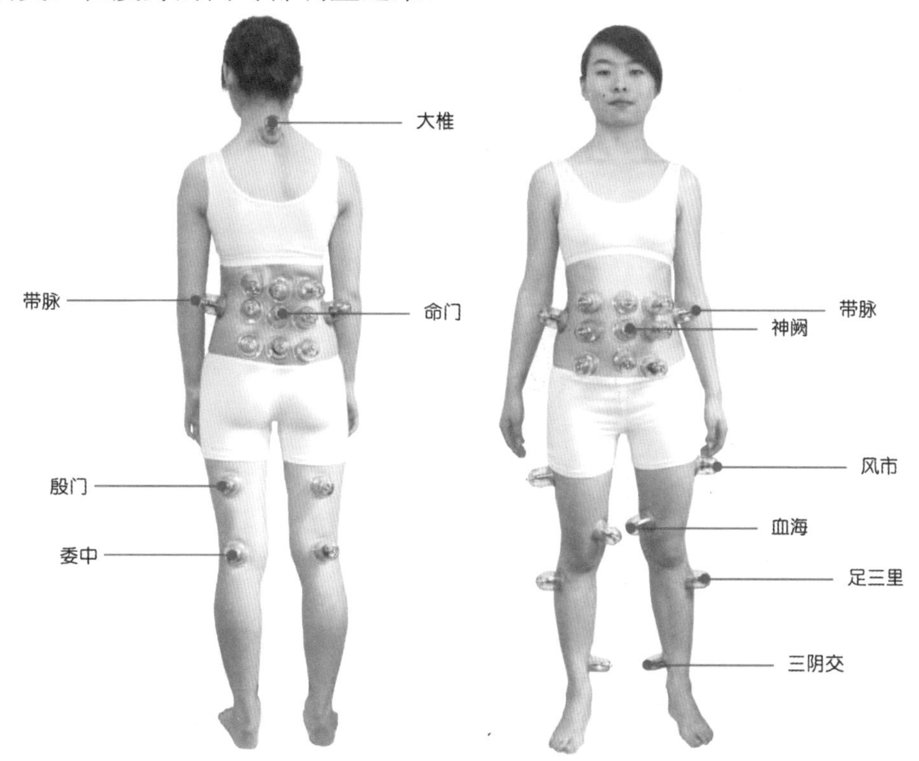

【适应范围】内分泌失调、糖尿病、高血压、心血管疾病、血脂代谢异常、胆囊与胰脏疾病等引起的肥胖。

【操作手法】采用大泻手法，在局部隆起脂肪增厚处扣罐。起到强刺激脂肪燃烧和代谢的效果。

【调理选穴】体后：大椎、命门为中心上下左右各一横指排 9 罐，加带脉、殷门、委中；体前：以神阙为中心上下左右各一横指排 9 罐，加带脉、风市、血海、足三里、三阴交。

【调理疗程】每日 1 次，每次 18 分钟，15 次为一疗程，建议调理 3 个疗程。

【温馨提示】

（1）建议饭前吃些新鲜蔬菜或饭前先喝汤。

（2）坚持户外锻炼、促进胃肠蠕动、加速脂肪分解。

（3）饮食中注意少食肥、腻、甜、炸、辛辣食物。

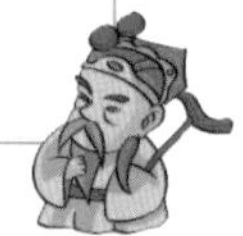

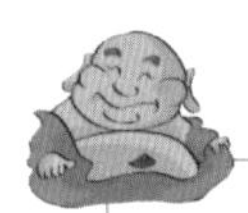

第三节 宇泉罐疗丰胸

胸部是女性曲线美的重要组成部分，女性乳房以丰满而有弹性、两侧对称、大小适中为健美。中医认为，乳头属足厥阴肝经，乳房属足阳明胃经，肝主气机疏泄，胃主运化水谷精微，所以乳房的发育、丰满与人的情志是否舒畅、气血运行是否通达有着密切关系。此外，女性乳房的发育和丰满还与肾的精气有关，当女子“肾气盛，天癸至”的时候，乳房也开始隆起，因此乳房保养重在肝、肾、脾、胃等脏腑经络的调理。宇泉罐丰胸是通过加强胸部肌肉运动，促进血液循环和神经传入大脑激发脑下垂体分泌，平衡卵巢产生的女性激素，使乳房海绵体扩大，结合全身经络疏通，达到治疗和丰胸的目的。

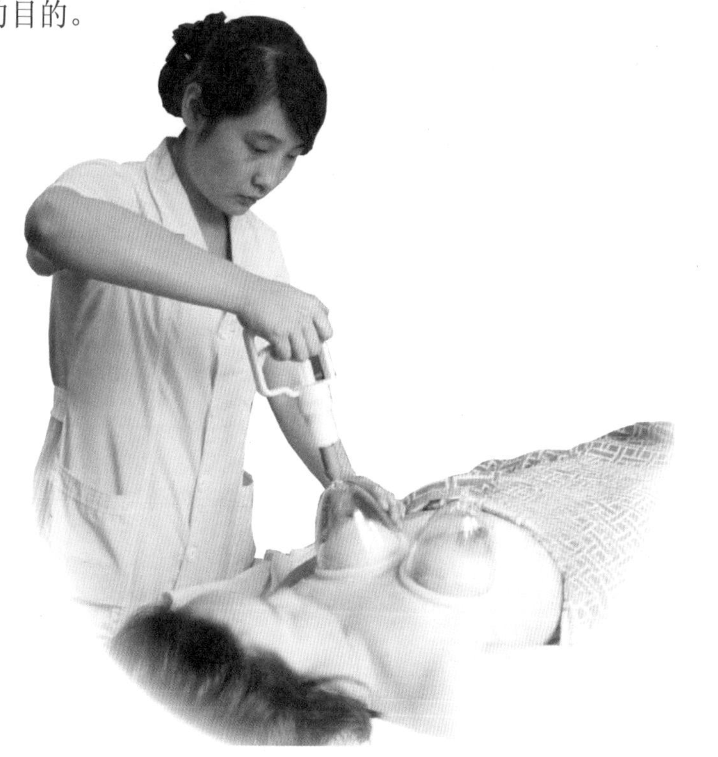

宇泉罐疗丰胸图示

【适用范围】乳房发育不良，乳房平坦微小，产后乳房萎缩松弛，乳房下垂，乳房大小不一，乳头凹陷，乳房有硬块等。

【操作手法】将丰胸罐进行常规消毒并与相匹配的密封胶圈套好，与连接管、真空枪连成一个整体，选择适合乳房尺寸大小的丰胸罐罩在乳房上，勿使漏气，罐壁上的刻度向上，用手轻托罐体，另一手提拉真空枪手柄的拉杆抽气，在负压作用下，使乳房增大约 2cm 后，记下乳头可达的尺寸，将连接管与罐体分开，轻提罐顶部的阀门杆，罐体自行脱落，乳房在正常的气压下，恢复正常状态。然后再将罐体罩在乳房上抽气，形成负压，使乳房再次增大，如此反复，使乳房一收一张，促使肌肉运动和血液循环，每边乳房按上述程序交替运动 10 ～ 15 分钟左右，使平坦微小的乳房在短期内变得丰满、挺拔，消除平坦的烦恼。

【调理选穴】体后：大椎、命门、肾俞、膀胱、长强、涌泉；体前：乳根、膻中、肩井、中脘、天枢、神阙、子宫双穴、足三里、三阴交。

【调理疗程】每日 1 次，一次 15 分钟，15 次为一疗程，建议 3 个疗程。

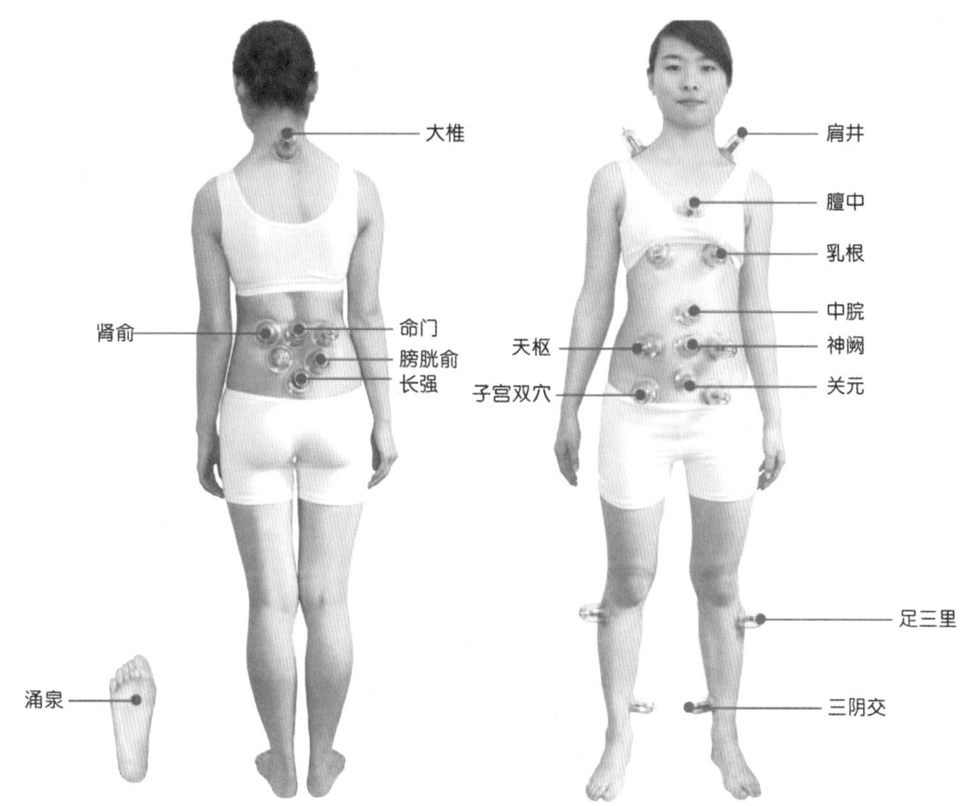

【注意事项】

（1）丰胸罐只限个人使用，并注意消毒，保持清洁卫生。

（2）开始使用时用小号罐体，当乳房增大后再换中号或大号，以便乳房增大到自己满意的程度。

（3）罐疗丰胸叩拔时负压应循序渐进的加压。

（4）如能配合身体调理效果更佳。

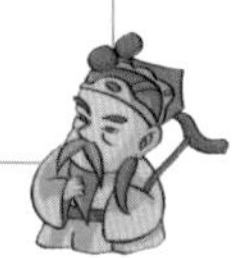

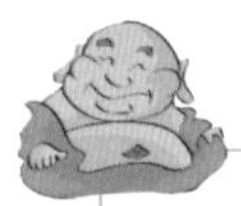

第六章　宇泉罐疗与预防保健

疾病，似乎是生而为人必须要面对的考验。虽然今日医学高度发达，大多数疾病都能得到及时有效的诊治并且可以治愈，但治疗过程中所经历的种种痛苦和煎熬，却让人苦不堪言，避之不及。在日常生活中，人们更多注重疾病的诊治，却大大忽略了平时的预防保健。殊不知，如果将有效的预防保健手段与良好的生活习惯相结合，绝大部分的疾病都是可以早期发现、适度控制，从而减少发病几率甚至可以避免发病。虽然长生不老只是个神话，返老还童也不过是个梦想，但延年益寿却是我们可以切实追求的，是可以预期达到的目标，而预防保健，就是实现延年益寿的必由之路。

宇泉罐疗，强调辨证施治和系统调理，注重用整体调节的方法调整机体，并使人体保持在一种平衡的状态，这也是它之所以在预防保健、“治未病”方面颇具特色优势的原因。不仅适用于中老年人，也适用于儿童和青年人；不仅适用于男性，也适用于女性；不仅适用于慢性病，也适用于急性病；不仅适用于常见病，也适用于疑难病。而且方便实用，费用低廉，是方便有效的家庭健康助手。

对于中青年人来说，现代社会生活节奏加快，竞争激烈，加之营养配置不合理，环境污染严重，体育锻炼缺乏，常会觉得身体疲惫、精神紧张、大脑疲劳。叩拔宇泉二十七罐可以疏通五脏六腑的经气，改善全身的血液循环，促进大脑皮质的氧气及各种营养物质的供应及二氧化碳和各种毒素的排除。

对于那些已经不仅仅是身体疲劳，而是已经出现局部肌肉劳损的人群来说，不管是颈背，还是腰、腿、肩、肘等部，均可利用宇泉三罐强治来解决。只需在酸痛部位叩拔宇泉三罐，就可加速局部的血液循环及淋巴回流，增强局部组织的营养供应，促进有毒物质的排泄，从而恢复健康状态。三罐强治同时也适用于如急性腰扭伤、落枕、头痛等常见疼痛类疾病。

老年人随着年龄的增长，器官相继老化，疾病也会越来越多，即使没有疾病，各种的不适也在所难免。大多数老年性疾病都与血管硬化、血液循环不畅有关。此时，运用宇泉六罐就很有效。

要想强身补肾，增强活力，提高机体免疫力，推迟更年期，可叩拔宇泉五罐；要想消炎祛肿、祛肿瘤，可叩拔宇泉七罐；要想平衡阴阳，平衡内分泌，平衡微量元素，或是解决更年期问题，可叩拔宇泉八罐；要想既无痛苦，还不节食减肥，试试宇泉九罐；至于日渐增多的糖尿病患者，宇泉十四罐，对调整血糖，恢复健康极为有效。

若要效果持久稳定，再好的方法，都贵在坚持，宇泉罐疗也不例外。对于健康来说，细节决定成败，而坚持对的方法会获益良多。

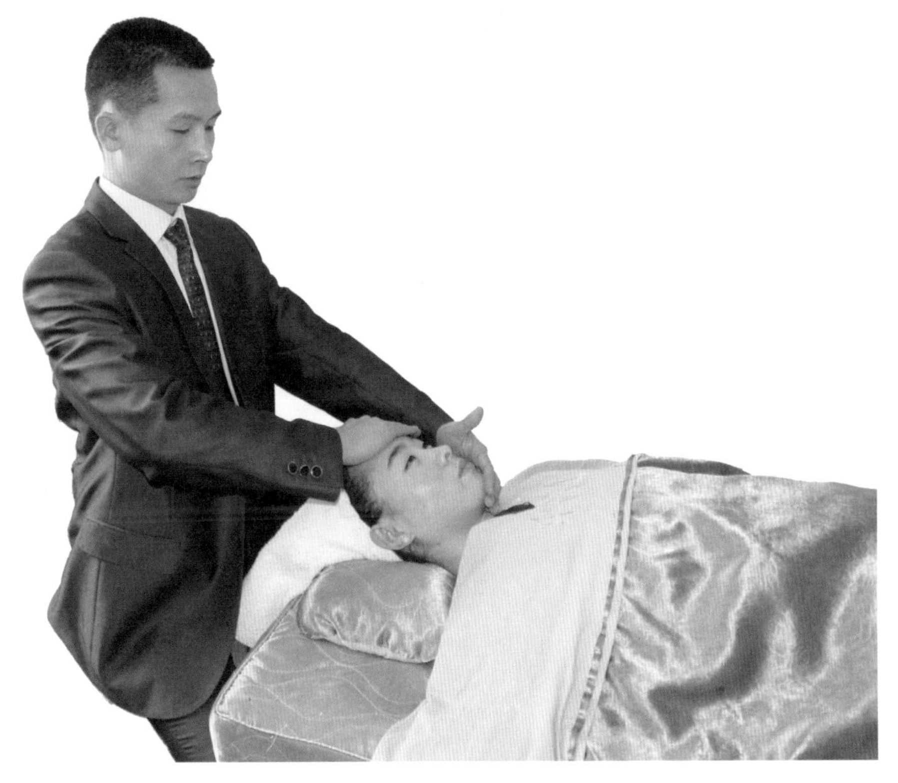

一、宇泉罐疗三十六要穴调理法

宇泉罐疗三十六要穴是根据每个穴位在治疗保健中的作用，结合宇泉罐疗诊治仪适宜在肌肉较丰满的部位使用的特点，以及经络穴位与脏腑的密切联系，又考虑到满足每个人可自己亲手拔罐的愿望，从人体 361 个穴位中挑选了 36 个穴位，作为宇泉罐疗诊治仪保健要穴，这些穴位的选用也参考了百岁老人的长寿经验和养生专家、老中医的临床实践经验。

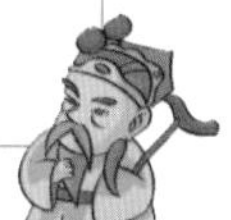

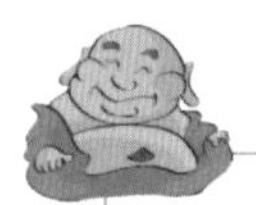

1. 百会穴

一名三阳五会。头为诸阳之会，本穴为手足三阳、督脉、足厥阴经的交会之处，百病皆治。归经：督脉。

【取法】在头顶部，后发际正中直上 7 寸，或两耳尖连线的中点处。

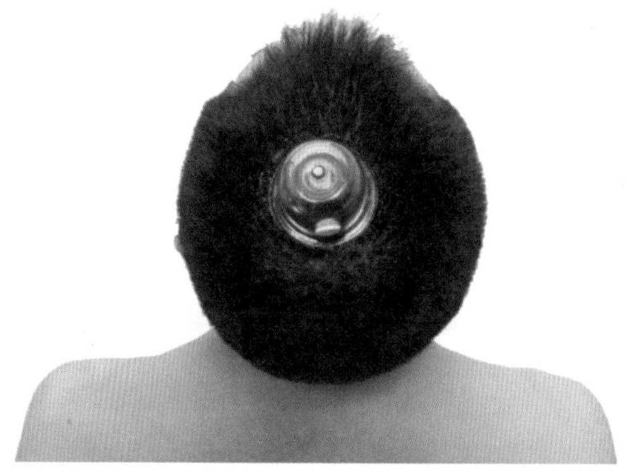

【功能】熄风镇静，醒脑开窍，升阳固脱，平衡血压。

【主治】头痛，眩晕，鼻塞，中风，言语謇涩，半身不遂，惊悸，健忘，心神恍惚，癫痫，小儿惊风，脱肛，阴挺。

【手法】以大泻手法为主，升阳降阴。

2. 玉枕穴

枕骨两旁之突起处被称为“玉枕骨”，穴当其处。归经：足太阳膀胱经。

【取法】在后头部，当后发际正中直上 2.5 寸，旁开 1.3 寸（即平脑户），平枕外隆凸上缘凹陷处。（表明在玉枕穴，但是下图拔罐位置有偏差。）

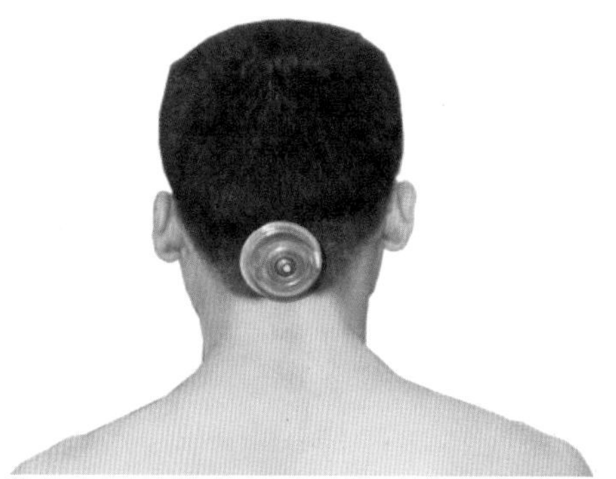

【功能】散寒解表，明目降逆，醒脑益智，增强记忆。

【主治】恶风寒，头痛，呕吐，不能远视，目痛，鼻塞。

【手法】以泻法为主，镇痛通窍。

3. 风池穴

在枕骨基底部的凹陷似池处，主治内外风病。归经：足少阳胆经。

【取法】在项部，当枕骨直下，与风府相平，胸锁乳突肌与斜方肌上端附着之间凹陷处。

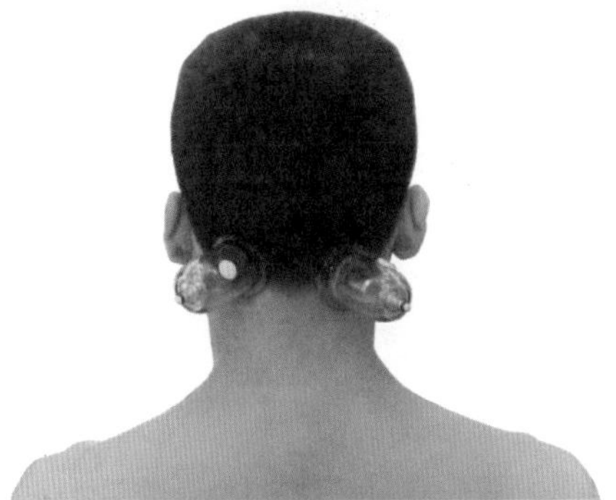

【功能】祛风散寒，清热解表，平肝熄风，明目利鼻。

【主治】头痛，眩晕，颈项强痛，目赤痛，迎风流泪，鼻渊，鼻衄，耳聋耳鸣，中风不语，口眼歪斜，热病，感冒，瘿气。

【手法】以泻法为主，醒脑明目。

4. 大椎穴

是督脉经穴，为诸阳经与督脉之交会穴，有总督诸阳的作用，具有振奋人体阳气、强壮保健、清脑宁神、退热镇静的功效。归经：督脉。

【取法】在项下部，当后正中线上，第 7 颈椎棘突下凹陷处。

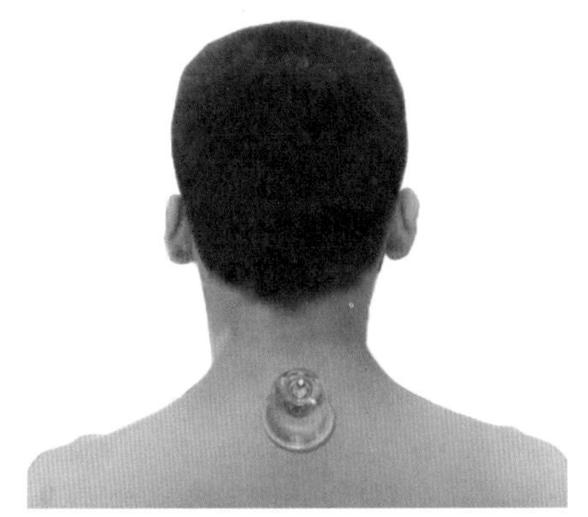

【功能】清热解表，截疟止痫，醒脑明目，疏风解表。

【主治】感冒，发烧，咳嗽，气喘，眼睛干涩，视物模糊，心烦，癫痫，疟疾，呕吐，自汗盗汗，颈项强痛。

【手法】以大泻法为主，通经活血。

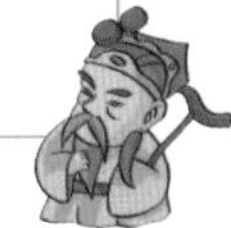

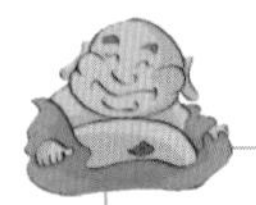

5. 肩井穴

在肩上凹陷处，因凹陷颇深，犹如深井。归经：足少阳胆经

【取法】在肩部，前置乳中，当大椎与肩峰端连线的中点。

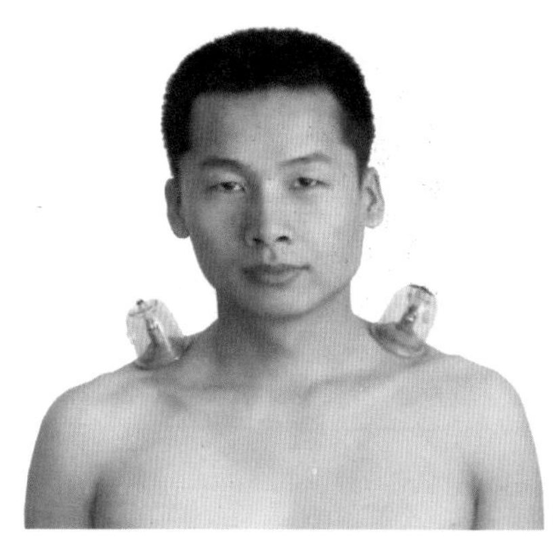

【功能】祛风清热，通经活络，消肿止痛，补肾补水。

【主治】中风，乳痈，瘰疬，难产，诸虚百损，肩背痹痛，手臂不举，颈项强痛，乳汁不下，尿急尿频。

【手法】以泻法为主，通络止疼。

6. 肺俞穴

为肺脏之气输注之处，是诊断和治疗肺脏疾病的重要穴位。归经：足太阳膀胱经。

【取法】在背部，当第 3 胸椎棘突下，旁开 1.5 寸。

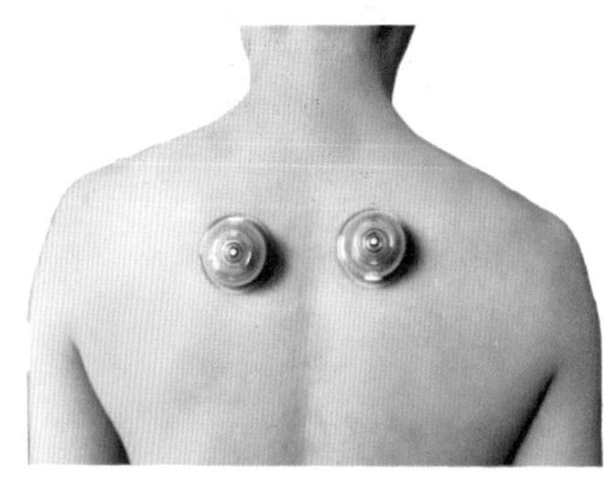

【功能】解表宣肺，肃降肺气，止咳平喘，通鼻开窍。

【主治】咳嗽，气喘，咯血，胸闷，胸痛，胸满，盗汗，肩背痛。

【手法】以泻法为主，化痰理气。

7. **身柱穴**

为督脉之脉气所发，在背部正中第 3 胸椎棘突下，接近肺脏，属督脉，通于脑髓，名为身柱，含有全身之柱之意。归经：督脉。

【取法】在背部，当后正中线上，第 3 胸椎棘突下凹陷处。

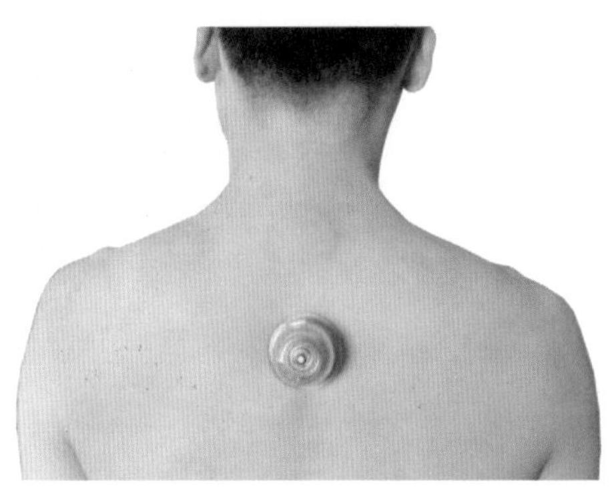

【功能】清热解毒，宣肺止咳，宁神镇痉，开发智力。

【主治】咳嗽，气喘，支气管炎，肺炎，神经衰弱，发烧，胸膜炎，疔疮，癫痫，脊背强痛。

【手法】以调为主，调神醒脑。

8. **脾俞穴**

内应脾脏，为脾气输注之处，是诊治脾脏疾病的要穴。归经：足太阳膀胱经。

【取法】在背部，当第 11 胸椎棘突下，旁开 1.5 寸。

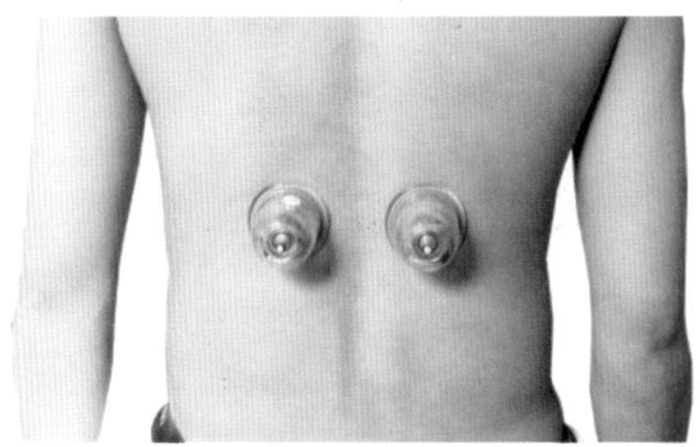

【功能】健脾利湿，和胃益气，益气养血，消滞化痰。

【主治】胁痛，腹胀，黄疸，呕吐，泄泻，完谷不化，痢疾，便血，水肿，不嗜食，满脾风，低血压。

【手法】以调法为主，除湿排毒。

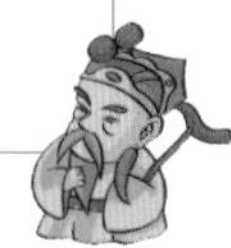

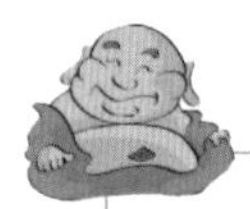

9. 胃俞穴

内应胃腑，为胃气输注之处，是诊治胃腑病的主要穴位。归经：足太阳膀胱经。

【取法】在背部。当第 12 胸椎棘突下，旁开 1.5 寸。

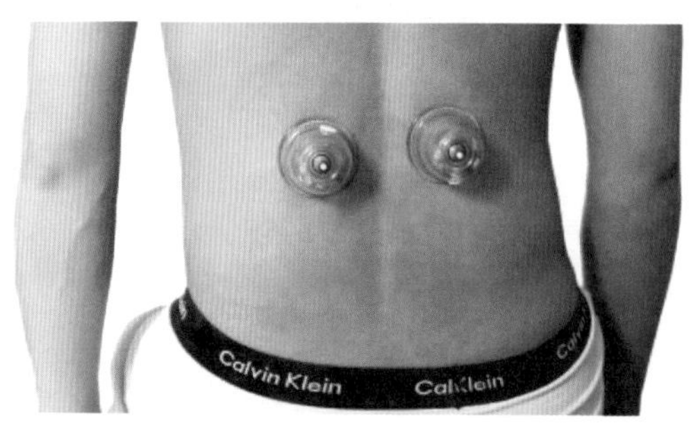

【功能】健脾和胃，理中降逆，化湿消滞，健胃益气。

【主治】胃脘痛，腹胀，反胃，呕吐，完谷不化，消化不良，胸胁痛。

【手法】以泻法为主，消炎止痛。

10. 命门穴

在第 2 腰椎棘突下，两肾之间，当肾间动气处，为元气之根本，生命之门户，故名命门。归经：督脉。

【取法】在腰部，当后正中线上，第 2 腰椎棘突下凹陷处。

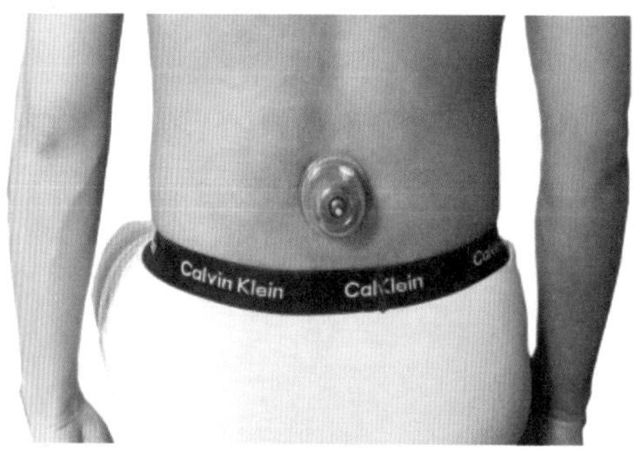

【功能】温阳益肾，舒筋活络，镇静止痉，消除疲劳。

【主治】头痛，身热，遗精，耳鸣，赤白带下，痫证，角弓反张，冷痹，小便频数，阳痿尿白。

【手法】调法为主，平补平泻，止疼止痛。

11. 膀胱俞穴

本穴内应膀胱，为膀胱之气输注之处，是诊治膀胱腑病的主要穴位。归经：足太阳膀胱经。

【取法】在骶部，平第二骶后孔，后正中线旁开 1.5 寸。

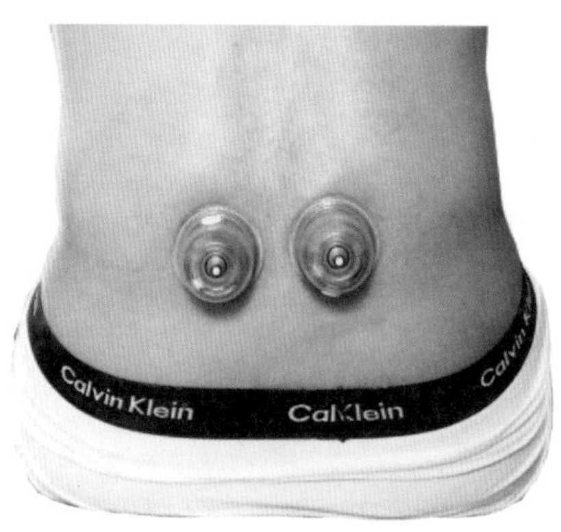

【功能】清热利湿，通淋止痛，补肾壮阳，培根固元。

【主治】小便赤涩，遗精，遗尿，淋浊，腹痛，泄泻，便秘，腰脊强痛，膝足寒冷无力。

【手法】以调法为主，调经通便。

12. 长强穴

本穴为督脉之络穴，督脉循脊里而行，脊柱形长且强硬；又督脉为诸阳之会，其气强盛。归经：任脉。

【取法】在尾骨端下，当尾骨端与肛门连线的中点，伏卧取穴。

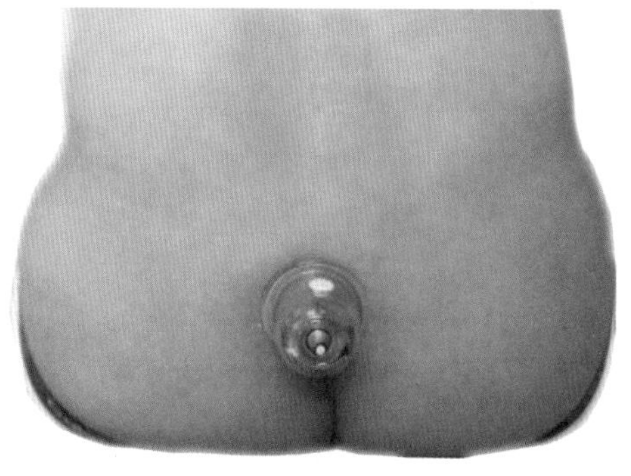

【功能】宁神止痉，通便消痔，补肾健骨，提肛摄精。

【主治】脊强反折，泄泻，便秘，便血，痔疾，癫狂，阴囊潮湿。

【手法】以调法为主，通便利尿。

中华宇泉罐诊罐疗学

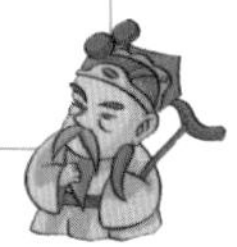

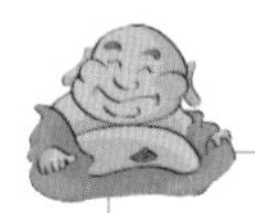

13. 环跳穴

在髀枢中，侧卧伸下足，屈上足取之。因其屈膝髋呈环曲，如跳跃状，故名环跳。归经：足少阳胆经。

【取穴】在股外侧部，侧卧屈股，当股骨大转子与骶管裂孔连线的外三分之一与中三分之一交点处。

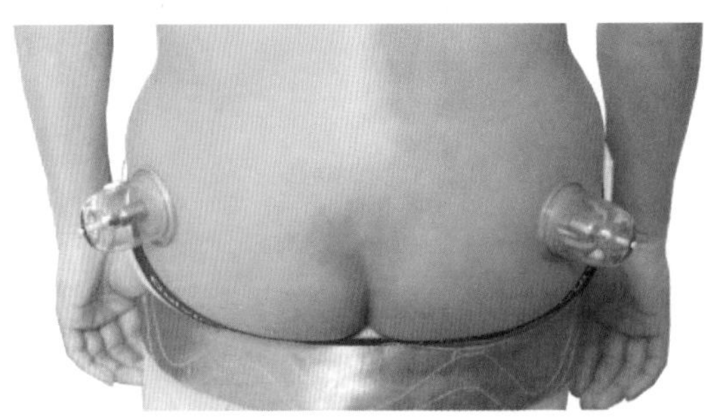

【功能】疏通经络，散寒除湿，理气止痛，舒筋利节。

【主治】腰腿疼痛，遍身风疹，挫闪腰腿，膝踝肿痛，股骨头缺血，坐骨神经痛，风湿痒痛。

【手法】以泻法为主，添髓补骨。

14. 殷门穴

在承扶下 6 寸，此处肌肉丰满，为膀胱经经脉气血出入的重要部位。归经：足太阳膀胱经。

【取法】在大腿后面，当承扶与委中的连线上，承扶下 6 寸。

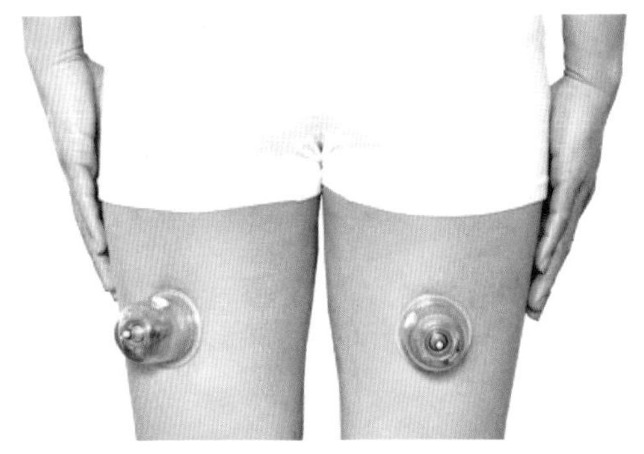

【功能】疏通经络，强筋健骨，壮腰扶膝，清血利湿。

【主治】腰脊强痛，不可俯仰，大腿疼痛，下肢臃肿，糖尿病，风痒。

【手法】以大泻法为主，清血排毒。

15. 委中穴

在腘横纹中央，屈膝而得之。归经：足太阳膀胱经。

【取法】在腘横纹中点，当股二头肌肌腱与半腱肌肌腱的中间，微屈膝取之。

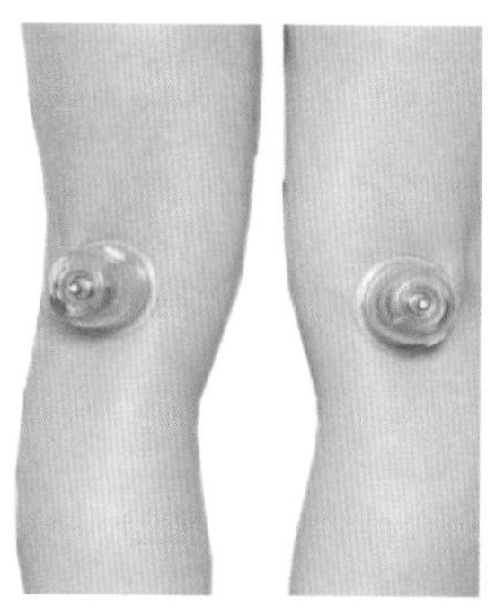

【功能】疏通经络，消肿止痛，清热解毒。

【主治】半身不遂，膝关节屈伸不利，甲状腺肿大，腹痛，遗尿，中风昏迷，癫疾反折，丹毒，疔疮，腰痛，下肢痿痹，发热无汗。

【手法】以大泻法为主，化瘀散结。

16. 承山穴

穴在腓肠肌两肌腹分开的小段凹陷处，其形若山谷。归经：足太阳膀胱经。

【取法】在小腿后面正中，当腓肠肌两侧肌腹交界下端，伸直小腿或足跟上提时，腓肠肌肌腹下出现尖角凹陷处。

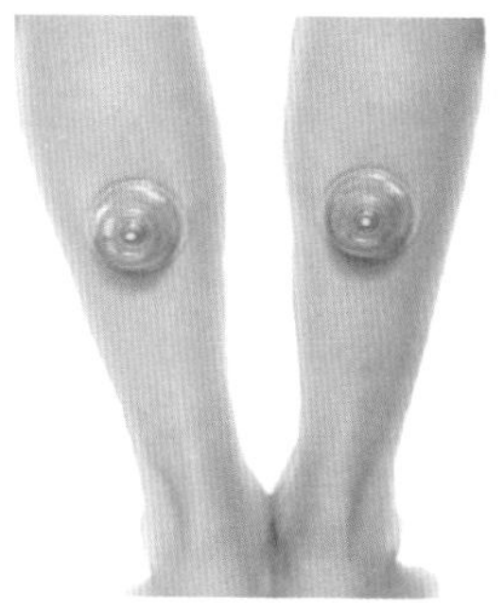

【功能】理气止痛，舒经活血，疏肝理气，消痔舒筋。

【主治】腰腿痛，腓肠肌痉挛，痔疾，便秘，疝气，脚气，腹痛，癫疾，鼻衄。

【手法】以泻法为主，通经活络。

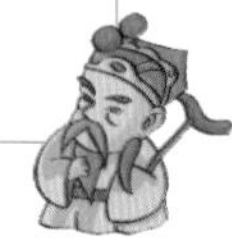

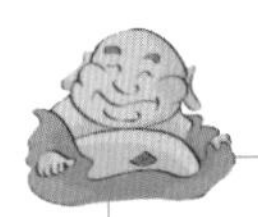

17. 涌泉穴

本穴为足少阴经脉气所出之井穴，在足心凹陷处。足底位在人体最低处，低者为地，脉气从足底发出，有如地出涌泉之状。归经：足少阴肾经。

【取法】在足底部，卷足时足心前部凹陷处，约当足底第 2、3 趾缝纹头与足跟连线的前三分之一与后三分之二交点上。

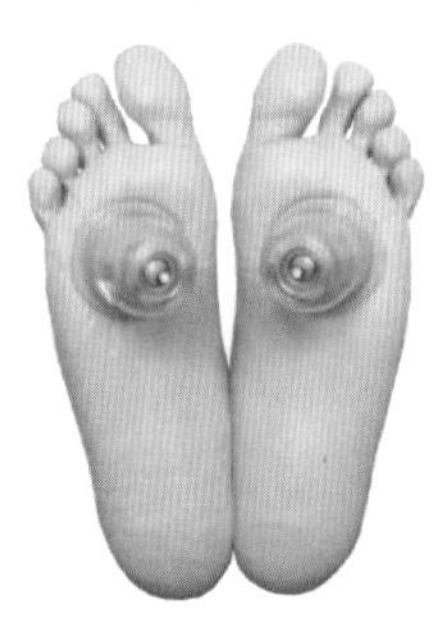

【功能】平肝熄风，开窍苏厥，清心泻火，激发潜能。

【主治】咽喉痛，舌干，失音，小便不利，头顶痛，头晕，视物昏花，癫狂，足心热，失眠，便秘，小儿发热惊风。

【手法】大泻为主，排毒除湿。

18. 印堂穴

【取法】在额部，当两眉头连线的中点。归经：经外奇穴。

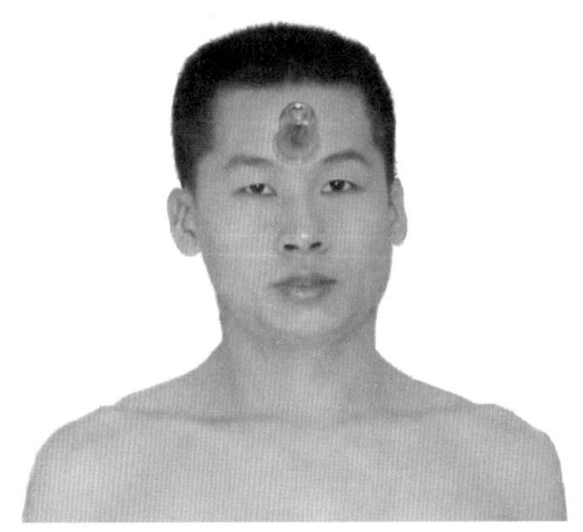

【功能】镇静安神，明目通鼻，宣肺利窍、清热解毒。

【主治】小儿急慢惊风，头痛，眩晕，眼疾，鼻塞，失眠。

【手法】以大泻法为主，降压安神。

19. **天突穴**

穴在胸骨上窝正中，颈喉结下 2 寸处，内当肺系。因肺气通于天，喉结高而突出。归经：任脉。

【**取法**】在颈部，当前正中线上，胸骨上窝中央。

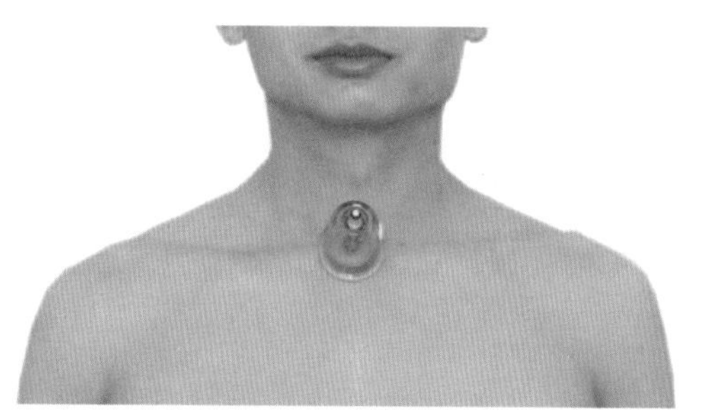

【**功能**】宣通肺气，止咳平喘，咽喉肿痛，清热利湿。

【**主治**】咳嗽，哮喘，咯唾脓血，扁桃体炎，咽喉炎，梅核气。

【**手法**】以泻为主，宣肺平喘。

20. **中府穴**

手太阴肺经起于中焦，穴为中气所聚。此穴为肺之募，募为脏气结聚之处。脾、胃、肺合气于此穴。归经：手太阴肺经。

【**取法**】在胸前臂的外上方，云门下一寸，平第一肋间隙，距前正中线 6 寸。

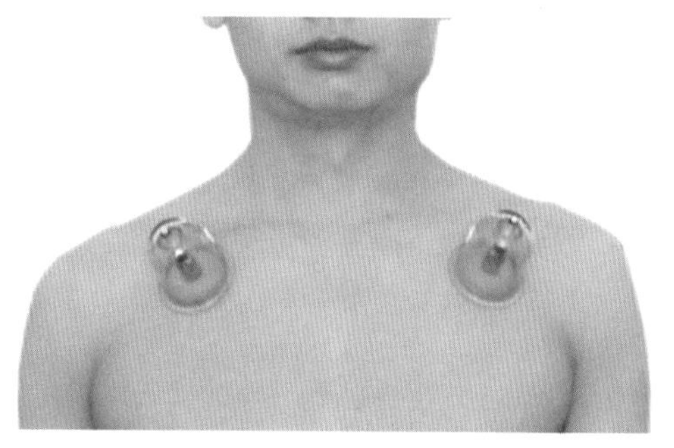

【**功能**】肃降肺气，和胃降逆，平喘止咳，降气利水。

【**主治**】咳嗽，气喘，胸痛，胸中烦热，面肿，肩背痛，腹胀，尿急。

【**手法**】大泻为主，止咳化痰。

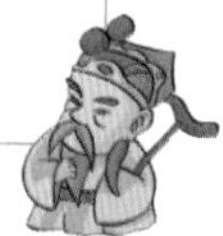

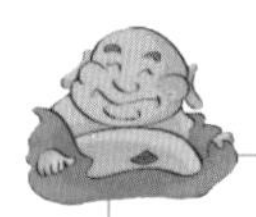

21. 内关穴

本穴为八脉交会穴之一，通于阴维脉，阴维脉维系联络全身诸阴经，阴维为病在脏，本穴为治疗内脏病的要穴。归经：手厥阴心包经。

【取法】在前臂掌侧，当曲泽与大陵的连线上，腕横纹上 2 寸，掌长肌腱与桡侧腕屈肌腱之间。

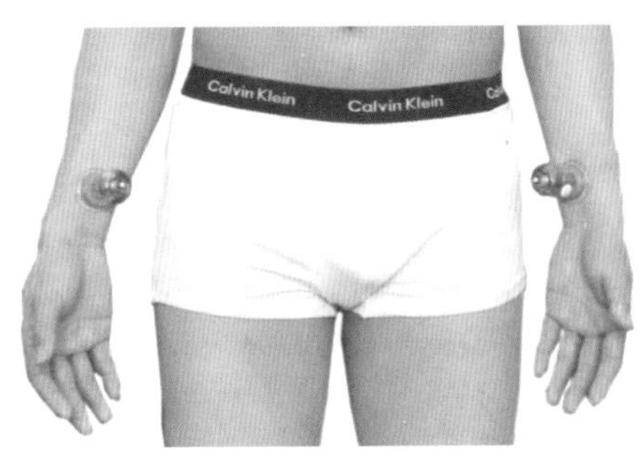

【功能】宽胸理气，养心安神，降逆和胃。

【主治】神经衰弱，胸闷心慌，胃痛，呕吐，失眠，偏头痛，气短，癫狂，呃逆，疟疾，肘臂挛痛。

【手法】以调法为主，养心安神。

22. 合谷穴

合，拢也；谷，山谷也。穴在第 1、2 掌骨之间，二骨相合形如山谷，故名合谷。归经：手阳明大肠经。

【取法】在手背，第 1、2 掌骨之间，当第 2 掌骨桡侧的中点处。

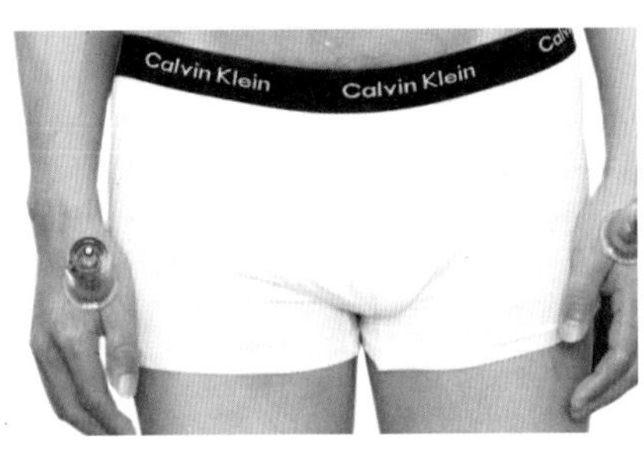

【功能】清热解表，理气止痛，聪耳明目，开窍苏厥。

【主治】头晕牙痛，口眼歪斜，便秘经闭，发热恶寒，耳聋，腹痛，半身不遂，咽喉肿痛，指挛臂痛。

【手法】以大泻为主，清热解表。

23. 劳宫穴

在手掌心，当手指屈曲时，中指尖处是穴。归经：手厥阴心包经。

【取法】在手掌心，当第 2、3 掌骨之间偏于第 3 掌骨，握拳屈指时中指间处。

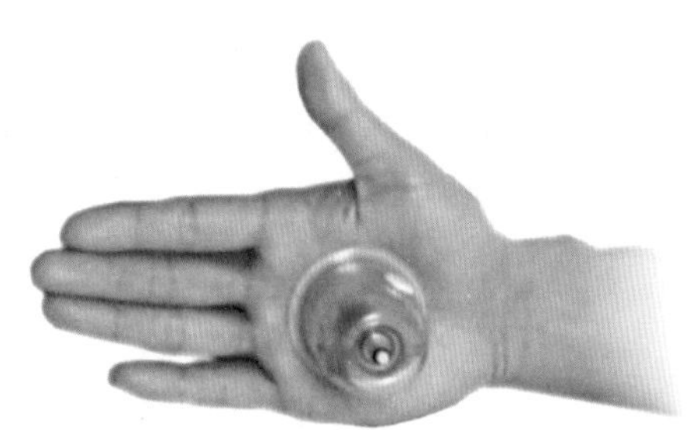

【功能】清心安神，消肿止痒。

【主治】心痛，癫狂，痫，胸胁痛，吐血，衄血，大便血，咳喘，口疮，舌烂，口臭，鹅掌风，毛孔闭塞，全身热痛。

【手法】以调法为主，提神通络。

24. 膻中穴

穴为心包所在处，喻为心主之宫城也。归经：任脉。

【取法】在胸部，当前正中线上，平第 4 肋间隙，两乳头连线的中点。

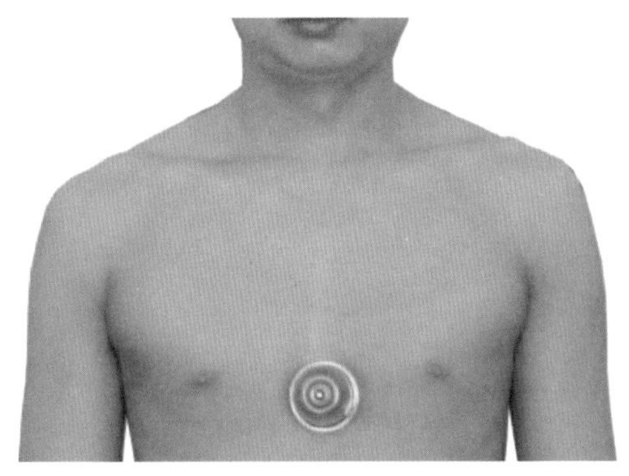

【功能】宽胸利气，清肺降气，通络安神，生津增液。

【主治】胸痛，气短，胸闷憋气，咳嗽，哮喘，噎膈，呃逆，乳汁少。

【手法】以调为主，通肺理气。

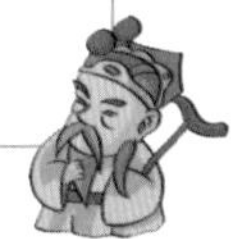

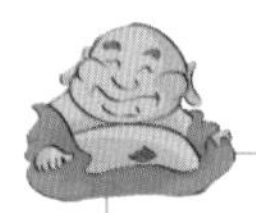

25. 中脘穴

脘，胃府也，穴在脐下 4 寸，当胃之中部。归经：任脉。

【取法】在上腹部，当前正中线上，脐中上 4 寸。

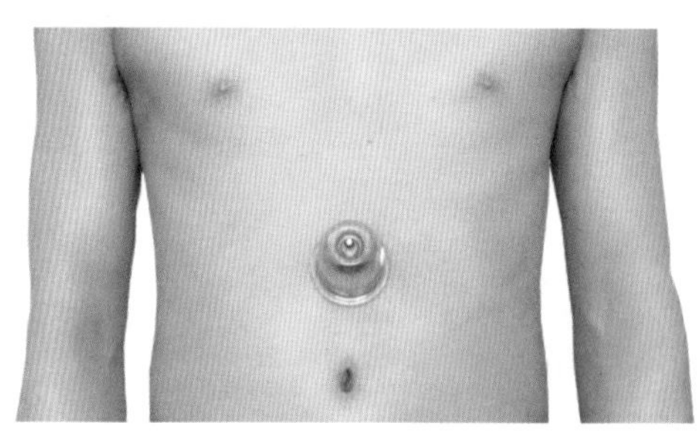

【功能】健脾和胃，温中化湿，通降腑气、消积化滞。

【主治】胃下垂，胃痛，腹胀，腹泻，便秘，神经衰弱，脾胃虚热，消化不良，纳呆，肠鸣。

【手法】以泻法为主，消积化食。

26. 神阙穴

神阙属任脉经穴，胎儿赖此从母体获得营养而具形神，喻为元神之阙门。归经：任脉。

【取法】在腹中部，当脐中央处。

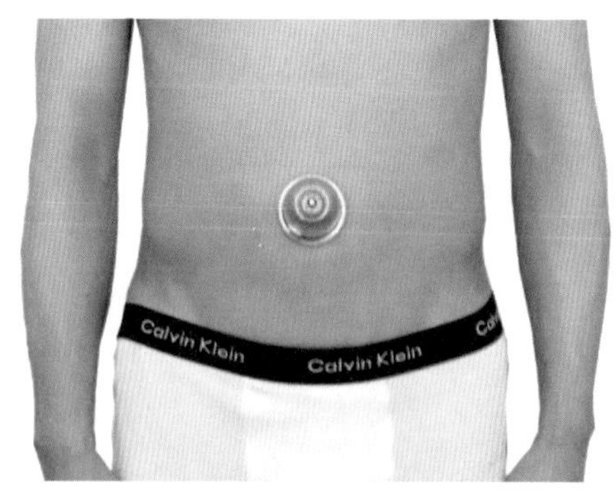

【功能】温阳救逆，补肾壮阳，利水固脱，涩肠止泻。

【主治】脏腑功能失调，四肢乏力，精神萎靡，脱肛，腹痛水肿，肠鸣，泄泻。

【手法】以补法为主，提高免疫力。

27. 天枢穴

脐上应天，脐下应地。穴当脐旁，为上下腹之分界，天地之间，通于中焦，可斡旋上下，升清降浊。归经：足阳明胃经。

【取法】在腹中部，当脐中旁开 2 寸。

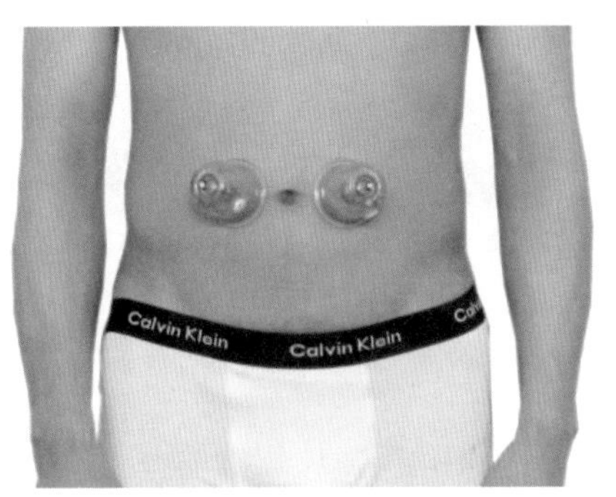

【功能】疏理中焦，升清降浊，调经止痛，润肠通便。

【主治】急慢性胃肠炎，绕脐腹痛，呕吐，腹胀，肠鸣，菌痢，肠麻痹，便秘，腹膜炎，痛经，盆腔炎，月经不调等。

【手法】以大泻为主，通调二便。

28. 关元穴

关元又名丹田，是任脉和足三阴经交会穴，为一身元气所在。穴在脐下胞宫之上，为生化之源，男子藏精，女子藏血之处。归经：任脉（小肠募穴）。

【取法】在下腹部，当前正中线上，脐中下 3 寸处。

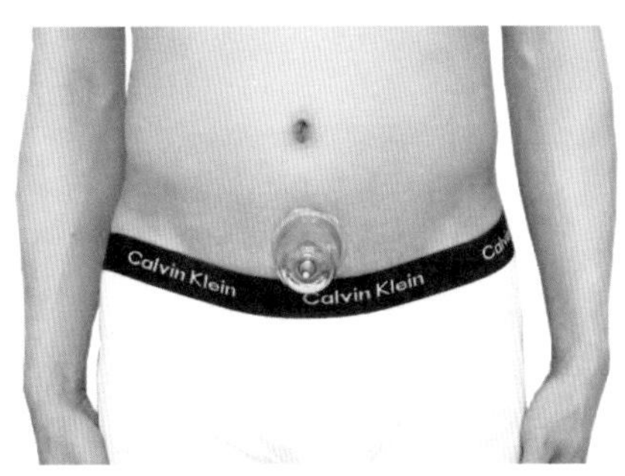

【功能】补肾固精，回阳固脱，调经止带，导赤通淋。

【主治】中风脱证，少腹疼痛，痢疾，脱肛，疝气，便血，尿频，遗精，早泄，阳痿，月经不调，经闭，痛经，赤白带下，崩漏，恶露不尽，胞衣不下，消渴，眩晕，五淋。

【手法】以补法为主，固本回阳。

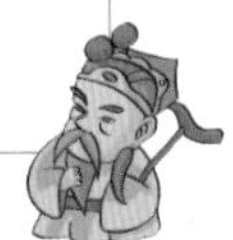

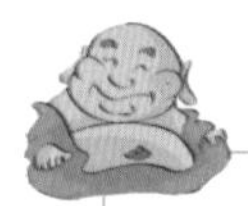

29. 子宫双穴

【取法】在下腹部，当脐中央下 4 寸，旁开 3 寸处。归经：经外奇穴。

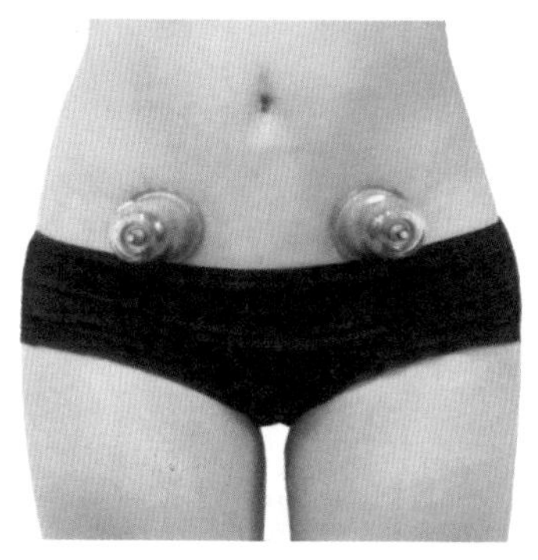

【功能】调经种子，理气止痛，升提下陷，调经和血。

【主治】不孕，疝，子宫脱垂，月经不调，痛经，崩漏，腰痛。

【手法】以调为主或补调交替，刺激荷尔蒙分泌。

30. 风市穴

主治中风腿膝无力，浑身瘙痒麻痹等诸般风证。风市即指此穴为下肢风气聚集之处，故善治中风偏枯，是祛风的要穴。归经：足少阳胆经。

【取法】在大腿外侧部的中线上，当腘横纹上 7 寸；或当直立垂手时，中指尖端处。

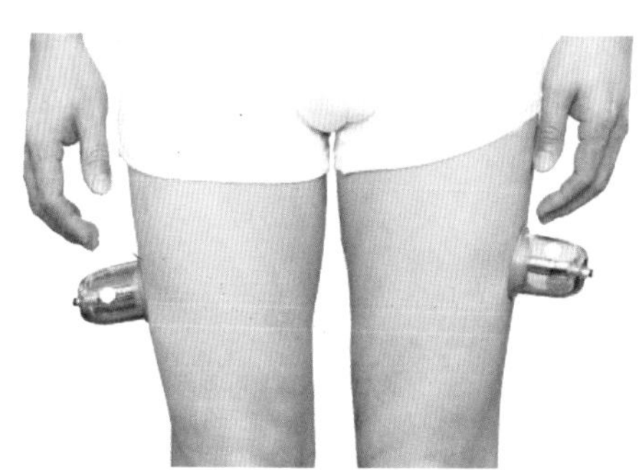

【功能】疏通经络，散寒祛湿，清血排脂。

【主治】中风半身不遂，下肢痿痹、麻木，遍身瘙痒，脚气，偏瘫，膝关节酸痛，肥胖。

【手法】以泻法为主，止痒除湿。

31. 血海穴

脾主统血，温五脏。穴为足太阴经脉气所发，气血归聚之海，主治妇人漏下，为调节之要穴。归经：足太阴脾经。

【取法】屈膝，在大腿内侧，髌底内侧端上 2 寸，当股四头肌内侧头的隆起处。简便取穴法：患者屈膝，医者以手掌心按于患者膝髌骨上，二至五指向上伸直，与拇指间约成 45 度角，与大腿内上方，当拇指尖下是穴。

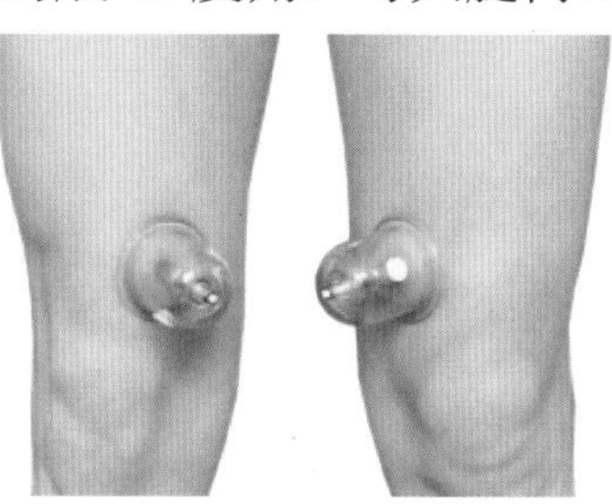

【功能】调经统血，祛风止痒，清热凉血，祛湿排毒。

【主治】月经不调，痛经，闭经，崩漏，骨内侧痛，皮肤瘙痒，膝痛，湿疹，丹毒。

【手法】以大泻为主，排血毒止瘙痒。

32. 阴陵泉穴

膝之内侧为阴，股骨内侧髁高起如陵，髁下凹陷似泉。穴在胫骨内侧髁后下方凹陷处，又穴为足太阴经之合，属水，故名阴陵泉。归经：足太阴脾经。

【取法】在小腿内侧，当胫骨内侧髁后下方凹陷处。

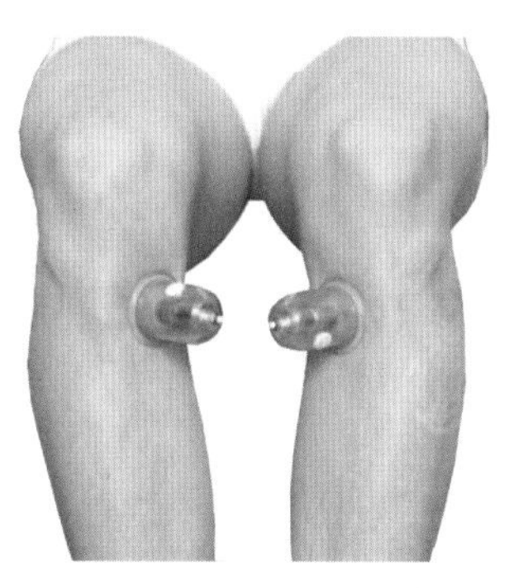

【功能】健脾利湿，消肿止痛，清热化湿，通利水道。

【主治】腹胀，黄疸，水肿，喘逆，小便不利或失禁，妇人阴痛，遗精，泄泻，膝关节酸痛，小便不利，月经不调，赤白带下。

【手法】以大泻法为主，利胆汁。

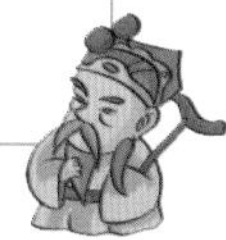

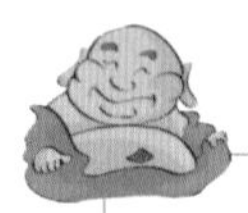

33. 阳陵泉穴

外侧为阳，高处为陵，凹陷为泉。穴在下肢外侧，当腓骨小头前下方凹陷处，故名阳陵泉，归经：足少阳胆经。

【取法】在小腿外侧，当腓骨头前下方凹陷处。

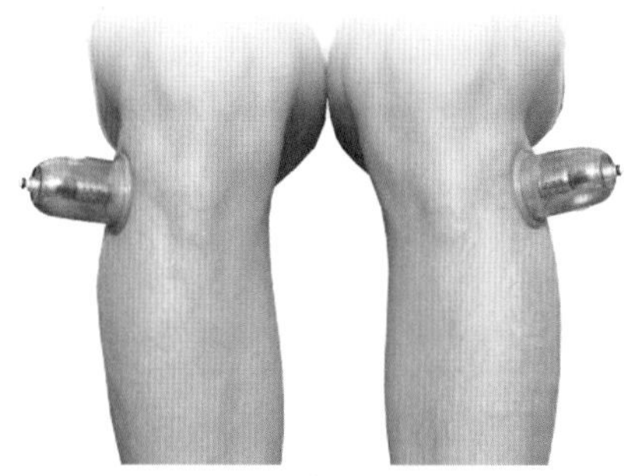

【功能】疏肝利胆，和胃降逆，通络止痛。

【主治】半身不遂，下肢无力，膝髌肿痛，脚气，胁肋疼痛，口苦，呕吐，黄疸，小儿惊风，破伤风，月经过多，偏头痛，面瘫或抽搐。

【手法】以大泻为主，利胆汁。

34. 足三里穴

为足阳明胃经之合穴，具有补益脾胃、调和气血、扶正培元、祛邪防病的功效，是养生保健的第一要穴。归经：足阳明胃经。

【取法】在小腿前外侧，当犊鼻下 3 寸，距胫骨前嵴外侧一横指（中指），屈膝或平卧取穴。

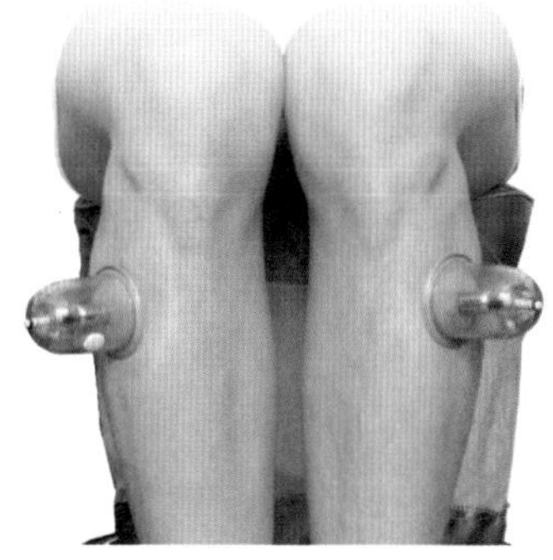

【功能】疏通经络，健脾和胃，扶正培元，延年益寿。

【主治】胃痛，呕吐，腹泻，便秘，腹胀，肠鸣，泄泻，腹痛，胸中瘀血，咳喘，乳痛，头晕，耳鸣，鼻塞，心悸，脚气，水肿。

【手法】以泻法为主，补泻交替，延年益寿。

35. 三阴交穴

为足三阴经交会处，足之三阴，从足走腹。太阴脾经循内踝上直行，厥阴循内踝前走入太阴之后，少阴肾经内踝后交出太阴之前，故谓之三阴交。归经：足太阴脾经。

【取法】在小腿内侧，当足内踝尖上 3 寸，胫骨内侧面的后缘。

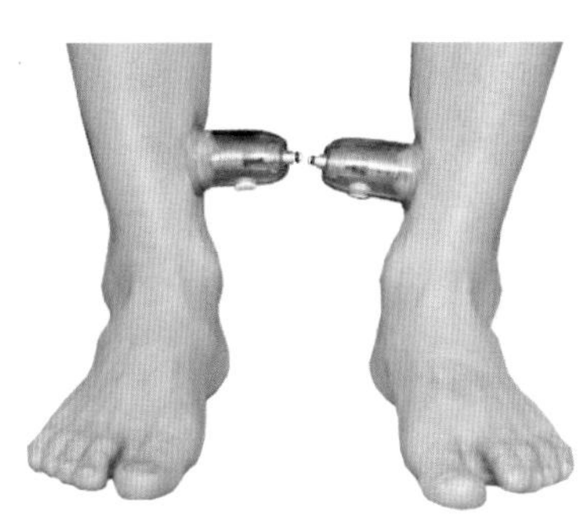

【功能】健脾利湿，滋补肝肾，调经止带，补肾固精。

【主治】月经不调，崩漏，经闭，难产，产后血晕，恶露不尽，阴挺，赤白带下，阳痿，遗精，小便不利，遗尿，疝气，失眠，湿疹，水肿。

【手法】以泻法为主，调经理气。

36. 丘墟穴

本穴在足外踝前下方与舟骨之间，两骨高大如丘故名丘墟。归经：足少阳胆经。

【取法】在足外踝的前下方，当趾长伸肌腱的外侧凹陷中，

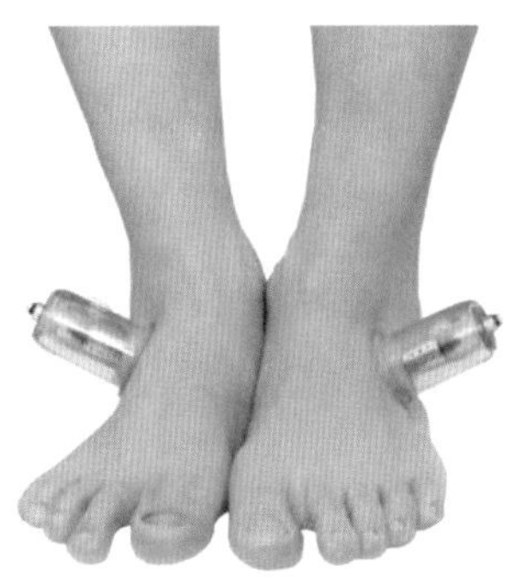

【功能】疏肝理气，利胆排石，安神醒脑。

【主治】踝关节痛，脂肪肝，胆结石，胸胁痛。

【手法】以大泻法为主，利胆排石。

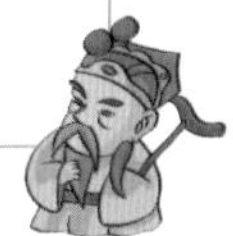

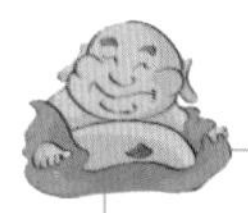

二、宇泉双罐通透调理法

1. 百会、会阴

【功能】升阳降阴，调节血压，健脑益智，壮阳固精。

【调理】低血压，高血压，头晕，耳鸣，失眠，健忘。

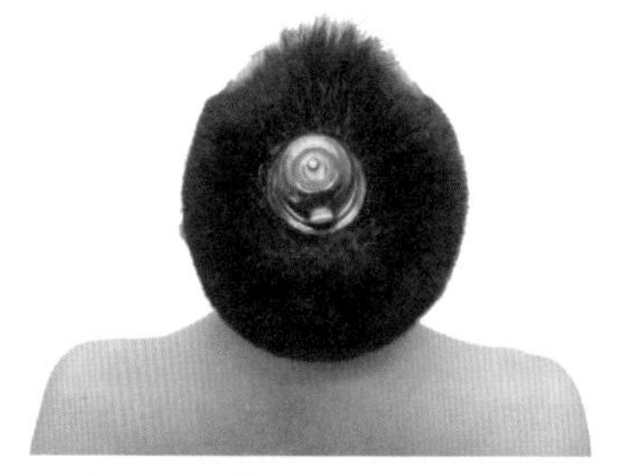

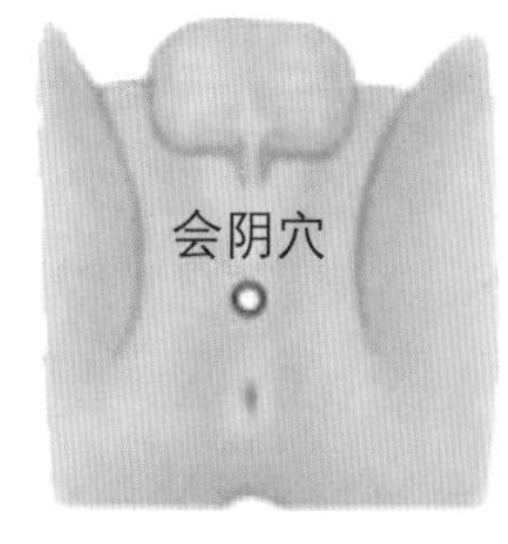

2. 天突、大椎

【功能】宣肺理气，镇咳祛痰，平衡阴阳，散热祛风。

【调理】咽痒喉痛，胸闷喘急，头晕，咳嗽，呼吸困难，神经衰弱，肩颈疼痛。

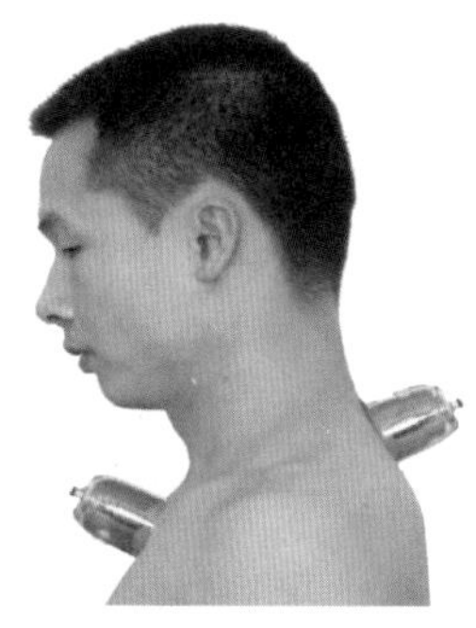

3. 膻中、身柱

【功能】宽胸理气，醒脑益智，宁神镇咳，生津增液。

【调理】胸闷，气憋，头晕目眩，记忆减退。

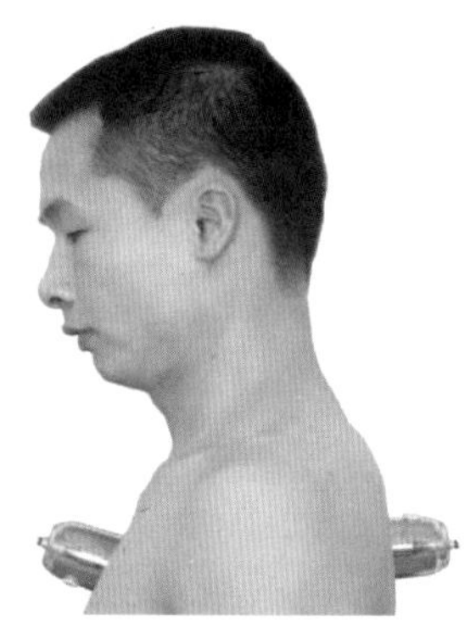

4. 神阙、命门

【功能】补肾培元，增强体能，延年益寿，通调脏腑。

【调理】阳痿，早泄，月经不调，痛经，腰痛，下肢乏力。

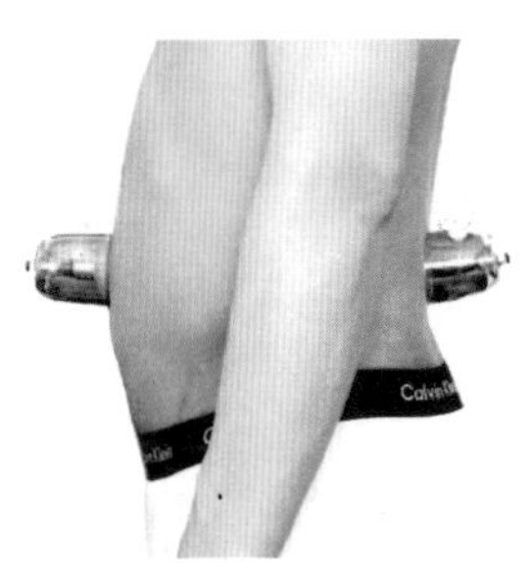

5. 劳宫、合谷

【功能】镇痛止疼，通经活络，增强体质，延缓衰老。

【调理】心烦易怒，嬉笑不停，大便带血，小便赤短，热汗不出，小儿惊厥，面瘫，神经麻痹。

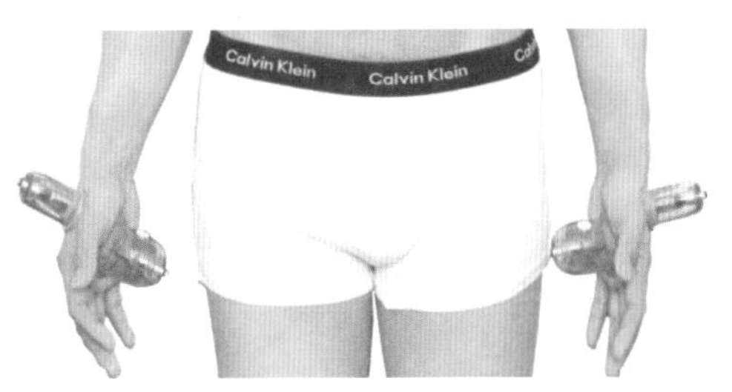

6. 内关、外关

【功能】安神定志，通经活血，润肠通便，养心安神。

【调理】热病，心痛，心悸，胸胁痛，肘臂挛痛，头痛。

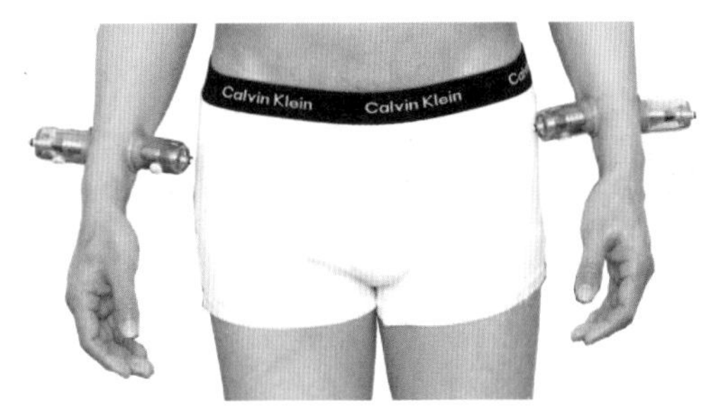

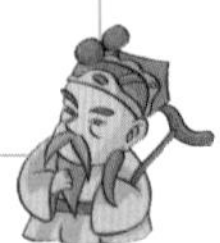

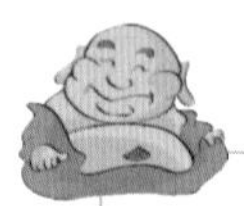

7. 阴陵泉、阳陵泉

【功能】清利湿热，益肾调经，舒肝明目，健脾和胃。

【调理】脂肪肝，视物模糊，下肢肿痛，麻痹，月经不调。

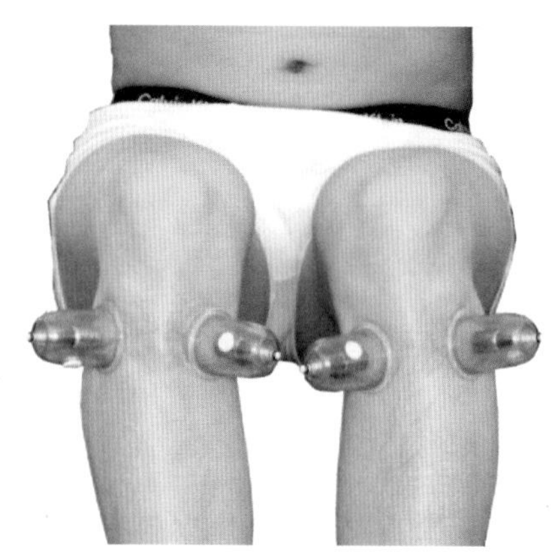

8. 曲骨、长强

【功能】强肾固精，通便消痔，通利小便，调经止痛。

【调理】痔疾，泄泻，脱肛，癫痫，阴囊潮湿，月经不调，小便淋沥。

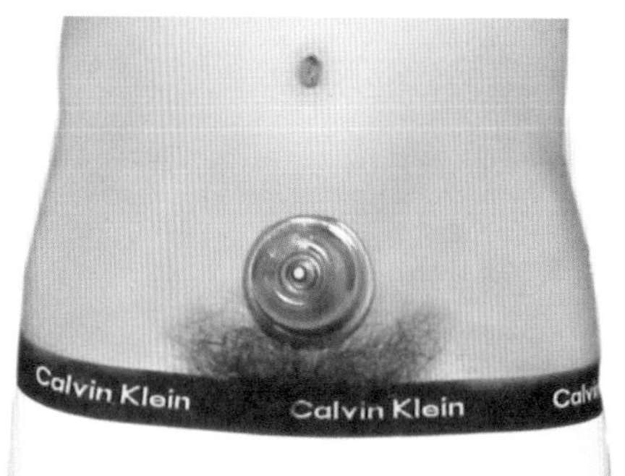

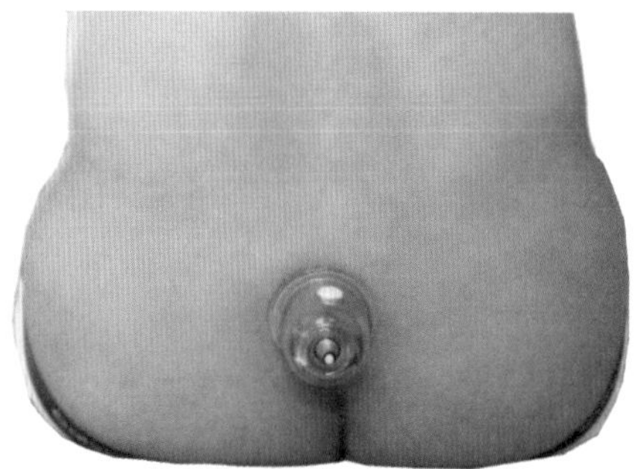

三、宇泉三罐强治调理法

1. 头三罐：印堂、太阳双穴（闪罐或定罐）

【功能】 祛风除湿，镇痛醒脑，通鼻开窍，镇惊安神。

【调理】 头阵痛，偏头痛，头晕，视物模糊，眼睛干涩，迎风流泪。

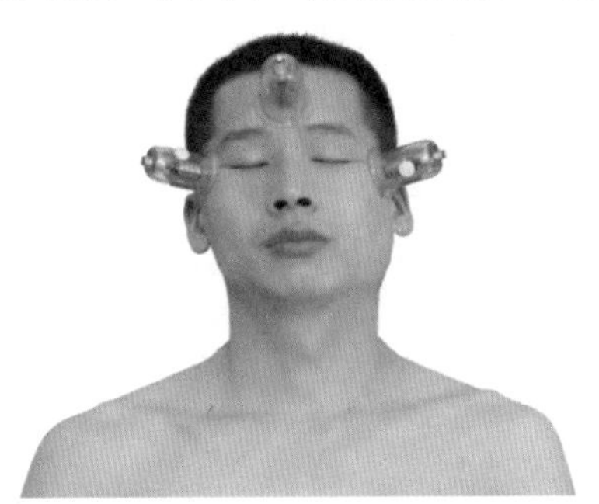

2. 颈三罐：大椎、风池双穴

【功能】 平肝熄风，通利官窍，祛风解毒，降阳升阴。

【调理】 神经衰弱，失眠，眩晕，癫痫，耳鸣，癔症，健忘，高血压。

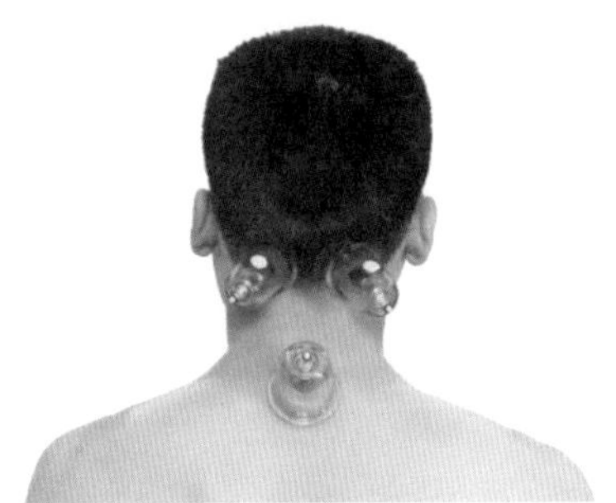

3. 肩三罐：肩髃穴、肩前穴、肩后穴

【功能】 强筋健骨，疏经活络，祛风止痛，聪耳明目。

【调理】 肩周炎，肩背痛，肩凝症，颈椎痛，双手麻木。

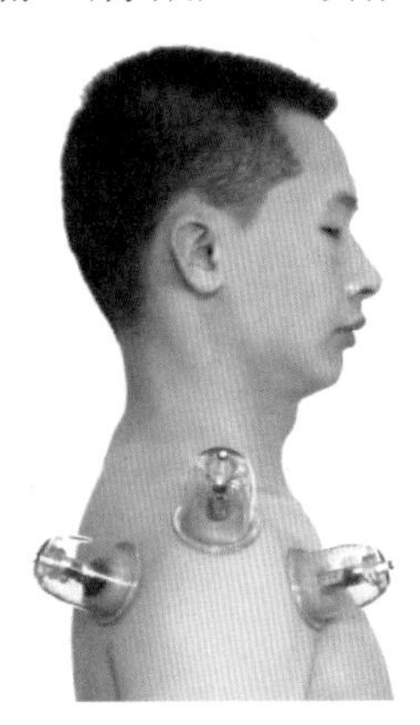

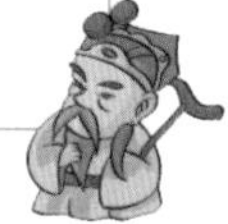

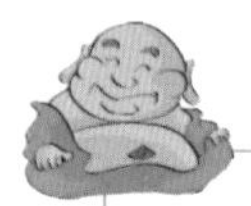

4. 胸三罐：膻中、乳根双穴

【功能】宽胸理气，健脾益胃，降逆止呕，通乳化瘀。

【调理】胃下垂，下腹痛，乳汁少，胸闷气短，心律不齐。

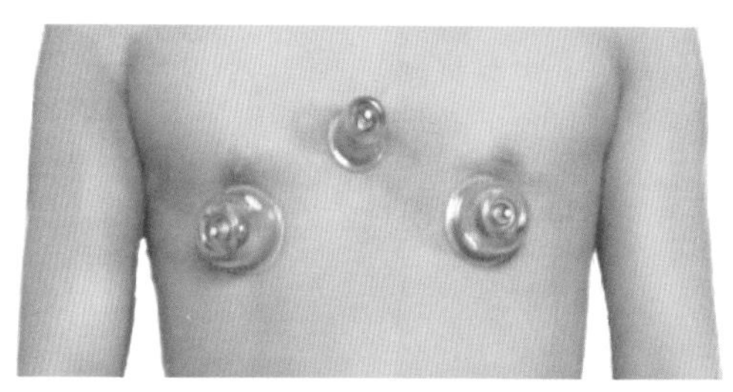

5. 腹上三罐：中脘、天枢双穴

【功能】健脾和胃，降逆利水，润肠通便，清热利湿。

【调理】胃痛，消化不良，肥胖，大便干燥，小腹隐痛。

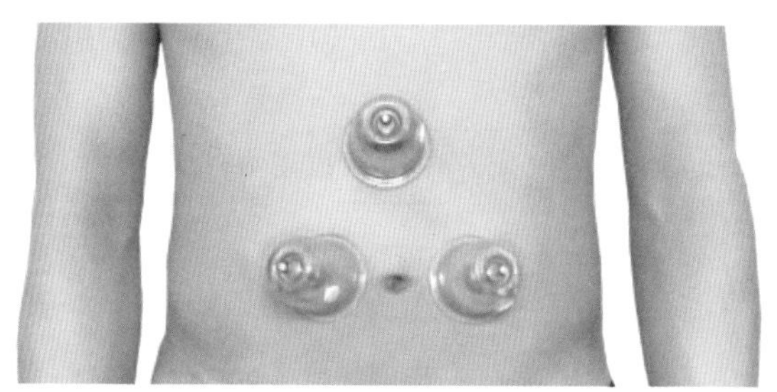

6. 腹下三罐：关元、子宫双穴

【功能】壮阳固精，调经止带，导赤通淋，补肾益气。

【调理】子宫脱垂，月经不调，子宫肌瘤，卵巢囊肿，前列腺肥大，性功能低下。

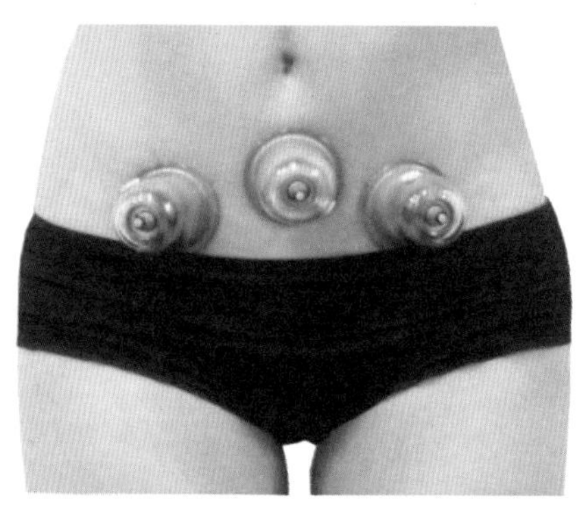

7. 背三罐：大椎、肺俞双穴

【功能】醒脑益智，宣肺理气，止咳定喘，清热解表，化痰。

【调理】头晕目眩，肩颈疼痛，咳嗽气短。

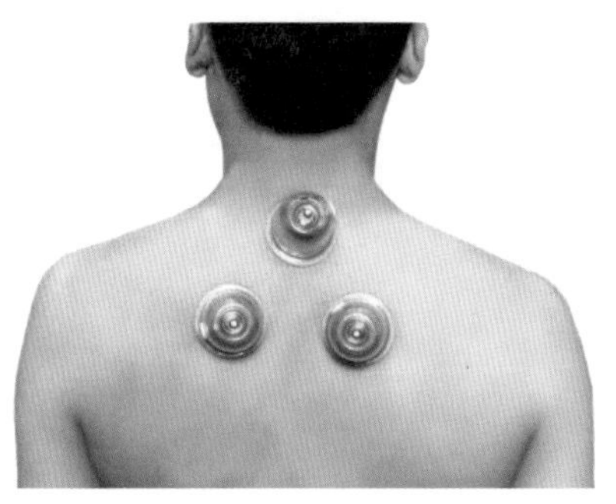

8. 腰三罐：命门、膀胱俞双穴

【功能】益肾固精，滋补元气，清热利湿，通经活络。

【调理】腰痛，前列腺炎，宫颈炎，大便干燥，小便不利。

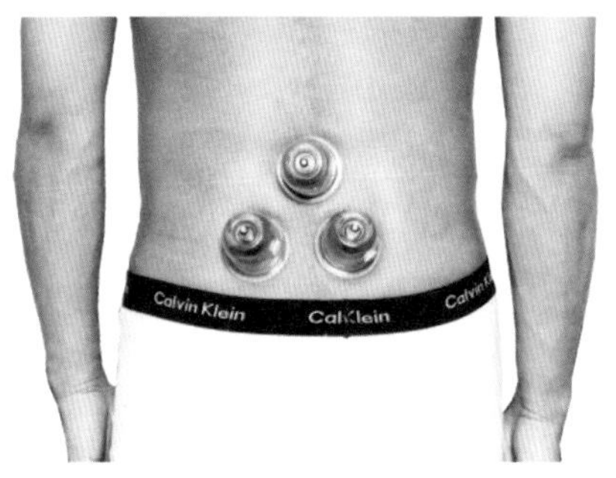

9. 膝三罐：膝盖功能区、内外膝眼穴

【功能】舒经活血，祛肿消炎，疏肝利胆，强健腰膝。

【调理】双下肢浮肿，关节痛。

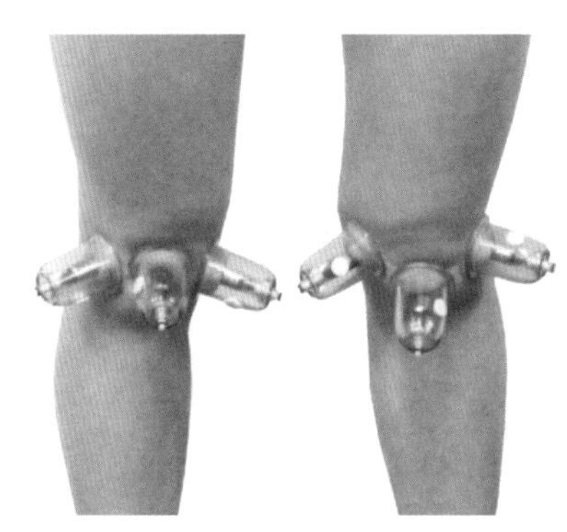

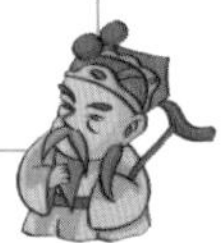

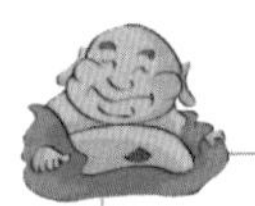

10. 踝三罐：太溪穴、昆仑穴、解溪穴

【功能】舒筋活络，退热散风，祛痰镇咳，凉血解毒。

【调理】踝关节痛，踝扭伤，坐骨神经痛，双下肢乏力。

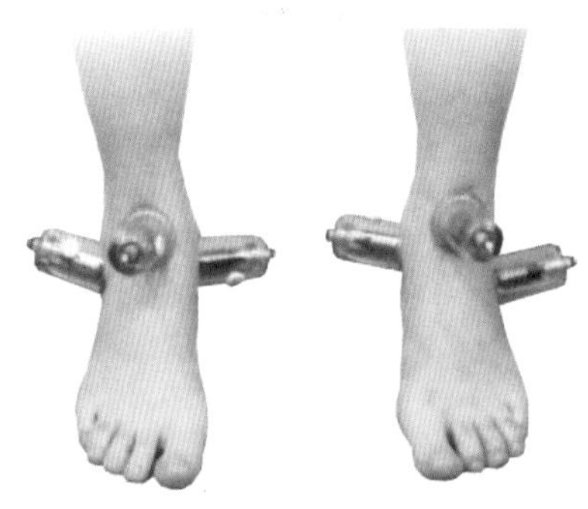

四、宇泉四罐保健调理法

1. 劳宫、涌泉四罐：醒脑开智

劳宫属手厥阴心包经穴，为心包经之“荥穴”。穴五行属火，具有清心火、安心神的作用，用于治疗失眠、神经衰弱等证。劳宫穴还具有调血润燥，安神和胃，通经祛湿，熄风凉血之功效。

涌泉是肾经井穴，穴五行属木，肾经之气犹如源泉之水，来源于足下，涌出灌溉周身四肢各处。所以，涌泉穴在人体养生、防病、治病、保健等各个方面显示出它的重要作用。

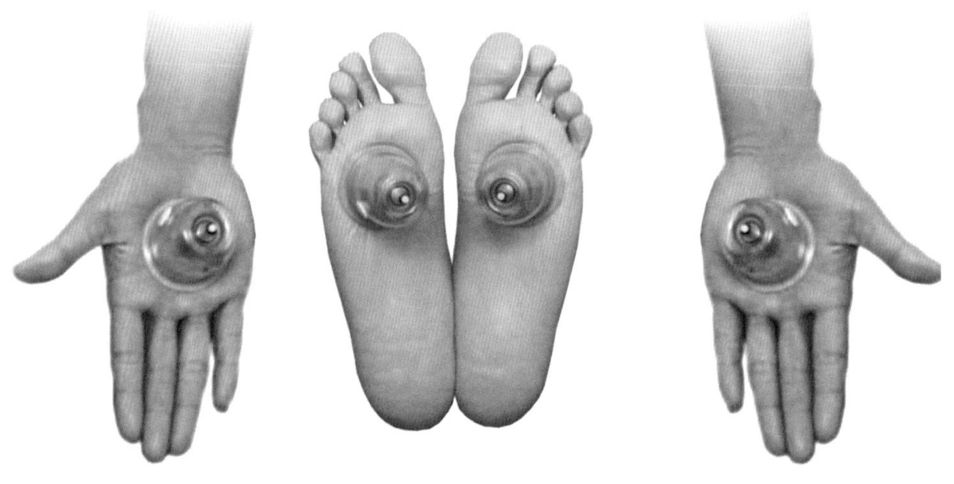

【温馨提示】

（1）经常叩拔劳宫、涌泉可提高免疫力，加速血液循环，开发智力，排病气、排浊气，对防治心脑血管疾病有很好的效果。

（2）失眠多是心肾不交，水火不济所致。每晚临睡前半小时，先擦热双手掌，右掌按摩左涌泉，左掌按摩右涌泉各 36 次，可促进睡眠，使心火下降，肾水上升，则水火既济，心肾相交，睡眠安稳，身心愉悦。

2. 内关、三阴交四罐：养心健脑

内关是手厥阴心包经的络穴，八脉交会穴之一。心包经可以调节心脏的功能，堪称心脏的保护神。具有定惊止悸，祛痰开窍，宽胸理气，和胃降逆，养心安神，祛风除湿，通络止痛的作用。内关穴通于阴维脉，阴维脉联系足太阴、少阴、厥阴经并会于任脉，还与阳明经相合，这些经脉在胸脘胁腹中循行，内关穴对于预防与治疗胸痛、胁痛、胃痛、心绞痛、反胃、胸脘满闷、呃逆、腹泻、孕吐、晕车等具有很好的保健功效。

三阴交穴，为足太阴脾经、足少阴肾经、足厥阴肝经交汇之处，因此应用广泛，除可健脾养血外，也可调肝补肾。对经期不顺，白带和月经过多、过少，经前期综合征，更年期综合征等疗效甚佳。亦有安神之效，可帮助睡眠。

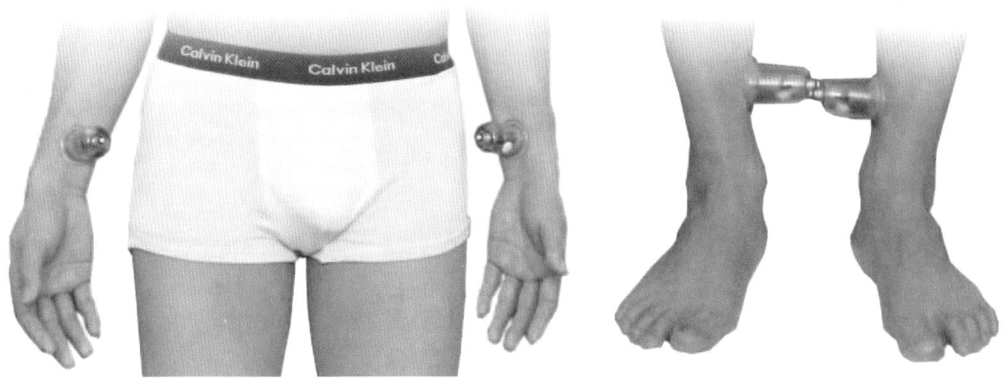

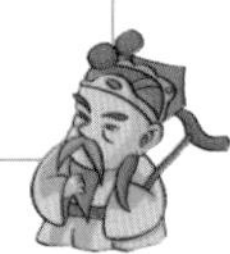

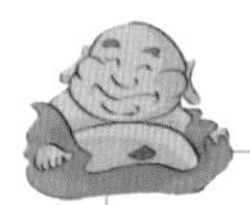

【温馨提示】

（1）用左手的拇指尖按压右内关穴上，左手食指压在同侧外关上，按捏 10 ～ 15 分钟，每日 2 ～ 3 次；再用右手按压左侧的穴位，反复操作。用指尖有节奏地进行按压，以产生酸、麻、胀的感觉为最好。按揉时如能感到一种莫名的刺激感沿着前臂内侧传至心脏，此为效果最好。

（2）在上午 11 时叩拔内关和三阴交可促进心脑血管供氧供血，增强记忆，精神集中，对预防老年痴呆、脑中风、心脏病、月经不调、肾气不固、肝气不疏等有很好的效果。

五、宇泉五罐强身调理法

在神阙穴、中脘穴、天枢双穴和关元穴同时叩拔宇泉罐以强身健体，谓之宇泉五罐强身调理法。

通过寥寥数罐，就可达到打通瘀阻经络，排除身体毒素，提升气血能量，恢复脏腑功能之功效。宇泉五罐强身调理法不啻为一种简便易行，行之有效的保健方法。可抗衰老、增活力、提高机体免疫力，强身补肾，延年益寿，推迟更年期 5 ～ 8 年。

五罐强身调理法涉及到的神阙、中脘、天枢和关元四穴，在中华传统医学的腧穴海洋中，虽不陌生，却又好似无特别之处，虽时有用到，但也难以称奇，但一旦组合起来，便暗含小宇宙，深藏大文章。五脏六腑，四肢百骸，经络皮肉的问题，无不兼容并包，罐到疾走，每天坚持五罐强身，驱走疾病。

如果用中华传统医学中的君臣佐使来形象地划分这四穴的功能，那么，**神阙穴无疑充当的是“君”的角色。**

神阙位于腹部正中凹陷处，俗称肚脐，是人体中唯一可以用手触摸到，用眼睛看到的穴位。它既是先天之结蒂，亦是后天之气舍。孕期胎儿生长发育所需的血液、氧气及营养供给，无不从此获得。婴儿呱呱坠地开始后天生活，此通道关闭，先天的神灵即告消失。但随着年龄增长，生活环境改变，工作学习压力增大，气血亏虚、脏腑营养不良的情况屡见不鲜，如何有效解决后天失养造成的一系列健康疾患，成为 21 世纪亟待解决的难题。通过在神阙处拔罐，打开被遗忘、被闲置的先天通道，启动人体胎息功能，让五脏六腑得以从宇宙母亲处汲取能量，达到天人合一之境界，是宇泉罐疗的独到之处。

君主贤明圣良，文韬武略之臣当然必不可少，**关元即为“臣”**。

关元位于下腹部脐下正中3寸处，当位于丹田，主管胞宫精室，为任、督、冲一源三岐之交会穴。作为男子藏精，女子藏血，统摄元气之所，激发生命本元的活力，推动人体元气的生发，调节任督二脉的阴阳气血，激发小肠、肝、肾、脾四经的元气，是关元当仁不让之责。人过而立之年，阳气逐渐趋向衰退，叩拔关元穴，可充分调动人体的好气、正气、精气、氧气，达到增强机体免疫防御能力、调节能力，并有增强生殖能力和抗衰老的作用。

君臣已经到位，上传下达的佐使同样不可或缺。

佐为“中脘”。中脘位于上腹部当前正中线上，脐中上4寸。为胃之募，可治一切腑病，尤以胃的疾患为主。同时中脘又为腑之会，是脾胃生化输布的枢纽，营卫气血之源，又因“痰湿生于脾”，所以亦可使三焦气化，散布精微于五脏六腑，开胃止痛，行气化痰。现代研究表明，刺激中脘能有效调整胃肠功能，众所周知，脾胃为“后天之本，气血生化之源”，脾胃和则百病尽消。

使为“天枢”。天枢穴位于腹部正中旁开2寸处，人体肚脐上为阳，下为阴，阴阳沟通的枢纽即为天枢，恰为人身之中点，可以推动人体气机上下沟通，升降沉浮。所以能双向调节大小肠，既可止泻，又宜通便，尤其是清除肠道内累积的宿便，很是有效。此外，天枢气血强盛，亦为人体后天之气的充补之元。元气为先天之气，也就是肾气，它与生俱来，不可改变。元气为人的先天之本，它随着人的生长发育而不断消耗，但元气的消耗随人体后天之气的盛衰而改变，后天之气盛则元气消耗慢，后天之气衰则元气消耗快。同理，补充了人的后天之气也就是间接地补充了人的元气。

神阙、关元、中脘、天枢完美配伍，既统领先天之源，又培补后天之本。每天一刻钟，五罐天天做。日日有这四位君臣佐使相伴，何愁健康渐行渐远！

【手法】罐疗补调交替使用，虚证大补，实证大泻，配合玄针，双手捻针。

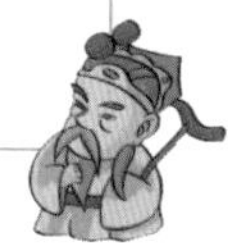

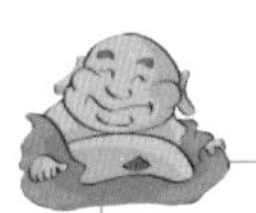

【图示】

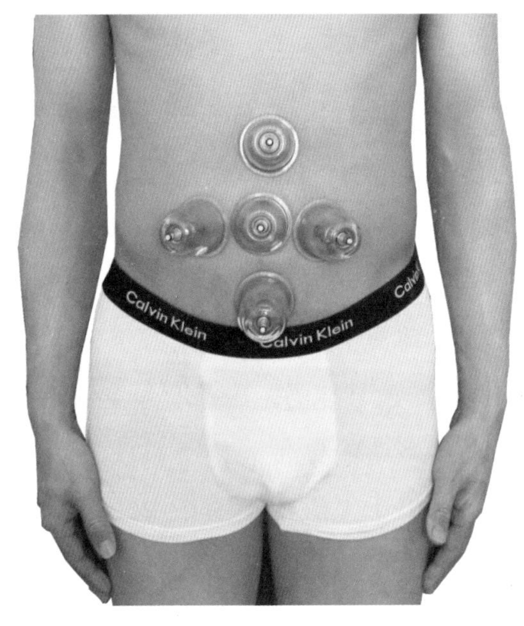

六、宇泉六罐排毒调理法

宇泉六罐排毒疗法是宇泉罐疗法中又一大特色。临床实践证明六罐疗法可疏通经络，调和气血，平衡阴阳。对心肌缺血，脑供血不足，心律不齐，小脑萎缩以及脑萎缩引起的双手颤抖、运动障碍、双下肢震颤无力等各种心脑血管疾病及其引起的头晕、胸闷、气憋等有显著疗效。

在锁骨双穴、内关双穴、三阴交双穴拔罐玄针，并借以宇泉独特的六针线串连，谓之宇泉六罐排毒调理法。

宇泉采用锁骨双穴，内关双穴，三阴交双穴作为改善心脑血管疾病的方法，是因为这几个穴位具有一个共同的特点，那就是强大的调节气血功能，实可泻，虚可补，同一腧穴，双向调治。

说到内关和三阴交，关注中华传统医学的朋友们都不陌生，但锁骨应该是鲜有所闻。之所以选择锁骨，是与锁骨的位置密切相关。

锁骨，位于胸腔前上部，横于颈部和胸部交界处。《医宗金鉴·正骨心法要旨》中说："锁子骨，经名柱骨，横卧于两肩前缺盆之外，其两端外接肩胛"。手少阳三焦经，手太阴肺经，手阳明大肠经和足阳明胃经四条经脉皆过锁骨，故此处气血上下通达，极其旺盛，因而被视为宇泉六罐排毒调理法的一大要穴。

内关，在前臂掌侧，腕横纹上 2 寸。内关是手厥阴心包经之络穴，为八脉交会穴，通于阴维脉。自古以来，内关就是中医用来治疗心脏病的必用穴，能打开人体内在开关。既能益气、养心、安神，又能疏通心脉；既能镇静、宁神、安志，又能疏肝、开郁、解烦，既能理气、宽胸、散结，又能和胃、降逆、化浊；既能醒神、开窍、解痉，又能疏通、气血、止痛。

实践证明，叩拔内关穴对心脏具有多方面调节作用，过速的心率可使之减慢，过缓的心率可使之加快；可增加急性心肌缺血时冠状动脉血流量；亦可增强心肌收缩力，改善心脏功能。

三阴交，位在内踝尖直上 3 寸，胫骨后缘。为足太阴脾经，足少阴肾经，足厥阴肝经交会穴，基于脾脏能化生气血，统摄血液，肝能贮藏血液，肾主管藏精、生气血的功能，可将三经气血有效重组后再行分流。虽心脑病的病在心脑，但临床发现亦多与肝、脾、肾功能不调有密切相关，因此对心脑病的调治之功也不可小觑。

如果说锁骨双穴，内关双穴，三阴交双穴还只是宇泉六罐排毒调理法的根本之道，那么六针线的加入，就是锦上添花，巧夺天工之作。

六针线贯通六穴并首尾相连，形成一个完美的圆形。圆，蕴含着中华民族的宇宙观和传统精髓，是化生万物的本源，也是世间万物运转的象征，更是生命追求的极致境界。从中华传统文化图腾之一的太极图看，“阴阳鱼”呈首尾相接的圆形旋转，以圆包裹阴阳，阳自阴极处生，阴自阳极处长，而且，阳中有阴，阴中有阳，二者相互制约，相互渗透。太极本无形，却有化生万物之能。《灵枢·脉度篇》谓：“气之不得无行也，如水之流，如日月之行不休，故阴脉荣其脏，阳脉荣其腑，如环之无端，莫如其纪，终而复始，其流溢之气，内灌脏腑，外濡腠理。”即气运行机体内外、表里，相互贯通，像圆环一样，周而复始地循环着，以供给人体脏腑组织活动的动力。现代科学也发现，物理学中，圆形磁场的概念已经得到广泛普及，“圆形磁场”效应能使人与自然和谐共鸣。无论临床表现如何，各种心脑病的病机多为气血失衡，或气滞血瘀，或气虚血虚。六针线与六罐玄针的结合，

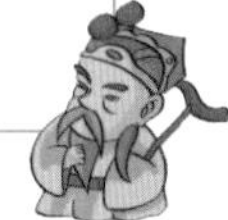

人工搭建了一条圆形通路，身体气机得以升降出入，阖辟往来，阴生阳降，畅达有序。

六罐，六针，六针线，三招联动，则心脑乃治。

【手法】大泻手法，配合玄针，六针转移，气疗导引。

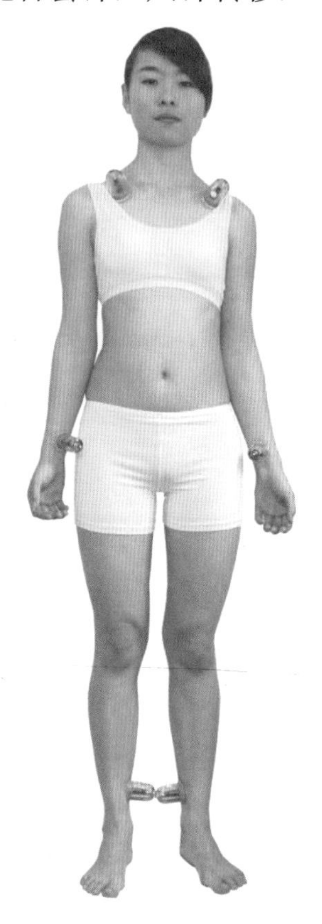

七、宇泉七罐祛肿调理法

七罐祛肿、散结、化瘀。肿瘤的产生，是人体阴阳失衡，组织细胞异常和过度增生的结果。阴阳失衡，组织细胞在不同的致癌因素长期作用下发生突变，它主要表现在组织细胞异常和过度的增生。癌瘤组织也是人体的一部分，只有在人体阴阳平衡失调，五行生克乘侮发生变化的前提下，人体的免疫监控系统才会对其失去监控，任其发展。久而久之，癌细胞日益增殖，肿瘤队伍日益壮大，最后侵蚀周围正常组织，消耗大量能量和营养，影响人体的正常生理代谢。

基于对肿瘤病机的辨证理解，宇泉罐疗摸索出了行之有效的治疗肿瘤的方法，那就是通过以肿瘤病灶为中心叩拔一个罐，周围环形包围 6 个罐，激活吞噬细胞作用，增强机体抗病能力，以抑制肿瘤发展直至消灭肿瘤，即宇泉的七罐包围祛肿法。通过七个罐的有序组合，利用罐内特有的强磁和负压，对局部病灶进行强有力的牵拉挤压，使病灶在物理作用下，细胞与组织间的多余水分和炎症被充分的排出细胞之外，随着微循环的改变，血流量的加速，炎性细胞会快速消失，细胞吞噬白细胞的能力增强，肿瘤得到有效遏制。因肿瘤是全身性疾病的局部表现，大多数肿瘤的病灶虽然只发生在人体的某个部位，但人体是一个有机的整体，人体的各组织、脏腑、器官在结构上不可分割、相互联系，功能上相互为用、相互协调，病理上则相互影响。人体每一种组织，每一个器官都是机体不可分割的部分，与整体有密不可分的联系，局部的病变不是孤立存在的，往往是整体脏腑、经络、气血的病理变化在局部的表现，所以肿瘤虽发生在局部，但它的形成、发展与全身气血、阴阳、脏腑、经络的失调息息相关。

除了肿瘤，宇泉七罐包围祛肿法同时适用于各种炎症、增生的治疗。毕竟，肿瘤的发生和发展也不过是正常细胞演变为增生细胞，从单纯增生、重度增生到不典型增生的过程，因此宇泉七罐包围祛肿法对肿瘤疗效尚佳，炎症和增生效果更为显著。罹患肿瘤固然不幸，若能坚持按疗程调理，全心体会宇泉七罐包围祛肿法的威力，定有出乎意料之收获。

【手法】大泻手法，配合刺络。

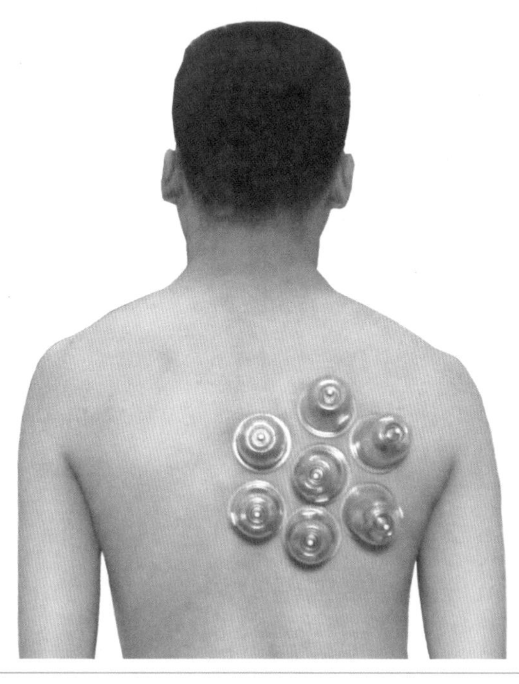

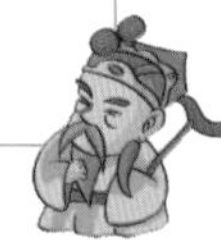

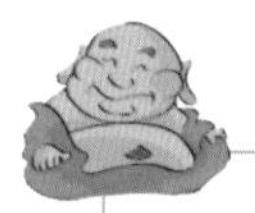

八、宇泉八罐平衡阴阳调理法

宇泉罐疗选择在中脘、关元、左右天枢、中脘与左右天枢连线的中点、关元与左右天枢连线中点各叩拔一罐，用以调节自身磁场，平衡阴阳，平衡微量元素，调节内分泌紊乱，谓之八罐平衡阴阳法，又叫腹部八罐疗法。

说到腹部，可谓人体脏腑和经络的聚合之地，不仅集中了除心肺外的诸多脏腑，而且十二经脉中包括足少阴肾经，足阳明胃经，足太阴脾经，足厥阴肝经和足少阳胆经在内的五条经脉都在腹部循行。除此之外，奇经八脉亦有任脉、冲脉、带脉、阴维脉、阴跷脉五条经脉在腹部循行。如此密集的经络分布于腹部，为气血向全身输布、内联外达提供了非常广泛的途径。脏腑中虽心肺未在腹部，但手太阳小肠经的分支和手太阴肺经皆与任脉交会于中脘穴，因此，叩拔腹部八罐既可调理脏腑，又可疏通经络，泻其有余，补其不足。

中脘、关元属任脉，中脘调补脾胃，关元是小肠募穴与足三阴交会穴，可培补肝肾，调整内分泌水平。古人谓之为人身元阴元阳交关之处，老子称之为“玄之又玄，众妙之门”。任脉在关元穴与足三阴经交会，足三阴通手三阴，任脉统全身阴经为“阴脉之海”。叩拔任脉可旺盛五脏气血，增强人体免疫力，促进和平衡内分泌，并具有抗衰老的重要意义。

中脘与天枢连线中点，关元与天枢连线中点，属足少阴肾经与冲脉交会处。足少阴肾经主治胃肠、妇科、男科等疾病。冲脉上至于头，下至于足，贯穿全身，为总领诸经气血的要冲。当经络脏腑气血有余时，冲脉能加以涵蓄和贮存，经络脏腑气血不足时，冲脉能给予灌注和补充，以维持人体各组织器官正常生理活动的需要。冲脉同时主生殖功能，亦可调整肝、肾、胃的气机。

天枢属足阳明胃经，本经多气多血，精气旺盛，可为全身布输精气。任冲二脉自古以来就被认为与人体的生长、发育、成熟、衰老相关。《灵枢·五音五味》：“冲脉，任脉皆起于胞中，上循脊里，为经络之海”；《素问·骨空论》王冰注：“所以谓之任脉者，女子得之以任养也”。《灵枢·逆顺肥瘦》：“夫冲脉者，五脏六腑之海也，五脏六腑皆禀焉”。

八罐，音谐八卦，形似八卦，意亦源自八卦。人体不但存在着太极阴

阳全息，而且普遍存在着“八卦全息”。人体是一个大八卦，各部又充满着小八卦，腹部也不例外。腹部八罐，通过调节脏腑和经络，使得在下之气升，居上之气降，阴升阳降，畅达有序。心火下降，肺气肃降，犹天气之下降；肾水上济，肝气升发，犹地气之上升，以维持心肾水火协调共济，肺肝二气运行有度。脾气主升，胃气主降，斡旋诸气于人体中。人体之气的升降出入运动及其变化，不仅推动各脏腑的功能活动，而且激发和调控人体生长壮老的生命过程。

和于阴阳，百病皆消，八卦八罐，奥妙无穷。

【手法】以调为主，调补交替。

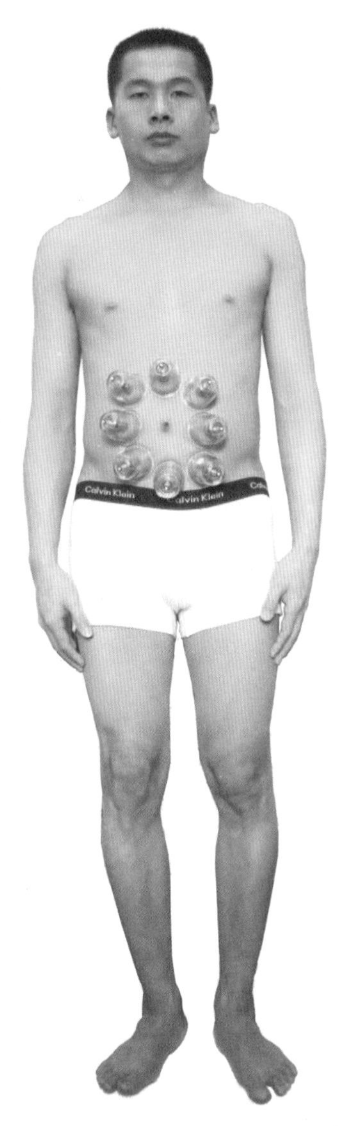

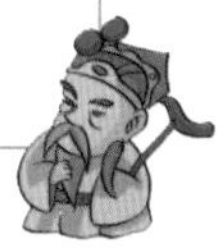

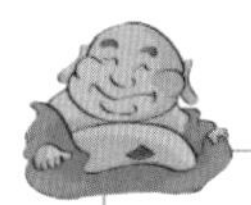

九、宇泉九罐瘦身美体调理法

肥胖是一种慢性病，是人类目前最容易被忽视，但发病率却急剧上升的一种疾病。肥胖，不仅影响形体美，给生活带来不便，更重要是容易引起多种并发症，因而绝不可等闲视之。

宇泉九罐疗法，以神阙为中心横排三个罐，在此三罐上下一指宽各平行排列三罐共九罐（均使用大口径的宇泉一号罐），专门解决各种肥胖问题。

宇泉九罐之所以能有效减肥，原因之一就在于，不管何种肥胖，腹部都会有不同程度的脂肪堆积，基于拔罐特有的强大吸拔力和穿透力，在腹部拔罐，直接作用于肥胖部位，使皮肤汗毛毛孔充分张开，汗腺和皮脂腺功能受到刺激，皮肤表层衰老细胞脱落，从而使体内毒素、废物加速排出，机体的新陈代谢加快，肥胖部位的脂肪被击碎并充分燃烧，不管是体表还是体内深层多余脂肪都能排出体外，从而达到瘦身美体的效果。

原因之二在于，减腹是减肥的基础和关键所在。在前面的章节中我们已经介绍过，十二经脉中有包括足少阴肾经、足阳明胃经、足太阴脾经、足厥阴肝经和足少阳胆经在内的五条经脉都在腹部循行，奇经八脉中也有任脉、冲脉、带脉、阴维脉、阴跷脉五条经脉在腹部循行。大量脂肪积聚于腹部，势必严重影响经脉的正常运行，造成经脉不通、气机升降不畅。久而久之形成恶性循环，腹部脂肪积累得越多，脏腑功能失调就越严重，新陈代谢便会越慢，肥胖就越不可避免。若经脉畅通，气血四通八达，肥胖问题也就迎刃而解，

借助宇泉一罐多穴的特色，腹部诸多穴位，如天枢、上脘、中脘、下脘、日月、腹哀、大横、关元、气海、水分、归来等，都在宇泉九罐的叩拔范围之内。天枢可行气活血通便，加强代谢，促进胃肠蠕动，加快废物排泄，消除赘肉；上脘可刺激肠蠕动，保护食道，避免饮食过快、食物堆积于胃部产生消化不良；中脘可调整胃肠功能，刺激胃酸分泌；下脘掌握着食物由被初次咀嚼到最终消化的中转过程，此处通畅与否，直接关系到体内毒素的多寡和脂肪堆积的程度；大横可温中、健脾、理肠，转运脾经水湿；日月可增强肌肉活力；气海、关元，可益气补肾，激发和强健各脏腑的功能，提高机体免疫力；水分是水液入膀胱、渣滓入大肠之分别清浊之处，

具有分利水湿，泌别清浊，加强运化的功效；归来具有调理气血，月经及内分泌的功能……诸穴合用，既能很快消除腹部胀满，减少腹部脂肪，同时更可调节脾、肾、胃、肝、胆等各脏腑功能，从根本上解决肥胖问题。宇泉九罐减肥不反弹的奥秘，就在于此。

此外，叩拔上脘、关元、天枢等穴等还能够有效调节内分泌。肥胖症患者的内分泌紊乱发生率极高，通过刺激经络腧穴来调整下丘脑垂体肾上腺皮质和交感肾上腺髓质两大系统功能，加快基础代谢率，可以调整、完善、修复人体自身平衡。

宇泉九罐，建立在中华传统医学整体观基础之上，通过调节身体脏腑功能平衡阴阳及内分泌从而达到减肥目的。无需节食、无需超量运动、无需手术，内调脏腑，外去肥胖，事半功倍，一举两得。

【手法】以泻为主，点压提拉。

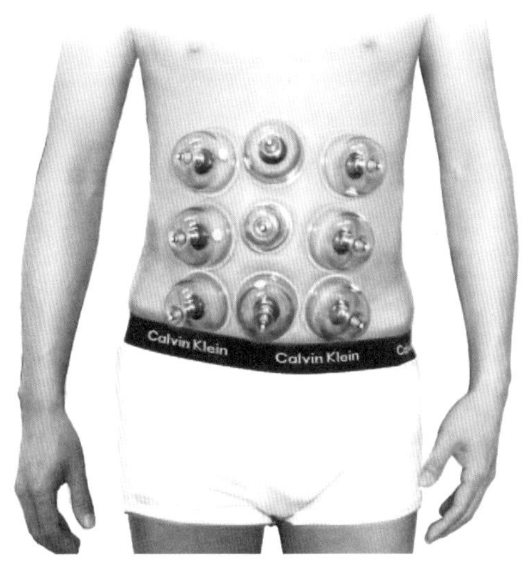

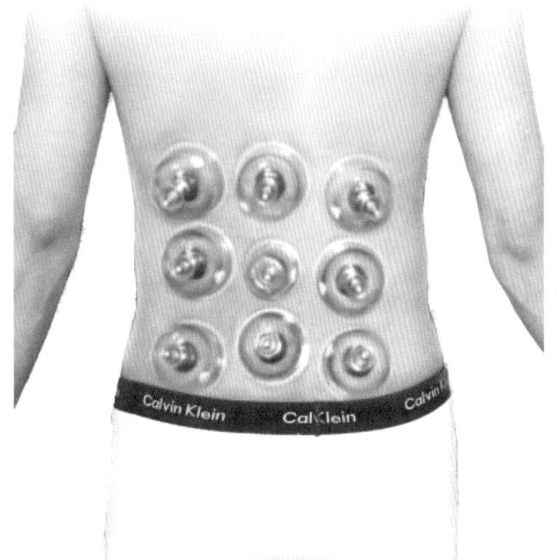

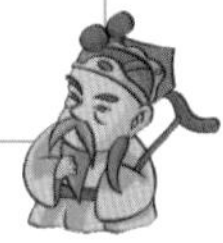

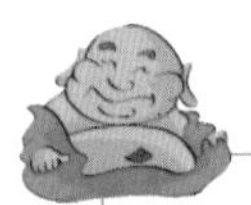

十、宇泉十四罐糖尿病调理法

糖尿病，是一种并发症发生率极高的终身性疾病。一旦出现并发症，其致残率、致死率都非常之高。常规的糖尿病治疗方式一般包括口服降糖药物治疗、胰岛素治疗、饮食调理等。这些治疗方法都把重点放在血糖、血压的改变上，因此糖尿病并发症一直无法得到有效的控制。

治疗任何疾病，首先要辨明其病根病因，调理糖尿病也是同样道理。科学认为探明“血糖真相”，是治疗糖尿病的第一步。血液中的糖称为血糖，绝大多数情况下都是葡萄糖。体内各组织细胞活动所需的能量大部分来自葡萄糖。血糖的高低取决于胰岛素的作用，而胰岛素的分泌不足或敏感性降低是高血糖的病因。胰岛素的分泌又归根于胰岛 β 细胞的功能，最新的科学研究证实，糖尿病的形成并不是简单的血糖升高，而是胰岛动力不足导致的糖代谢异常。因此，恢复体内胰岛功能，使胰岛素分泌正常，才能从根本上解决糖尿病难题。

在胰俞头功能区（右天枢、右大横、右天枢上下一横指、右大横上一横指各一罐），胰俞尾功能区（左天枢、左大横、左天枢上下一横指、左大横上一横指各一罐）、神阙、关元、下脘、上脘共叩拔十四罐，谓之宇泉十四罐降糖调理法。胰俞头和胰俞尾功能区的确定，也是宇泉功能区定位的一部分内容。通过确定胰俞头、尾功能区，对胰俞头和胰俞尾进行有效的刺激，胰脏在受到外力点压的作用后，会迅速的运动起来，有效分泌胰岛，原来受损或失去功能的胰腺组织和胰岛 β 细胞得到有效修复和再生，自身胰岛素分泌增加，使血糖恢复到正常状态，进而稳定血糖。

刺激胰俞头和胰俞尾功能区，同时也可以集中清除体内垃圾，增强抗氧化机能，以及快速分解多余脂肪，减轻体重，清除毒素，避免过度热量在体内积存而影响代谢，确保胰腺正常运行以及胰岛素受体数量平衡。另一方面还可以软化血管、稀释血液，增强免疫，清除血液里的游离脂肪酸，提升体内周围组织对胰岛素的敏感性，恢复外围组织对胰岛素的作用。

通过有效调动胰腺的自愈功能，宇泉十四罐降糖调理法巧妙地避免了药物降糖带来的副作用。不但能把血糖调到正常范围以内，而且使胰腺周围的组织细胞和离胰腺周围更远部位的细胞都能得到糖的供应，改善糖尿病患者胰岛素对血糖的敏感性，有效的避免了糖尿病综合征。使他们能够和正常人一样健康生活。

宇泉十四罐降糖调理法是专门针对糖尿病的，但它又不仅仅局限于糖尿病的调理，调理糖尿病的同时也调整了身体其他脏腑的功能。宇泉十四罐除了胰俞功能区，还加入关元、神阙、下脘、上脘腧穴，就是宇泉罐疗整体观的又一次集中体现。关元可以调节肝、脾、肾，促进脏腑气血化生；神阙可以调节五脏六腑，激发身体潜能；下脘、上脘都可促进胃肠功能，因此客观上达到“脾胃和则百病消”之效。

借助宇泉十四罐降糖调理法，糖尿病患者减药甚至停药都是可以实现的，切实打破了糖尿病是终身疾病的魔咒。

【手法】以泻为主，点压提拉。

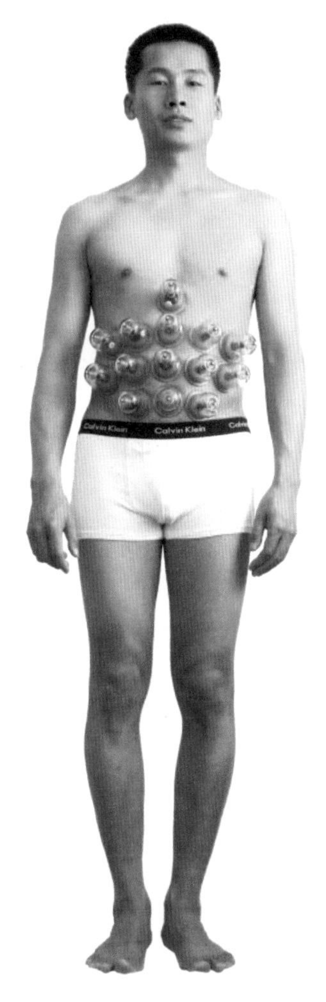

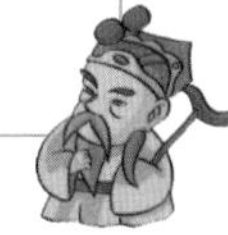

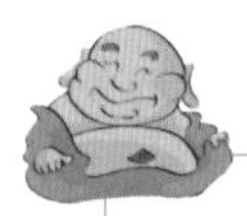

十一、宇泉二十七罐综合调理法

中华传统医学理论认为，人体的五脏六腑，四肢百骸，五官九窍，肌肉筋骨等组织器官相互联系，主要是靠经络系统的沟通得以平衡阴阳，运行气血。同时，人体的各个组织器官，均需要濡养滋润，而气血之所以能够通过全身则必然是依赖于经络的。

二十七罐综合疗法调理是以脊柱督脉及膀胱经为叩罐主要穴道。其中膀胱经是人体最大的排毒渠道，其好比城市的排污水通道，只要它畅通，再多的毒素也能排出体外。同时膀胱经也是人体五脏六腑最集中的功能反射区。二十七罐综合调理法就是通过对人体穴位的局部刺激，利用经络的传导功能和双向调节作用，扶助正气，祛除病邪，通行气血，疏通经络，平衡阴阳，提高自身免疫功能，从而达到保健、预防的效果。这种综合调理治愈率高，是改善亚健康状态和慢性病的最佳方法。

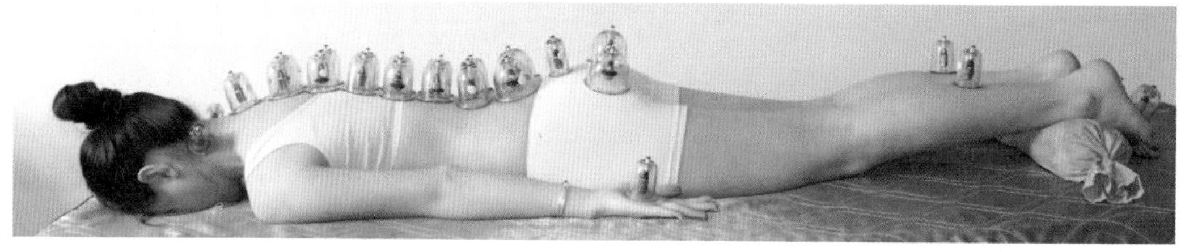

二十七罐综合调理法调脏腑是所有疾病调理的关键参照方案，很多调理方案也都是在其基础上变更与加强的，其重要性毋庸置疑。二十七罐统筹疗法调脏腑，操作简单，使用方便，适用于每个人和每个家庭。坚持对自己的身体定期做二十七罐统筹疗法调脏腑，健康定能长久地掌握在自己手中。

宇泉二十七罐综合调理法如图所示，背部风池、大椎、长强、膀胱经等，共叩拔 23 个罐体，双手心（劳宫穴），双脚心（涌泉穴）叩拔 4 个罐体。

第七章 宇泉罐

宇泉罐是在中华传统火罐的基础上，结合二十多年大量的临床实践经验，把我国历史悠久的古代罐具与现代科技相结合，将传统中医的诊治方法与现代医疗诊断技术融为一体的最新科技产品。宇泉罐集诊断、治病、预防、保健、美容为一体，具有针灸、点穴、按摩、注药、灸疗、磁疗、远红外等多种治疗功能。

宇泉罐易学、易懂、使用方便，既能诊断、治疗、预防、保健，还有美容减肥，延年益寿的功效。

第一节 宇泉罐的结构特点

一、宇泉罐具的结构

在结构和功能上，宇泉罐比传统罐具都有所改进和创新。罐体美观、大方、透明、耐用。罐顶装有自动泄压阀，罐内装有可滑动的磁柱，磁柱内有技术先进可增加磁力和穿透力的特殊材料，磁柱下端加有远红外线材料的减压圈，罐体外侧有单个和多个备用孔，备用孔上装有含陶瓷粉做的橡胶白皮塞。（见图）

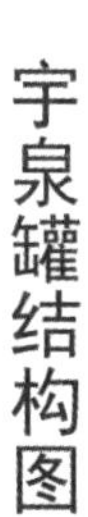

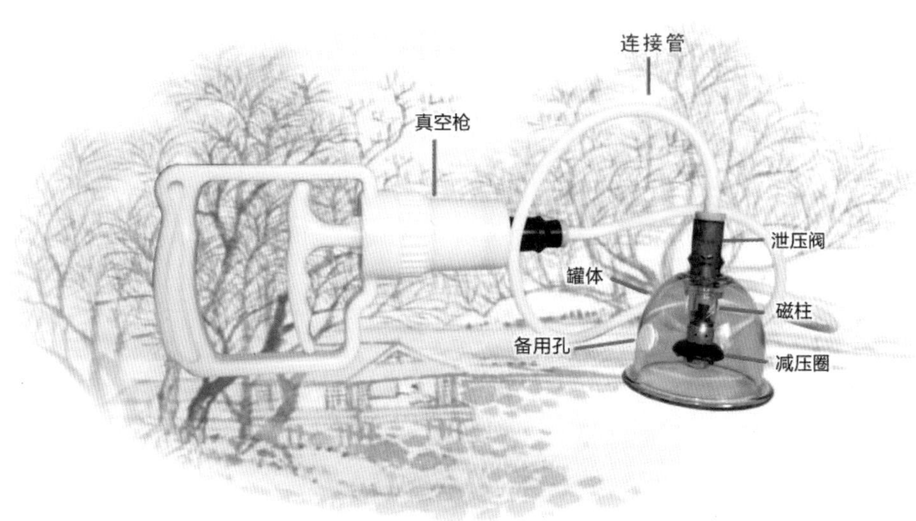

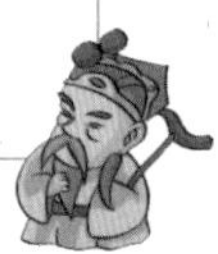

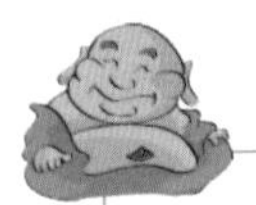

图解：

1. 罐体：美观、大方、耐用、易消毒、透明，便于观察罐内皮肤变化。

2. 阀门杆：用抽气枪排空罐内气体，调节负压。

3. 磁柱：选择对人体有益的永磁材料，起到磁疗和点穴作用。

4. 减压圈：在体温下发射远红外线，有医疗保健作用，同时还有缓解罐体内的负压、减轻疼痛和按摩作用。

5. 备用孔：可玄针、注药、艾灸等。

6. 抽气枪：调节罐内负压。

7. 连接管：在自己不便直接拔罐的部位，如背部、腰部，可以使用连接管。

二、宇泉罐具的特点：

（1）罐具尺寸多样，由 1 号、2 号、3 号、4 号等罐具组成，适用于人体多部位叩拔。

（2）罐体透明，易于罐诊时随时观察皮肤表面罐印、罐象、气色、形态的变化。

（3）罐口平滑：适用于走疗、闪疗、留罐等，不疼痛。

（4）罐内负压可调节，可调、可补、可泻，应用自如。

（5）罐内磁聚热能，叩罐后罐体内的温度可升高 3 ～ 4℃，起到温经活血的作用。

（6）罐具经久耐用，不怕摔打（自然落地不损坏）。

（7）罐具重量较轻，携带方便。

（8）罐具品种多样、适用范围广等优点。

第二节 宇泉罐的功能与作用

一、宇泉罐的五种功能

宇泉罐具有独特的五种功能，一是诊病，二是治病，三是预防，四是保健，五是美容。

1. **诊病**：选择人体背部宇泉脏腑功能定位区叩罐，叩拔5分钟后，根据罐印罐象，即可准确地判断病情。

2. **治病**：通过叩拔宇泉罐，使罐内形成负压，肌体局部充血，促进新陈代谢。通过磁性穿透，点按穴位，从而刺激经络。通过注药，加速疗效。总体而言，具有疏通经络、调理气血、调整脏腑、平衡阴阳、消炎止痛的作用。

3. **预防**：通过宇泉罐诊检查，即可了解人体的亚健康状态，起到早预防和早治疗，避免病情的发生和发展。

4. **保健**：中医认为每个人的生、长、壮、老均与“肾气”密切相关。刺激长寿穴具有明显的增补肾气作用。宇泉罐疗通过临床研究刺激某些与肾、脑相通的穴位，通过经络的调节作用使大脑细胞活跃，改善脑部血液循环，不断调节自身的抗病自愈能力，从而使脑细胞营养充足，延缓大脑的衰老，起到日常养生保健作用。

5. **美容**：宇泉罐诊可查出长痘、长斑、黄气、黑眼圈、肥胖等病症的内在病因，通过采用闪罐、走罐、穴位疗法相互结合，交替使用，可起到开泄腠理、活血化瘀、杀灭病菌、调节内分秘的作用。从根本上祛斑、祛痘，消除黑眼圈、鱼尾纹，达到美容的目的。

二、宇泉罐的四种作用

1. 通：疏通经络

中医治病总的原则强调一个“通”字，无论是由外感引起的经脉挛急，还是由内伤引起的气机不畅，或由病理产物引起的痰湿阻滞、瘀血壅滞等，主要原因为“不通”所至。俗话说：痛则不通，通则不痛。根据痛与通的辨证关系，宇泉罐疗诊治仪突出速效疏通，达到“消肿止痛”的目的。既疏通经络，又能调理气血，从而确保全身所有器官营养充足，气血充盈，根除病症，健康一生。

2. 平：平衡阴阳

人体的生命活动，正是由于阴阳双方保持着对立统一的协调关系的结果。正是这种“阴平阳秘”、“阴阳调和”，才保持了人体整个组织器

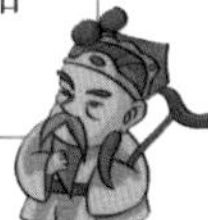

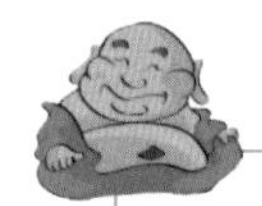

官、脏腑的生理功能，即阴阳处于相对平衡的状态。如果因某种原因使阴阳的平衡遭到破坏，则致阴阳失调，会使机体发生疾病。针对阴阳失调发病的根本原因，通过相应的调理，促使阴阳消长和转化，达到阴阳平衡。宇泉罐疗调理对机体起到良性刺激。通过皮肤神经感受器和血管感受器的反射作用传导到神经中枢，调节兴奋与抑制过程，使之阴阳趋于平衡，从而加强大脑皮质对身体各部分的调节，使局部皮肤相对应的内脏组织代谢旺盛。

3. 排：排瘀、排浊气

运用宇泉特有的提拉点压手法调理，通过对经络、穴位或病变部位产生负压吸引作用，使体表组织产生充血、瘀血、出血等变化，协助和加强排泄体内新陈代谢的废物。使经络气血畅通，瘀血化散，壅滞凝滞得以消除，五脏六腑得以濡养，鼓舞振奋人体气血功能，使人体生命活动正常。

4. 补：扶正祛邪

宇泉罐疗具有扶正祛邪的双重功效，运用宇泉特有的轻提慢拉的手法调理，既能扶正，又能祛邪。扶正就是增强机体抗病能力，祛邪就是祛除导致疾病的因素。疾病发生发展的过程，也就是正气与邪气相互斗争的过程。如果正气战胜邪气，那么邪气就会消退，疾病痊愈。如果正气不能战胜邪气，邪气就进一步发展导致疾病恶化。因此，扶正祛邪也就保证了疾病趋向好转，迅速恢复健康。

第三节 宇泉罐获得的国家专利

以全新理念研制开发的多功能宇泉罐疗诊治仪系列产品，获得了中华人民共和国国家知识产权局颁发的《实用新型专利证书》（专利号：ZL200420047769.0、ZL201120026559.3、ZL201130016003.1），中华人民共和国国家工商行政管理总局商标局颁发的《商标注册证》、山西省食品药品监督管理局颁发的《中华人民共和国医疗器械注册证》及《中华人民共和国医疗器械生产企业许可证》，是国家认可合法生产的专利产品。

实用新型专利证书

证书号 第709553号

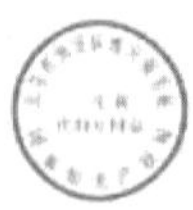

实用新型名称：新型多功能罐疗诊治仪

设计人：李玉泉

专利号：ZL 2004 2 0047769.0

专利申请日：2004年5月18日

专利权人：李玉泉

授权公告日：2005年7月6日

本实用新型经过本局依照中华人民共和国专利法进行初步审查，决定授予专利权，颁发本证书并在专利登记簿上予以登记。专利权自授权公告之日起生效。

本专利的专利权期限为十年，自申请日起算。专利权人应当依照专利法及其实施细则规定缴纳年费。缴纳本专利年费的期限是每年5月18日前一个月内。未按照规定缴纳年费的，专利权自应当缴纳年费期满之日起终止。

专利证书记载专利权登记时的法律状况。专利权的转移、质押、无效、终止、恢复和专利权人的姓名或名称、国籍、地址变更等事项记载在专利登记簿上。

专利号

局长 王景川

第1页（共1页）

外观设计专利证书

局长 田力普

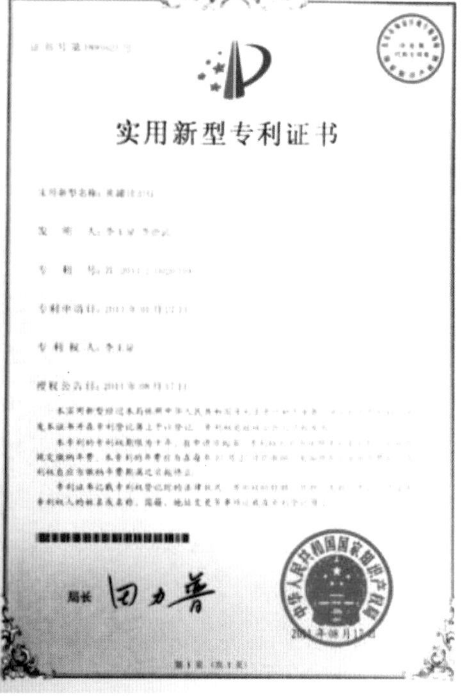

实用新型专利证书

局长 田力普

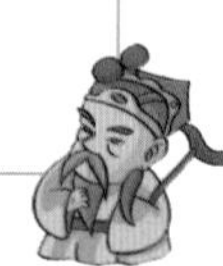

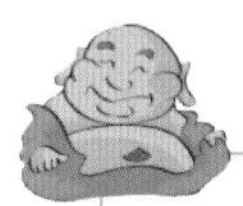

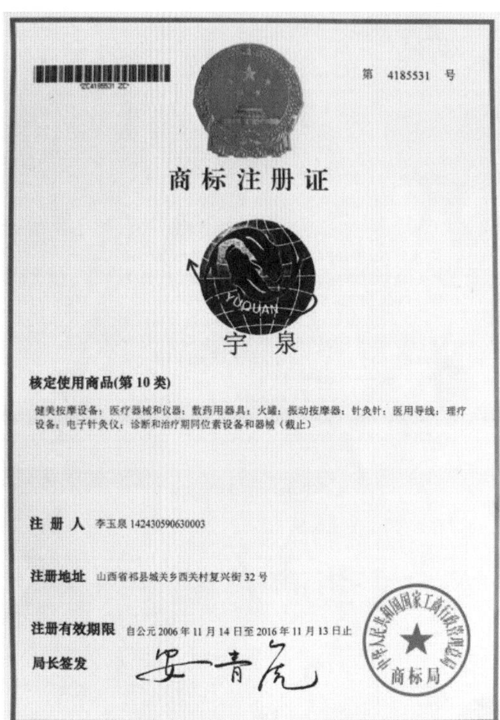

第 4185531 号

商标注册证

核定使用商品(第 10 类)

健美按摩设备；医疗器械和仪器；敷药用器具；火罐；振动按摩器；针灸针；医用导线；理疗设备；电子针灸仪；诊断和治疗用同位素设备和器械（截止）

注 册 人 李玉泉 142430590630003

注册地址 山西省祁县城关乡西关村复兴街 32 号

注册有效期限 自公元 2006 年 11 月 14 日至 2016 年 11 月 13 日止

局长签发 安青虎

中华人民共和国

PEOPLE'S REPUBLIC OF CHINA

医疗器械注册证

REGISTRATION CERTIFICATE FOR MEDICAL DEVICE

注册号：晋食药监械（准）字 2010 第 2260025 号

山西宇泉医疗器械有限公司：

你单位生产的**多功能罐疗诊治仪**，经审查，符合医疗器械产品市场准入规定，准许注册。自批准之日起有效期肆年(至 2014 年 11 月 14 日)。

特此证明。

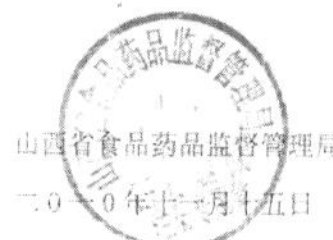

山西省食品药品监督管理局

二〇一〇年十一月十五日

附件：医疗器械注册登记表

证 书

李玉泉教授“中医理论与宇泉罐诊罐疗法”的演示，在国务院台湾事务办公室等部委和福建省人民政府共同主办的“海峡论坛”·海峡两岸中医药发展与合作研讨会上被推荐为中医临床适宜技术演示项目。

特此证明

国家中医药管理局台港澳事务办公室

二〇〇九年五月十八日

第四节 宇泉罐的种类

一、宇泉罐疗诊断仪

根据中医经络学、藏象学、全息学原理，在人体背部选择五脏六腑的功能反射区叩罐5分钟，即可准确查出身体的疾病或亚健康状态，无创伤、无痛苦、无副作用、快速准确。

宇泉11型罐具诊断仪是在调理罐具的磁力基础上增加了磁力，使罐诊时出现的图像更清晰，并加强了罐具的消炎、杀菌、消毒功效。

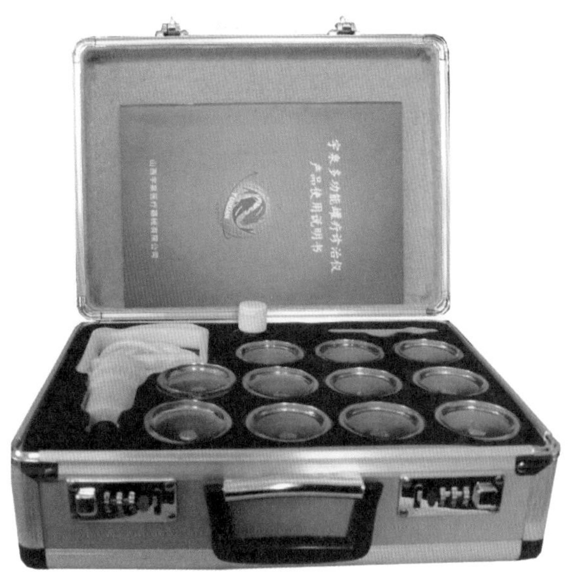

宇泉罐疗诊治仪

二、宇泉多功能治疗仪

宇泉27型多功能诊治仪是针对人体的身体状况，将罐具罐内的匹配与人体的生物磁场相符，并在每个罐具内配置了远红外线负压圈、五行磁柱，以起到按摩、缓解罐体内的负压，减轻疼痛，改善微循环和提高机体免疫功能等作用。

本产品是一种特殊的医疗器械，能把体内的风、寒、湿、热、毒排出体外，体内的病理反应产物也随之排出。起罐后请将罐具认真消毒，保持清洁卫生。

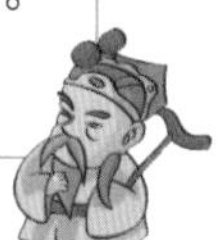

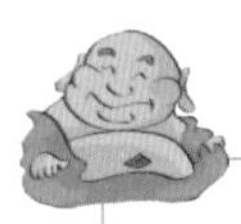

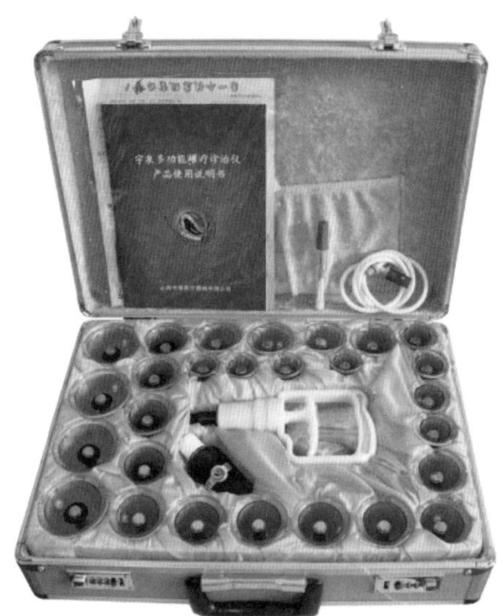

宇泉多功能治疗仪

三、宇泉罐灸多功能诊治仪

宇泉罐灸诊治仪结构简单，使用方便，安全可靠。该产品把中医外治法的针灸、点穴、按摩、拔罐、磁疗、红外线、灸疗有机地结合在一起，增加了中医内病外治的新内容。宇泉罐灸仪的发明解决了千百年来拔罐宜泻不宜补的难题，同时，宇泉罐灸开创了拔罐治疗大病，如肿瘤、癌症的先河。

宇泉罐灸可以做到罐灸同达、一罐多穴、一罐多灸。而整个施罐过程，灸温始终保持在一定的恒温下，不会因为操作不当产生温度或高或低的问题而影响疗效。

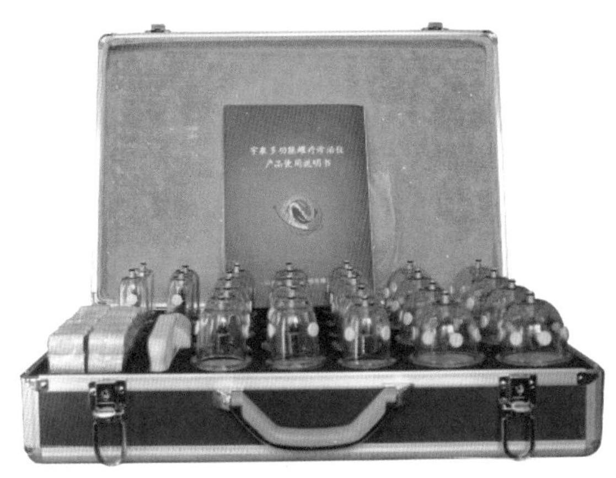

宇泉罐灸多功能诊治仪

四、宇泉丰胸罐

宇泉丰胸罐是以特殊的罐具配置，根据生物学原理，通过机械运动增强胸部肌肉运动，促进血液循环和神经递质传入大脑，激发脑下垂体分泌激素，直接使乳房海绵体扩大，使平坦微小的乳房海绵体在短期内变得丰满挺拔，加强女人曲线美感，增添女性魅力。

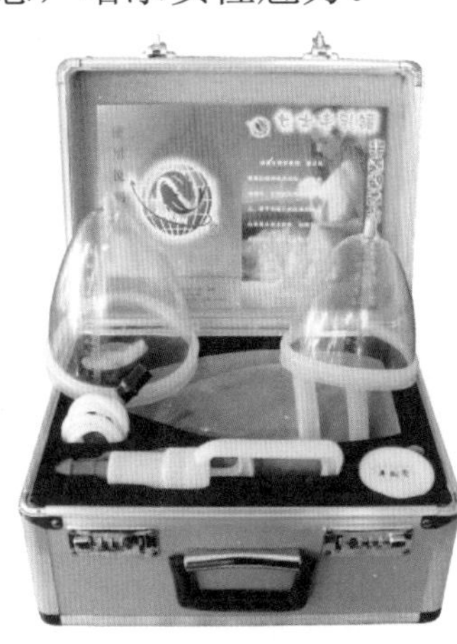

宇泉多功能诊治仪丰胸专用

五、宇泉瘦身美体仪

宇泉瘦身美体仪是瘦身美体专用型罐具。罐内的磁珠采用了独有的双层螺旋磁的结构，通过独特的技法拔罐，可加速局部脂肪快速燃烧，使局部毛细血管扩张，皮肤及皮下组织的血流量增加，改善皮肤的呼吸功能，有利于汗腺与皮脂腺的分泌，促进体内的脂肪代谢，减少脂肪在体内各部位的储存和积累，从而起到瘦身美体的效果。

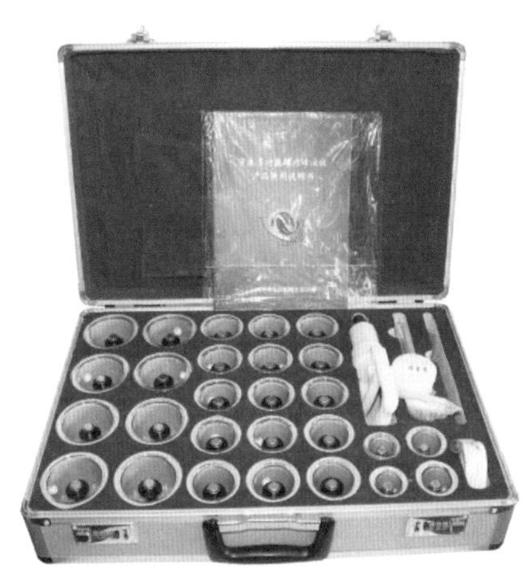

宇泉多功能诊治仪瘦身美体专用

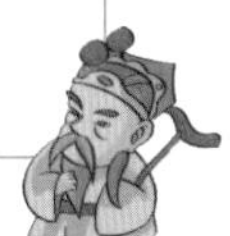

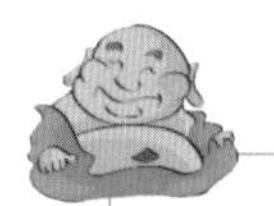

附录：

如何学好宇泉罐诊罐疗

很多人问过我：李老师，学好宇泉技术应该具备什么样的条件？怎样才能掌握这门专业技能？我说，这要看一个人的心态跟思想。为什么同一届的学员有的学得快，学得好，而有些学员总是要慢半拍呢，这就是因为他们对事情的认识不同，心态不同，思想不同，付诸的行动也不同，最后的结果也就不同了。

我觉得要想学好宇泉技术，做好健康事业，必须做到以下五点：深信不疑，勤学多练，品德高尚，用心领悟，传承发扬。也就是五字真言：信，练，德，悟，传。

一、信，是学好宇泉罐的首要条件。一位演讲家讲过："心态好，事败也成；心态坏，事成也败。心态决定成败。"有一本书叫《秘密》，在书中作者讲了"吸引力法则"，信心是有能量的，它可以与宇宙共振，能量很大。积极心态的人，做事的成功率就高。那么，学好宇泉罐的心态是什么？

1. 你要相信中华五千年的养生文化，中医的诊治方法是全面的、科学的、辨证的，是我们的国粹，居世界榜首。

2. 你要相信宇泉特色罐诊罐疗技术，是中医养生文化的继承、发展和创新，是博大精深的中医养生文化，大道至简，是简单、科学、有效的方法。

3. 你要相信自己在这个世界上是独一无二的，你有内在潜能，完全可以学会，并可以成为这个领域的专家。

4. 你要相信在你掌握了宇泉罐后，健康会常在，更多人会需要你。

5. 你要相信你自己的选择，只有这样，才会向你所期待的健康事业发展。

二、练，是学好宇泉技术的基础。"天道酬勤"，俗话说：功夫不负有心人，勤学苦练，熟能生巧。我们经常会在一些表演节目中听到这样一句话：台上一分钟，台下十年功。也就是说，艺人们在台上所呈现出来的那一刹那近乎完美的表演，不是一朝一夕能做到的，他们付出的是常人无法体会的心酸和汗水。拔罐，也是一门艺术，你就是表演者。你的演出能达到怎样的高度，能有多少人认可？那就要看你平时付出了多少。拔罐手法，看似简单，其实有很多讲究，有补法，有泻法，既要有速度，又讲究准度。你只有做到收放自如，得心应手，才有穿透力；做到柔中带刚，刚中带柔，刚柔并济，罐到病除，才能有更好的调理效果。所以，勤学苦练才是你们进步的基础。

三、德，是学好宇泉技术的根本，也是做人的根本，厚德载物，厚德载福，厚德载寿。在医学上只有医术而无医德的医生，有时会令人生厌，甚至会成"恶医"。只有医德而无医术的医生，充其量称作"庸医"。我们作为宇泉事业工作者，更应该具备高尚的医德，有高度的责任心，发挥精湛的罐疗技术，以最短的时间、最少的花费、最愉快的心态来服务患者，对待患者应该一视同仁，必须有热心、细心、耐心、爱心，这样医患之间就永远和谐相处；只有这样，才能赢得病人的信赖和尊敬。只有这样，才对得起你学习宇泉技术的初衷。

四、悟，是学好宇泉技术的关键，把心静下来用心领悟。宇泉技术精妙、精深，如果你只是停留于教多少、用多少的状态，那你永远不会有进步，要学会融会贯通，举一反三，人要会思考，要懂得在临床中发现问题，寻找问题，解决问题。二十多年来，宇泉技术之所以不能断创新，都来源于在临床中的不断总结和对问题的深度思考。悟性存于内心世界，几乎与外部世界无关，强调心灵的感悟、自我的完善，提倡虔诚，更有利于探讨心灵的健康。其悟的思维方式，是心灵的感悟，悟之以道，抚之以心，其精髓是善。

五、传，是传承和发扬。传播中医养生文化是每个热爱中医事业人的"天职"，是每一位宇泉工作者进步的阶梯，我们要抱着造福人类的崇高思想来经营宇泉事业。多一个人了解宇泉技术，就等于多了一个能给健康做主的人。

宇泉罐是我们传统中医文化中不可分割的一部分。它体现了我们中国人对大自然，对人类自身命运的认识；同时它又展现了中国文化中极具魅力的一面，如阴阳、五行的变化和平衡。这种文化大可以论述天下大事，小可以辨证人体出现的各种变化；高可以此纵横天地六合，低可分辨人间百态的是是非非。宇泉罐诊罐疗技术正以奔跑的速度向神州大地蔓延。我觉得，只有真正掌握和领悟这五字真言的人才能学好、用好宇泉罐，为健康而努力，为中医健康养生事业，尽自己的一份微薄之力。

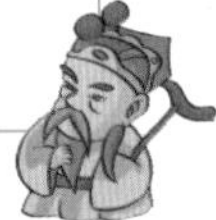

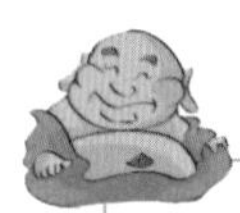

一种值得世人关注的自然疗法

冯理达

宇泉罐疗健康法由发明人李玉泉首创，该健康法在我们中华传统拔罐疗法的基础上，经由李玉泉先生近二十年临床研究和实践，形成了一整套有特色的值得推广的自然疗法。

众所周知，我们中华罐疗已有几千年悠久的历史。千百年来始终只在民间流行，难登大雅之堂。如今即便到医院里，只是偶尔用之，并没有真正引起重视。但宇泉罐疗健康法的问世，使传统罐疗有了突破，其集中表现在以下几个方面：

一、宇泉罐疗诊断的全息性

传统罐疗，鲜有诊断；而宇泉罐疗健康法，诊断便是其一大突破。只要在人体后背选准 11 个与五脏六腑相应的区域拔罐 5 分钟，便能根据拔罐后皮肤所呈现的不同色泽、形态，准确诊断出相应脏器的病变情况。从目前我所了解的情况看，用该法进行诊断，绝非偶然，而是隐含了某种必然。这种必然就应追溯到我国已故著名人体科学家张颖清教授所发现的生命全息理论。

根据生命全息理论，我们生命体上的每一个局部都带着生命整体的信息，这正如一滴水能反应太阳，一个细胞潜藏着我们人体的全部信息。通过耳朵这个局部诊治全身的耳针疗法，和通过双脚这个局部诊治全身的足反射健康法，已越来越得到全社会的认可，既然如此，人体背部这个比耳、足大得多的局部，一定也带着我们生命整体比耳、足更完整、更丰富、更准确、更容易捕捉的信息，宇泉罐疗健康法的诊断是有其科学依据的，而且其前景将不可估量。

二、宇泉罐疗功能的全科性

宇泉罐疗健康法的另一突破是全科性。

所谓全科性是小小一种罐疗，却可以扮演一个全科医生的角色。既能诊断，能预防，能治疗，能康复，还有美容减肥、延年益寿的功能；而以上这一切既无创伤，又无副作用，又容易掌握，因此这是一种既理想又难得的全科性自然健康法。

罐疗健康法究竟效果如何呢？我以清华大学机械工程系赵淑敏女士的病例加以说明：

赵淑敏女士，今年 71 岁，患有慢性腰腿疼、高血压等多种疾患。

她的慢性腰腿疼是 1958 年在协和医院陪护病人时受风寒引起的，至今已有近 50 年历史。1995 年她被北医三院 CT 检查出腰椎间盘突出，1996 年又检查出椎管狭窄。

病情严重时，她卧床不起，走路一瘸一拐，十分艰难：从床上到沙发，必须先爬到地上，再从地上慢慢爬上沙发。

这几十年她用尽了各种办法，但始终没有明显好转，疼痛一直折磨着她，使她对生活几乎失去信心。

今年 3 月，她得知宇泉罐疗健康法在清华附近设点，便抱着将信将疑的态度前往。

开始治疗时她病情有所好转，但其后变化缓慢，到第一个疗程 10 天结束后，她几乎要放弃，只是家人的劝导，她才勉强坚持。但没想到坚持的结果会如此之好，到第三个疗程时她突然感觉到病情发生了根本的变化，疼痛感全部消失。

现在，离她病愈已好几个月过去了，她的状况一直非常稳定，高血压等其他疾患也有显著好转。她还购置了一套宇泉罐疗仪，与爱人一起随时在家相互进行调理和保健。如今的赵淑敏已完全变了样，她兴奋地说："我现在身体倍棒，吃嘛嘛香，我还要向人的生理年龄 120 岁挑战，做一个健康长寿的老太太！"

从以上赵淑敏的真实病例，我们看到了宇泉罐疗健康法对征服慢性病有显著的疗效。而从我的了解看，它在治疗、预防、保健、康复、美容、减肥等方面均效果显著，且能自行进行调理，因此我认为这是一种既理想又难得的全科性自然疗法，值得向全社会推广。

三、宇泉罐疗社会效益的群众性

众所周知，我国的医疗改革现在正处在一个十字路口：一方面全社会都在关注医改问题，尤其广大农村缺医少药更成了急待解决的一个社会民

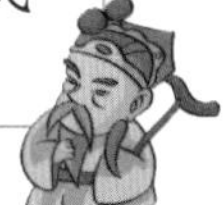

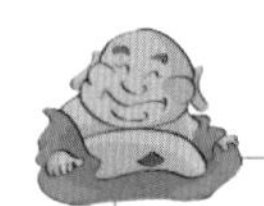

生问题；一方面如此庞大的人群需要真正解决医疗问题，政府必须投入巨额的资金；而根据目前我国的国力，政府又无法拔出如此巨款。

那如何解决这个问题呢？我认为寻找各种既根植于我们中华几千年文明，又有新的突破，又确实效果肯定、带有全球性、容易切入、能进行自我保健，又经证明有强大生命力的医疗保健模式，是放在我们政府管理部门面前的一件大事。而宇泉罐疗健康法无疑是值得关注的诊疗方法之一。据介绍目前全中国已有一百多个服务站，仅用宇泉罐疗健康法便能独立开展业务，最长的已有8年时间。这些服务站大都存活得很健康，也很受百姓欢迎。如果这种模式能被纳入我国医改方案、纳入医保，能在每个城镇、乡村开花结果，那对全社会的健康将做出一定贡献。

（冯理达：海军总医院原副院长、中外著名免疫学家）

宇泉罐诊罐疗健康法前景广阔

周士渊

今年初，我有缘结识李玉泉先生，并亲身体验了宇泉罐疗健康法的神奇效果。通过我的亲身体验，我认为这一健康法只要坚持做上几个疗程，既效果显著，又无副作用，又操作简便，值得向全社会推广。

第一次玉泉先生用健康法对我进行5分钟检查，说我肝有问题，肝气瘀滞，肝局部纤维化，还有轻微脂肪肝。我当时听后将信将疑，但我年轻时肝确实有问题，这倒是事实。我原是清华园有名的重病号，曾全休4、5年，住院2、3年，身上动过3次大手术，几乎九死而无一生。但通过几十年的艰苦努力，健康状况发生了根本的变化。

这次去体验前自我感觉只剩两个问题：一是腰髋部几十年的老病虽经努力不断好转，但病根难除，当时左侧腰正在发作疼痛。此外，我的眼睛问题相对比较突出。我眼睛的问题已有二十多年历史，主要是一看书、一看电脑就花，就很难受。2005年4月查出是青光眼，就一直在同仁医院著名的青光眼专家处治疗，眼压得到了有效控制，但看书、看电脑模糊，难受的问题依然难以解决，尤其一到下午、晚上，几乎没法看书和电脑了，因此这一问题极大地困扰着我。不料我做了几天宇泉罐疗后，看书、上电脑时眼睛难受的情况就有了变化。此后，李玉泉先生用梅花针在我背部肝区排毒，随着这次排毒和治疗次数的增加，我下午、晚上看书和电脑变得越来越清晰。

这当然使我内心欣喜不已，因为困扰了我二十多年的难题竟能有如此显著的变化，这简直可以说是一种奇迹。而与此同时，困扰我几十年的腰髋疼痛越来越轻，以至到最后一点疼痛、一点感觉都没有了。宇泉罐疗健康法几乎征服了这两大几十年困扰我的老大难问题，我当然对它充满了感情。

而这里值得一提的是，这种健康法可以在家中开展，老年人也可以相互很轻松地展开，这就使其有了极广阔的应用前景。

通过我的亲身体验，我认为宇泉罐疗健康法相对于目前正在全国广泛开展的足部健康法，在以下八大方面有更广阔的前景：

1. 比足部健康法效果更显著。

2. 比足部健康法功能更全面（既能诊断，又能保健，又能治疗，又能康复，还有很好的美容、减肥效果）。

3. 比足部健康法功能更安全可靠（因其历史更悠久，是一种几千年来流传于民间的自然疗法）。

4. 比足部健康法功能更容易被接受（因其不像足部健康法，被施者有强烈疼痛感）。

5. 比足部健康法功能更容易掌握（因其术者只需像当年的赤脚医生那样，稍加培养便能投入工作）。

6. 比足部健康法功能更容易普及（因其不像足部健康法施者必须用很大力量，因此本法即便是老年人，也能在家中相互开展）。

7. 比足部健康法功能更容易向海外推广，因为其完全源于我中华几千年文明。

8. 比足部健康法功能更容易产生一个产业，而且是一个巨大的产业。因为一套现代化的、功能全面的罐具，完全可以像家用电器一样进入千家万户。

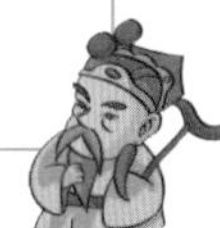

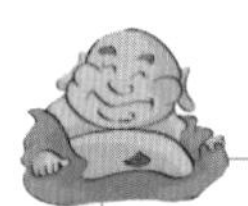

综上所述，宇泉罐疗健康法既源于我国几千年中华文明，又有创新突破，且效果显著、功能全面、操作简便、无副作用，在“治未病”方面有着比较显著的成效，因此它值得像足反射健康法一样，向全中国、全世界推广。

（周士渊：清华大学教授）

宇泉罐诊罐疗是科学的

郭锋

对宇泉罐诊罐疗技术，我经过了3年的观察、考证才得以认可。

先是我自己体验，后来又亲眼看到他给我们办公室的同志们诊断后，同志们都说诊断得很准确。最让我吃惊的是我办公室一位婚后多年不孕的徐女士，被李玉泉先生诊断为左侧输卵管堵塞，与她在大医院B超诊断的结果完全相同；还有一位是清华大学现任副校长，张某通过李玉泉诊断的结果，张校长说与北京各大医院会诊的结果一模一样。宇泉罐诊罐疗技术诊病的准确性令人吃惊！从此，我对宇泉罐诊罐疗技术有了进一步的认识。为进一步推广这一技术为广大群众服务，我会决定聘请李玉泉先生为我会专家。

2007年4月，大连市总工会等单位邀请我会组织专家报告团，为大连市职工做健康报告，李玉泉是报告团成员之一。李玉泉为大家作报告时，为群众作罐诊罐疗演示，引起了与会者的极大兴趣，纷纷要求把李玉泉留下为群众继续诊断。

仅仅4、5两月，就去了几次，共为一千多人进行了诊断。据后来大连市总工会报来的统计结果显示，准确率高达92%，调理者反映效果也不错。之后，我会与李玉泉先生签订合作协议，邀请李玉泉先生在我会驻地开设宇泉罐诊罐疗培训中心，为群众诊断调理，并联合在清华大学举办了两期培训班。同时，邀请李玉泉先生，参加了我会在清华大学召开的，全国第三届科学养生学术研讨会和2008年在北戴河召开的全国首届科学养生健身大会作专题报告，宣传推广宇泉罐诊罐疗技术，在全国产生了较大的影响。

特别是2007年中国老年学学会在北京举办亚太地区第八届老年学和老

年医学大会上，宇泉罐诊罐疗被我会作为专题之一向国际推出。在这次大会上，我会名誉主任、海军总医院副院长冯理达将军，对宇泉罐诊罐疗给予了高度评价，她以全息理论解释了宇泉罐诊罐疗的机理，对其定位为具有“全科医生”的功能，对罐诊罐疗技术进行了诠释和宣传。李玉泉先生也在会上全面介绍了宇泉罐诊罐疗技术，在全国乃至国际产生了很大的影响。

为使宇泉罐诊罐疗技术理论阐述更科学、更准确、更完善，罐具更具科学性，2008 年，作为我会科研项目之一，经中国老年学学会报国家民政部立项，这一项目国家民政部已正式下文批准。

我对宇泉罐诊罐疗技术经过了 3 年的考察，3 年的合作，成绩显著，今后我会将继续与宇泉罐诊罐疗紧密合作，相信经过双方共同努力，将会取得更加辉煌的成果！

中国养生文化源远流长。随着社会经济发展，科学技术的进步，卫生事业改革将纳入预防保健的轨道，当前人民群众的健康意识空前高涨，科学养生已经成为一种时尚，一种健康生活的标志。在这种大环境下，宇泉罐诊罐疗养生产业也应运而生。

实践证明，宇泉罐诊罐疗技术内病外治，安全可靠，无毒副作用，是一种有中国特色的绿色诊病调病的手段，很受群众欢迎，极易在群众中推广。

我相信宇泉罐诊罐疗技术这枝鲜花，在今后的发展中会越开越旺盛！

（郭锋：中国老年学学会科学养生专业委员会原主任）

宇泉罐诊罐疗是时代的先锋

方嘉德

我首先热烈祝贺大连养生文化学术交流会圆满成功！同时衷心的希望宇泉养生事业发展越来越好！兴旺发达！

我为什么要支持宇泉养生事业的发展呢？

第一，继承了我们中华医学的传统和精华，是一种创新的养生理念，获得国内国际等多项证书，且效果明显。

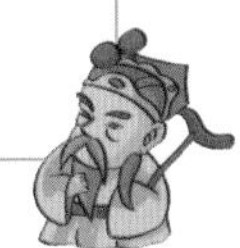

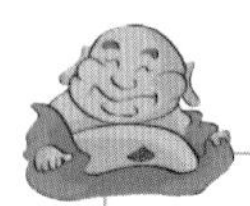

第二，宇泉罐的多功能性，既能保健，又可预防、诊断、调理、美容、减肥等，是有益于人民健康的全新疗法。

第三，解决老百姓看病贵、看病难的问题，让老百姓花很少的钱，就获得很好的健康效果，是为老百姓服务的事业。

第四，绿色、物理、自然、无创伤、无副作用，让人很容易接受，是适合当前社会和百姓需要的。

再次祝宇泉养生事业发展越来越好！我希望的就是：一要把握为老百姓服务的方向；二是养生事业发展的规模越来越大的同时，要保证越来越正规化，走向规范化，走向制度化；三是坚持为人民服务，让更多的人受益！

（方嘉德：全国总工会原副主席）

后记：

生命有限 科学无限

经过二十多年的临床实践和近十年的总结撰稿，拙作《中华宇泉罐诊罐疗学》将要与读者见面了！此时此刻，我怀念恩师李之楠先生、冯理达先生，感谢中国老年学学会科学养生专业委员会原主任郭锋先生、中华全国总工会原副主席方嘉德先生、中国人民解放军武警部队上将徐永清先生等良师益友，

感激给予我支持和帮助的无数专家、学者和患者朋友，感谢我的学生、同事、亲人和朋友们，甚至感恩年轻时给了我人生灾难的那场大病……人生无常，世事难料，但万千的偶然中终有一个必然，这个必然就是真理。为了这个真理，我用数十年的追求和探索，在祖国几千年养生医学的旗帜下，用我的信念、理想和坚韧的毅力，发明了宇泉罐诊罐疗技术，从而创造性地发展了祖国的火罐养生科学。

生命有限，科学无限！我相信在我的有生之年，在无数人的帮助下，宇泉罐诊罐疗技术必将不断提升，为祖国的医学事业做出卓越的贡献。

特别感谢中国医药科技出版社，感谢我的助理李德武先生，有他们的帮助才有了这部书的出版。

李玉泉

2013. 10. 23

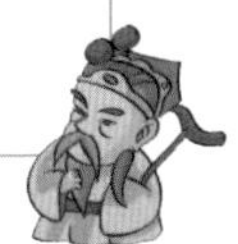